DIE BESIEGTE TUBERKULOSE

EINE SAMMLUNG ÄRZTLICHER UND FACHÄRZTLICHER GUTACHTEN UND HEILUNGSBERICHTE ÜBER DIE MIT DEM FRIEDMANN'SCHEN TUBERKULOSE-HEIL- UND -SCHUTZMITTEL IM IN- UND AUSLAND ERZIELTEN ERFOLGE

HERAUSGEGEBEN VON DER

INTERNATIONALEN
ANTI-TUBERKULOSE-LIGA
SEKTION DEUTSCHLAND

MIT 1 DREIFARBEN- UND 3 RÖNTGEN-TAFELN

MOTTO:
„DIE VOLLKOMMENE WAHRHEIT ERSCHEINT FAST IMMER UNWAHRSCHEINLICH."
LEONARDO DA VINCI.

1. BIS 10. TAUSEND

WALTER DE GRUYTER & CO., BERLIN
1931

Archiv-Nr. 51 09 31

Druck von Walter de Gruyter & Co., Berlin W 10

Inhaltsverzeichnis.

Vorwort.

Am 22. Juli 1931 ist die »Internationale Anti-Tuberkulose-Liga, Sektion Deutschland« ins Leben gerufen worden. Geleitet von der Sorge um die schweren gesundheitlichen und wirtschaftlichen Schäden, die die Tuberkulose allen Völkern der Erde unvermindert zufügt, hat sich eine internationale Organisation gebildet mit dem alleinigen Ziel, den internationalen Kampf gegen die Tuberkulose bis zur Ausrottung dieser Volksseuche zu führen.

Die »Internationale Anti-Tuberkulose-Liga« verkennt nicht, daß der in Deutschland sowie in außerdeutschen Ländern von zahlreichen Institutionen und mit erheblichen öffentlichen und privaten Mitteln geführte Kampf gegen die Tuberkulose nicht völlig erfolglos geblieben ist. Sie glaubt aber auch, daß die ständig fortschreitende Verschärfung der sozialen und wirtschaftlichen Lage des Deutschen Volkes und seiner Nachbarvölker und die in gleichem Maße zunehmende Verknappung der für den Kampf gegen die Tuberkulose zur Verfügung stehenden Geldmittel eine Rationalisierung dieses Kampfes notwendig macht, die es ermöglicht, mit geringen Mitteln künftig das zu erreichen, was mit den bisher aufgewandten außerordentlich hohen Mitteln nicht erreicht werden konnte, nämlich die Ausrottung der Tuberkulose.

Dieser notwendigen Umstellung des Kampfes gegen die Tuberkulose als Volksseuche die Wege zu weisen und die Mittel aufzuzeigen, die nach Ansicht der in der »Internationalen Antituberkulose-Liga« vereinigten Sachkenner geeignet sind, die Erreichung des Endzieles — die Ausrottung der Tuberkulose — zu fördern, ist der Zweck dieser Broschüre. Wenn sie sich ausschließlich mit dem Friedmann'schen Tuberkulose Heil- und Schutzmittel und seinen therapeutischen und sozialhygienischen Erfolgen beschäftigt, so nicht deswegen, weil die I. A. T. L. in dem Friedmann-Mittel etwa das einzige sozialhygienisch brauchbare Tuberkuloseheilmittel erblickte. Die I. A. T. L. glaubt, auch alle übrigen Tuberkulose-Heilmittel richtig zu bewerten und weiß sich von jeder Einseitigkeit fern. Sie ist aber auch der Überzeugung, daß die großen sanitären und ökonomischen Möglichkeiten, die das Friedmann'sche Mittel bei richtiger Anwendung in sich birgt, in ihrer vollen Bedeutung immer noch nicht allgemein erkannt worden sind. Hier aufklärend zu wirken und besseren Erkenntnissen eine Bahn zu brechen, ist die Aufgabe, die die I. A. T. L. der vorliegenden Broschüre zugewiesen hat.

Möge sie diese Aufgabe erfüllen, zum Segen des Deutschen Volkes und zum Heile der unter der Tuberkulose leidenden Menschheit.

Berlin, im Oktober 1931.

Der Vorstand der
Internationalen Anti-Tuberkulose-Liga
Sektion Deutschland

> „Im Dienste der Volksgesundheit sind Deutschlands Ärzteschaft im Leben unseres verarmten Volkes wichtigste Kulturaufgaben überantwortet. Sie zu lösen, braucht die Ärzteschaft ...... sittliches Pflichtbewußtsein, das aus innerer Freiheit erwächst."
>
> Dr. med. Dr. rer. pol. h. c. Stauder, Geh. Sanitätsrat, 1. Vorsitzender des Deutschen Ärztevereinsbundes und des Verbandes der Ärzte Deutschlands (Hartmannbund). Zum 50. Deutschen Ärztetag.

Einleitung.

Die vorliegende Zusammenstellung, die die Aufgabe hat, die Öffentlichkeit über den Wert des Friedmann'schen Tuberkulose-Heil- und -Schutzmittels aufzuklären und die letzten Zweifel zu beseitigen, die seiner allgemeinen Anwendung noch immer hinderlich im Wege stehen, trägt ihre Rechtfertigung in sich selbst. Denn 19 Jahre sind ins Land gegangen, seit der Berliner Forscher Friedrich Franz Friedmann seine epochale Entdeckung, die endgültige Heilung der Tuberkulose durch eine einfache, unschädliche Impfung mit lebenden, aber völlig ungiftigen Schildkrötentuberkelbazillen, der Welt gebracht hat. 19 Jahre ist es nicht ruhig geworden um den Mann und sein Werk, haben interessierte Kreise immer wieder versucht, die allgemeine Nutzanwendung dieser genialen deutschen Menschheitstat, wie sie Schleich nennt, zu verhindern, und 19 Jahre lang stehen die Anhänger der Friedmann'schen Lehre und die Kronzeugen seiner überwältigenden Erfolge im Kampf — um polemische Ausdrücke möglichst zu vermeiden — gegen Verkennung und Gleichgültigkeit.

Wissenschaftlich stichhaltige Gründe gegen die Anwendung der Friedmann-Methode existieren nicht; die früher vorgebrachten sind seit langem widerlegt. Über ihre Unschädlichkeit und Gefahrlosigkeit besteht ebenfalls kein Zweifel mehr. Diese Gründe werden auch seit vielen Jahren selbst von seiten der Gegner nicht mehr ins Feld geführt. Nur die Erfolge werden noch besonders in der Fachpresse vielfach totzuschweigen versucht. Im Auslande werden mehr und mehr die außerordentlichen klinischen Heilerfolge anerkannt, **wie die im Folgenden wörtlich resp. in wortgetreuer Übersetzung aus dem Französischen, Englischen, Spanischen, Portugiesischen wiedergegebenen Originalberichte prominenter Ärzte der verschiedenen Länder zeigen.** Aber auch in Deutschland gewinnt die Friedmann-Methode endlich sichtbar an Boden. Die im Februar dieses Jahres im Rahmen einer Sondernummer der »Sonne«, des Organs des Deutschen Tuberkulösen-Bundes in Breslau, veröffentlichte, auf dokumentarisches Beweismaterial gestützte Schrift: »Warum die Heilung und Ausrottung der Tuberkulose verhindert wird«, hat in den Kreisen der Tuberkulösen ein starkes Aufhorchen gefunden. Die Wucht der in dieser Arbeit enthaltenen Beweise hat die über das Friedmann-Mittel verbreiteten Märchen zerstört und in den letzten Monaten schon viele Kranke dem Wege der Heilung zugeführt.

Das Deutsche Ärzte-Blatt, das Organ der Ärzte-Gewerkschaft des Hartmannbundes, besprach in seinem Leitartikel die obengenannte Aufklärungsschrift als »standeswidrige Ärzte-Hetze«, forderte die in der »Sonne« angegriffenen Persönlichkeiten auf, sich zu rechtfertigen, und legte dem Reichsgesundheitsamt ans Herz, nunmehr das Wort zu ergreifen. Trotzdem wurden die authentischen Feststellungen der »Sonne« in keiner Weise widerlegt.

Da einigen Friedmann-Anhängern von verschiedenen Seiten der Vorwurf gemacht wird, daß sie es sich nicht versagen, die dem Mittel zugefügten Hemmungen der Öffentlichkeit bekanntzugeben, und daß diese Polemiken dann der allgemeinen Einführung der Methode mehr schadeten als nützten, so werden wir im Folgenden nur klinische und wissenschaftliche Ergebnisse des Friedmann-Verfahrens aus verschiedenen Ländern der Welt bringen.

Wenn der Altmeister der Tuberkuloseforschung Robert Koch vor 48 Jahren seine berühmt gewordene Publikation »Die Ätiologie der Tuberkulose«, in der er die Entdeckung des menschlichen Tuberkelbazillus proklamierte, mit dem resignierenden Worte schließt: »Bisher war man gewöhnt, die Tuberkulose als den Ausdruck des sozialen Elends anzusehn, und hoffte von dessen Besserung auch eine Abnahme dieser Krankheit. Eigentliche gegen die Tuberkulose selbst gerichtete Maßnahmen kennt deswegen die Gesundheitspflege noch nicht«, so hat der Arzt zu dieser Resignation heute glücklicherweise keine Veranlassung mehr.

Als Vorbedingungen, die ein wahres Volksheilmittel gegen die Tuberkulose erfüllen muß, verlangen wir, daß

a) das Mittel in allen Fällen unschädlich ist,
b) neugeborene und junge Kinder tuberkulöser Familien durch dasselbe vor dem Ausbruch der Erkrankung bewahrt bleiben,
c) die nicht zu weit vorgeschrittenen Stadien aller Lokalisationen der Erkrankung durch ein- oder mehrmalige Impfung endgültig geheilt werden,
d) die Quelle der Nahrungsinfektion durch Heilung und Verhütung der Tuberkulose der Haustiere (besonders Rinder) mittels Impfung verschlossen wird.

Diesen sämtlichen Bedingungen entspricht das Friedmannsche-Heilmittel.

Professor Jessen (Davos) ist also berechtigt zu dem, übrigens mit ähnlichen Worten auch von vielen anderen mit dem Mittel arbeitenden Therapeuten des In- und Auslandes ausgesprochenen Satze: »Die Tuberkulose kann ausgerottet werden, gerade so wie die Pocken in Deutschland praktisch ausgerottet sind.«

Das Friedmannsche Mittel wird vom Tuberkulose-Heilstoff-Werk, Leipzig N 22, nur an Ärzte, Tierärzte, Apotheker und Grossisten abgegeben.

Tuberkulose-Ausrottung.

Von Friedrich Franz Friedmann.

»Wenn eine Seuche seit Tausenden von Jahren, ja — wie aus den Zerstörungen an ausgegrabenen fossilen Knochenresten hervorgeht — schon seit vorgeschichtlichen Zeiten die Menschheit heimsucht, wenn sie alle Rassen, alle Gesellschafts- und Altersklassen, im menschlichen Körper alle Gewebe und Organe ergreift, wenn die besten Ärzte, Forscher und Gesundheitsbehörden aller Kulturländer, wenn glänzende internationale Wohltätigkeits-Vereinigungen, wenn alljährliche in der Welt gebrachte Geldopfer von astronomischer Zahlenhöhe dieser Seuche nicht Herr zu werden vermochten, dann ist es wohl verständlich, ja fast selbstverständlich, daß ihre Heilbarkeit allgemein, bei Ärzten und Nichtärzten, als unmöglich gilt. So unmöglich, wie man Jahrtausende lang die Erkenntnis des Weltalls, den Flug durch die Lüfte, die Verständigung über Zehntausende von Kilometern durch Draht oder gar ohne Draht, die Ausrottung der schwarzen Blattern, die schmerzlose Wundbehandlung hielt, um nur einige Beispiele zu nennen. Napoleon I. prägte das Wort: »Man soll niemals sagen: Unmöglich.« Und er hat Recht behalten, denn alle diese und viele andere sogenannte Unmöglichkeiten sind schließlich, und zwar stets mit einem Schlage, plötzlich greifbar, sichtbar, Tatsache und Ereignis geworden. Immer dann, wenn die Vorsehung den Zeitpunkt für gekommen hielt, der Welt den Galilei, den Jenner, den Grafen Zeppelin, den C. L. Schleich, und andere zu senden. Daß alle solche Reformatoren unter der Zweifelsucht und der menschlichen, allzumenschlichen Ungunst ihrer Zeitgenossen litten, ja Märtyrer wurden, ist gleicherweise Naturgesetz.

Auch die Tuberkuloselehre hat ihren großen Reformator gehabt: Robert Koch! Er hat 1883 ihren Erreger, den menschlichen Tuberkelbazillus, rein zu züchten gelehrt und seine Eigenschaften weitgehend geklärt.

Koch hat dann eine Tuberkulosetherapie zu schaffen versucht. Ausgehend von der Erkenntnis, daß der Mensch gewisse Infektionskrankheiten wie Scharlach, Masern, Typhus, nur einmal durchzumachen pflegt, weil nach der ersten überstandenen Erkrankung ein mehr oder weniger ausgesprochener Schutz gegen eine Neuerkrankung zurückbleibt, hoffte er, eine wirksame Substanz gegen die menschliche Tuberkulose in dem durch Abtötung gewonnenen Extrakt der giftigen menschlichen resp. Rinder-Tuberkelbazillen, dem von ihm sogenannten Tuberkulin gefunden zu haben. Doch wirkte das Tuberkulin nicht nur nicht heilend, sondern entsprechend seinem hochvirulenten Ausgangsmaterial vielmehr giftig, ja häufig sogar tödlich. So sind denn bekanntlich die an diese Behandlung in Anbetracht der Autorität des Namens Koch geknüpften Erwartungen leider aufs schwerste enttäuscht worden, und als Ergebnis der jahrzehntelangen Bemühungen Kochs und seiner Nachfolger muß festgestellt werden, daß es nicht möglich ist, mit Hilfe irgendwelcher aus dem menschlichen oder dem Rinder-Tuberkelbazillus oder ihren Stoffwechselprodukten gewonnenen Impfstoffe irgendeinen praktisch verwertbaren Schutz gegen den Ausbruch einer tuberkulösen Erkrankung oder gar einen Heileffekt nach erfolgter Erkrankung zu erzielen.

Auch die Versuche Kochs und Behrings zu Anfang dieses Jahrhunderts, Rinder durch die für sie verhältnismäßig wenig giftigen Menschentuberkelbazillen bezw. durch abgeschwächte Rindertuberkelbazillen gegen Tuberkulose zu schützen, führten nicht zum Ziel. Es erfolgten im Gegenteil höchst gefährliche Infektionen der Kuhmilch und des Stallpersonals mit diesen Bazillen, so daß die Tierärzte die Methode nach kurzer Prüfung schon vor nunmehr 30 Jahren allgemein wieder verlassen haben. Auch die Tuberkulin-Anhänger haben allmählich erkannt, was ich seit Jahrzehnten betont habe, daß Tuberkulinallergie und Tuberkuloseimmunität keineswegs gleichbedeutend sind oder auch nur parallel gehen. Hoffentlich wird nun auch die nichts beweisende und nur zu häufig schädigende sogenannte diagnostische Anwendung der Tuberkuline beim Menschen und bei Haustieren bald auch in Deutschland fallen. Das Tuberkulin besitzt **nur** historischen Wert.

So blieb denn das Problem: Wie kann man den Organismus zur hinreichenden Heil- und Schutzstoffbildung bringen, ohne ihn gleichzeitig zu schädigen oder auch nur zu gefährden? — **ungelöst.** Ich folgerte nun aus allen diesen Fehlschlägen mit Impfstoffen, die als Ausgangsmaterial giftige menschliche oder Rindertuberkelbazillen hatten, daß eine Substanz, die die Tuberkulose auf ganz unschädlichem Wege und wirklich zu heilen imstande sein sollte, nicht aus giftigen, für Mensch und Rind schädlichen, sondern aus ungiftigen, für Warmblüter von Natur aus ganz unschädlichen Bazillen bestehen muß, daß also für die wirksame und unschädliche Behandlung der Tuberkulose nur Bazillen geeignet sind, die für den Menschen ungiftig sind und daher nicht erst abtötenden oder künstlich abschwächenden Prozeduren unterworfen werden müssen. Als Ausgangsmaterial konnte also nur ein solcher Tuberkelbazillenstamm gewählt werden, der für den Menschen und alle warmblütigen Tiere von Natur aus so vollkommen unschädlich war, daß er Menschen lebend einverleibt werden kann. Ein glücklicher Zufall kam diesen meinen Überlegungen zu Hilfe. Nachdem ich mich seit meinen Studentenjahren mit Tuberkulosearbeiten befaßt, 1899 mit dem vollen Preise der Berliner Medizinischen Fakultät gekrönt, 1901 durch

Anerkennung und Unterstützung der Preußischen Akademie der Wissenschaften für meine Tuberkulosearbeiten ausgezeichnet war, gelang es mir, in den Jahren 1902 und 1903 die ersten Fälle spontaner Lungentuberkulose eines kaltblütigen Tieres, der Schildkröte, zu entdecken und den Schildkrötentuberkelbazillus rein zu züchten. Diese Bazillen wachsen im Gegensatz zu dem nur bei 37° gedeihenden Menschen- und Rinder-Tuberkelbazillus auch bei niedrigen Temperaturen. Dies ist einer der Unterschiede zwischen unschädlichen und schädlichen Bazillen. Die Schildkrötentuberkelbazillen, die ich dann in den Jahren 1903 bis 1909 in ungezählten Versuchsvariierungen an allen verfügbaren Versuchstieren, Mäusen, Meerschweinchen, Ratten, Kaninchen, Vögeln, Schafen, Eseln, Rindern, Schweinen, Pferden, Affen, studiert und geprüft habe, erwiesen sich selbst in enormsten Dosen beim empfänglichsten Versuchstier, dem Meerschweinchen, als völlig unschädlich. Während schon ein einziger oder einige wenige menschliche oder Rindertuberkelbazillen das Meerschweinchen an Tuberkulose zugrunde gehen lassen, werden diese so enorm tuberkuloseempfindlichen Tiere selbst durch viele Hunderte von Milliarden der Schildkrötenbazillen nicht im geringsten geschädigt. Ich habe solche Meerschweinchen viele Jahre lang nicht nur in Laboratorien, sondern auch in meiner Wohnung am Leben gehalten, sie erwiesen sich völlig frei von Tuberkulose.

Aber noch eine andere Eigenschaft meiner Schildkrötenturberkelbazillen, die ich nicht vermutet hatte, konnte ich im Laboratorium feststellen. Es war zu erwarten, daß bei gleichzeitiger Züchtung von virulenten Warmblüter-Tuberkelbazillen und avirulenten Schildkrötentuberkelbazillen auf ein und demselben Nährboden die virulenten wirksam bleiben und ihre verderbliche Wirkung auch in dem Gemisch behaupten würden. Ganz unerwarteterweise aber überwuchern in diesem Falle die avirulenten (Schildkrötenbazillen-)Kulturbestandteile die virulenten, hemmen deren weitere Vermehrung und vernichten sie schließlich. Dieser Schildkrötenbazillus vereint in sich also die beiden außerordentlich wesentlichen Eigenschaften, für den Menschen und alle Warmblüter völlig unschädlich zu sein, auf die Warmblütertuberkelbazillen dagegen entwicklungshemmend zu wirken. Dies bedeutet, daß der Schildkrötenbazillus als Heilmittel neben seiner mittelbaren Antigenwirkung auf die tuberkulösen Gewebe auch eine unmittelbare Wirkung auf die Tuberkulosebazillen hat.

Ich beschloß daher, den Versuch zu wagen und die Wirkung des Bazillus auch am Menschen zu erproben. Nachdem auch von anderen Autoren, den Professoren Orth, Aronson und Klebs bestätigt worden war, daß die mit meinem Impfstoff vorbehandelten und dann mit giftigen menschlichen Tuberkelbazillen infizierten Tiere einen erheblichen Immunitätsschutz zeigten, mindestens um ein Vielfaches länger lebten als die nicht vorbehandelten Kontrolltiere, spritzte ich den Impfstoff, der aus Reinkulturen der Schildkrötentuberkelbazillen hergestellt ist, 1907 und 1909 einem gesunden Menschen ein, nämlich mir selbst. Nachdem so die völlige Unschädlichkeit des Mittels auch für den Menschen erwiesen war, bat ich, da ich selbst nach mehrjähriger Assistententätigkeit an den medizinischen Universitäts-Kliniken der Berliner Charité und in Kiel damals keine eigene Praxis ausübte, sondern nur wissenschaftlich experimentell arbeitete, 1909 Geheimrat Prof. Dr. C. L. Schleich, mir Tuberkulosefälle aus seiner Praxis zu überweisen. Ich werde nie den mitleidig-lächelnden, skeptischen Blick vergessen, mit dem er mir — er kam gerade aus seiner damals in der Passauer Straße gelegenen Wohnung — in der Tauentzienstraße erwiderte: »Was? Tuberkulose wollen Sie heilen? Na, das werden Sie wohl bald wieder aufgeben!« Erst nach längeren Versicherungen meinerseits, daß meinMittel vollkommen unschädlich sei, daß ich es vielen gesunden und tuberkulösen Tieren und auch mir selbst eingespritzt habe, versprach er mir schließlich, mir zunächst einen Fall probeweise zuzuschicken.

Tatsächlich forderte er mich einige Tage später auf, die Frau eines Postassistenten, Frau B., die an Lungentuberkulose mit ziemlich starken Lungenblutungen, gleichzeitig an fistelnder Hüftgelenktuberkulose und tuberkulösem Zerfall der Halsdrüsen bettlägerig sei, in ihrer Wohnung in Wilmersdorf zwecks Impfung zu besuchen. Schleich und andere Ärzte hatten die Frau vorher lange Zeit in der damals üblichen Weise operativ mit Auskratzungen der Drüsen, Jodoformglyzerin-Injektionen ins Gelenk usw. behandelt und beabsichtigten, die Resektion des Hüftgelenks vorzunehmen. Die Patientin zeigte außer ihrer sehr schmerzhaften, eiternden Hüftgelenktuberkulose und typisch tuberkulös zerfressenen Drüsengeschwüren die objektiven und subjektiven Zeichen der Lungentuberkulose, Dämpfung, Rasselgeräusche, Nachtschweiße, leicht gesteigerte Temperaturen, Auswurf mit Tuberkelbazillen, und hatte vor einigen Tagen wieder Blut gespuckt. Ich gab ihr eine Injektion des von mir frisch präparierten Impfstoffes. Als ich am vierten Tage wiederkam, war die Eiterung an Drüsen und Hüftgelenk stärker geworden, dagegen hatten Nachtschweiße und Schmerzen bedeutend nachgelassen. Nach drei Wochen waren die vorher viele Monate lang schmierig belegten und bis dahin jeder Behandlung trotzenden Drüsengeschwüre mit junger frischer Haut bedeckt, aus der Hüftgelenksfistel floß kein Eiter mehr, sondern nur wenig trübwässerige Flüssigkeit, die Lungenblutungen hatten aufgehört, die Temperaturen waren normal geworden, der vorher gelbgrüne Auswurf war vermindert und nur noch weiß-schleimig. Professor Schleich gab zwar zu, daß die Patientin auffallend gebessert sei, aber, fügte er hinzu, es sei doch sehr fraglich, ob die Besserung von Dauer oder nur vorübergehend sei und ob nicht nach einiger Zeit ein Rückfall einträte. Ich machte der Patientin dann noch eine Reihe weiterer Injektionen meines Mittels, was, wie sich an den folgenden Fällen bald herausstellte, nicht nötig gewesen wäre, da die Auswirkung dieses lebenden unschädlichen Heilstoffes eben eine sehr langdauernde, allmähliche, ja sich mit der Zeit steigernde ist, so daß in vielen Fällen eine oder zwei Impfungen zur endgültigen Heilung genügen. Nach drei Monaten war, selbstverständlich ohne jede anderweitige Behandlung, die

Hüftgelenksfistel und die Drüsentuberkulose geheilt, der Auswurf verschwunden, die Frau, die, bevor sie durch die Lungenblutungen ganz ans Bett gefesselt war, sich nur mit Krücken mühsam hatte fortbewegen können, kam, auf einen Stock leicht gestützt, zu mir und war den ganzen Tag auf den Beinen. Diese erste Heilung — mittlerweile sind ihr ja viele, viele Hunderttausende, ja Millionen gefolgt — löste ein großes Glücksgefühl in mir aus. Die Frau hat sich im Laufe der Jahre immer wieder, wenn sie aus ihrem Wohnort im Braunschweigischen, wohin sie übersiedelte, nach Berlin kam, zum letztenmal vor $1^1/_2$ Jahren, vorgestellt. Sie ist seit 22 Jahren völlig gesund geblieben.

Ähnlich verliefen dann andere Fälle von Lungen-, Knochen-, Genital-, Bauchfell-Tuberkulose von Erwachsenen und Kindern, die mir Geheimrat Schleich, Geheimrat Küster, Geheimrat Prof. Blaschko, Prof. E. Müller und andere Ärzte überwiesen. Schleich hatte erst nach mehr als zwei Jahre langen eigenen Beobachtungen des Heilverlaufs der verschiedensten Fälle seine Zweifel und Einwände fallen lassen, erklärte aber dann später auf Grund von 2000 von ihm selbst behandelter Fälle: »Das Friedmannsche Mittel ist das verblüffendste Heilmittel der gesamten Medizin«.

Da nun ein Impfstoff, der die bereits ausgebrochene Krankheit heilt, nach allen immunotherapeutischen Erfahrungen erst recht vor dem Ausbruch der Krankheit schützen muß, so entschloß ich mich im Oktober 1911, die ersten gesunden Neugeborenen und Säuglinge, größtenteils von tuberkulöser Abstammung bzw. Umgebung, mit meinem Mittel schutzzuimpfen. Während des Jahres 1912 wurden dann etwa 300 Neugeborene von mir schutzgeimpft, größtenteils durch Einspritzung, einige auch durch Fütterung. Die Entwicklung aller dieser Kinder ist, auch nach dem Urteil der sie beobachtenden Kinderärzte sowie nach der Festellung Geheimrat Prof. Kruses, des Hygiene-Ordinarius an der Universität Leipzig, der sie — soweit erreichbar — noch nach sieben und mehr Jahren nachgeprüft hatte, eine ausgezeichnete gewesen. Als ich dann am 6. November 1912 vor der Berliner Medizinischen Gesellschaft unter Demonstration einiger Dutzend geheilter Fälle der verschiedensten Tuberkuloseformen die Heil- und Schutzimpfung der Tuberkulose mit meinem Mittel veröffentlichte, hatte ich 1350 Fälle heil-, bzw. schutzgeimpft.

Unter zahlreichen anderen Patienten, die vorher zur Nierenherausnahme, Gelenkresektion, Amputation, Kastration bestimmt gewesen und dann durch eine oder wenige meiner Injektionen geheilt worden waren, konnte ich in jener Sitzung der Berliner Medizinischen Gesellschaft auch eine Krankenschwester zeigen, die nach damals bereits sechsjährigen anderweitigen erfolglosen Operationen, Amputation des Fingers, Mittelhandknochens, Bestrahlungen, Tuberkulin-Kuren seitens namhaftester Ärzte mit 24 eiternden tuberkulösen Fisteln an Hand, Unter- und Oberarm mir von Geheimrat Blaschko, wie er schrieb, als »experimentum crucis«, also bereits 1912 als »entscheidender« Beweisfall übergeben worden war. Diese Schwester war nach einem halben Jahre geheilt und wieder dienstfähig geworden und ist es heute noch. Bei einer seit nunmehr 20 Jahren bestehenden Heilung darf man wohl von einer Dauerheilung sprechen. Es war mir übrigens eine große Genugtuung, ja Freude, als in der an den Vortrag anschließenden Diskussion, in der diejenigen Ärzte, die meine Fälle beobachtet hatten, die Erfolge bestätigten, einer der weiterfolgenden Diskussionsredner erwähnte, daß sich Robert Koch ihm gegenüber einmal mündlich dahin ausgesprochen habe, es komme darauf an, einen für den Menschen nicht virulenten, d. h. unschädlichen Tuberkelbazillus zu finden, den man dem Menschen lebend injizieren kann. Also nachträglich eine mir bis dahin unbekannte Bestätigung meiner wissenschaftlichen Theorie aus berufenstem Munde darüber, wie das **wirkliche** Mittel gegen die Tuberkulose beschaffen sein müsse.

In den letzten 19 Jahren hat sich Tag für Tag an Heilungen dasselbe wiederholt, was bereits im November 1912 feststand. Auch die Grenzen der Leistungsfähigkeit meiner Methode habe ich schon an jenem 6. November 1912 geschildert und betont, daß Fälle mit schwersten Organzerstörungen, hochfiebernde Lungenschwindsüchtige mit großen Kavernen, womöglich verbunden mit Kehlkopf- und Darmkomplikationen, sowie die sogenannte galoppierende Schwindsucht, Miliar- und Hirnhauttuberkulose, auch durch dieses Mittel meist nicht mehr zu retten sind. Da aber jeder hoffnungslose Fall zu Anfang ein leichter, also durch diese einfache Methode mit Sicherheit heilbarer gewesen ist, so könnten, soviel war schon damals vorauszusehen, durch ihre systematische rechtzeitige Anwendung alle schweren Fälle verhindert und die Tuberkulose als Volksseuche mit der Zeit zum Verschwinden gebracht werden.

Während des Krieges hatte ich dann Gelegenheit, mein Mittel in tuberkuloseverseuchten Rinder- und Geflügelbeständen anzuwenden, und konnte hier bei Tuberkulose der Lungen, der Euter, Drüsen, Knochen usw. unter Bestätigung der betreffenden Tierärzte genau die gleichen Heil- und Schutzerfolge wie bei der menschlichen Tuberkulose konstatieren. 1922 schließlich impfte ich gemeinsam mit dem Veterinärarzt Geheimrat Dr. Casparius in Neudamm, jetzt Groß-Creutz bei Potsdam, Rinder und Schweine, die an der der Tuberkulose bakteriologisch nahe verwandten Aktinomykose (der Strahlenpilz-Krankheit) litten, mit dem Erfolg, daß diese bis kindskopfgroßen Infektionsgeschwülste verschwanden und vernarbten.

Der Vollständigkeit halber sei bemerkt, daß 12 Jahre nach der ersten Veröffentlichung meiner erfolgreichen Heil- und Schutzimpfungen beim Menschen **Calmette** zu versuchen begann, die hochgiftigen Rindertuberkel-Bazillen künstlich zu entgiften, also den von Koch und Behring bei ihren Rinderimpfungen **vor 30 Jahren bereits wieder verlassenen Irrweg von neuem zu beschreiten,** ja mit solchem Impfstoff, der das auch nach Muchs Überzeugung immer verderbliche Tuberkulin enthält, sogar menschliche Säuglinge zu impfen. Ganz abgesehen von der **Lübecker Katastrophe,** die durch den Calmette-Impfstoff hervorgerufen wurde, sind in der Literatur aus **Breslau,** vor allem aber aus **Frankreich, Ungarn, Schweiz, Bulgarien, Spanien, Griechen-**

land, Schweden, Südamerika und **Canada** bei gesunden Säuglingen zahlreiche durch die Calmette-Impfung hervorgerufene Tuberkulose-Krankheits- und Todesfälle bekannt geworden.

Bis hierher habe ich nur meine eigenen Beobachtungen und Erfahrungen mit dem Friedmannschen Mittel geschildert. Was lehrt ein Blick in die über 1200 Publikationen umfassende internationale Friedmann-Fachliteratur? Zunächst ist die völlige, dauernde Unschädlichkeit des Mittels schon 1913/14 durch zwei amtliche Gutachten von Exzellenz Prof. Paul Ehrlich, der 135 Meerschweinchen damit behandelt und bei keinem dieser für Tuberkulose allerempfänglichsten Tiere irgendeine tuberkulöse oder auch nur tuberkuloseverdächtige Erkrankung feststellen konnte, bewiesen worden. Diese Gutachten sind übrigens, entgegen Ehrlichs wiederholten Anträgen ihrer Veröffentlichung, durch den Ministerialdirektor Kirchner, den Hauptförderer des Tuberkulins und der Heilstättenbewegung, jahrelang der Öffentlichkeit vorenthalten worden und konnten erst nach der Staatsumwälzung und der 1919 wegen Unterdrückung dieser Gutachten erfolgten Zwangspensionierung Kirchners aus den Akten des Ministeriums hervorgeholt und veröffentlicht werden.

In den Jahren 1919 bis 1923 erfolgte dann die zweite amtliche Prüfung des Friedmann-Mittels in Deutschland. Die Preußische Regierung setzte, aufgefordert durch den von San.-Rat Dr. Brackmann-Bremervörde, M. d. L., beantragten Beschluß des Landtages, eine Kommission von Fachautoritäten ein, die abermals die Unschädlichkeit und Heilkraft des Mittels nachprüfen sollte. Nach mehrjähriger Prüfung wurde das Urteil der Kommission der Regierung und dem Landtag vorgelegt. Es besagt, daß die Unschädlichkeit übereinstimmend festgestellt wurde, daß bei Knochen- und Gelenk-Tuberkulose, Urogenital- und Drüsen-, Augen- und Haut-Tuberkulose und insbesondere bei kindlicher Tuberkulose auch von sehr vorsichtig und skeptisch urteilenden Beobachtern überraschende Erfolge beobachtet sind, daß die Erfolge auf sehr einfache und billige Weise, durch 1 bis 2 Einspritzungen zu erzielen sind und daß das Friedmannsche Mittel sich als wertvoll im Kampf gegen die Tuberkulose erwiesen hat. In dem im Auftrag dieses Ausschusses herausgegebenen kritischen Referat »Die Friedmann-Methode« (S. Hirzel, Leipzig 1922) über die gesamte Literatur der Anhänger und Gegner (1922 bereits über 400 Publikationen) erklärte der offizielle Referent, Lungenfacharzt Sanitätsrat Victor Bock, Berlin: »Das Friedmann-Mittel ist das beste Antigen, welches wir gegenwärtig besitzen, die Friedmann-Kur die billigste Heilmethode. Dauerheilungen sind bis zu 13 Jahren (mittlerweile also 22 Jahren) beobachtet worden« und Geheimrat Prof. Dr. Jessen-Davos (Schweiz), der noch in seiner kürzlichen Publikation die Erfolge als »bei Tuberkulose oftmals glänzend« bezeichnet, erklärte bereits 1922 im Vorwort zu dem Bockschen amtlichen Bericht: »Die Friedmannsche Impfung stellt unser stärkstes spezifisches Mittel und einen der wichtigsten Faktoren im Kampfe gegen die Tuberkulose dar, die ausgerottet werden kann, gerade so wie die Pocken in Deutschland praktisch ausgerottet sind«. Damals, 1923, bereits erklärten die Ärzte aller Parteien des Landtages in dreitägiger Verhandlung, die Regierung möge Sorge tragen, daß die Methode den Ärzten und der Öffentlichkeit weitestgehend bekannt und zugänglich gemacht werde, »damit diese anerkannte Wohltat dem Volke nicht vorenthalten werde!«

In den folgenden Jahren nahmen dann zahlreiche prominente Ärzte des In- und Auslandes zur Friedmann-Immuno-Therapie der Tuberkulose Stellung. Von den Ärzten, die sich in günstigem Sinne über das Friedmann-Mittel geäußert haben, seien an dieser Stelle nur genannt: Geh. Med.-Rat Prof. Dr. Tillmanns, Universität Leipzig, Geh. Med.-Rat Prof. Dr. Kruse, Universität Leipzig, Geh. Rat Prof. Dr. Schleich, Berlin, Geh. Rat Prof. Dr. Blaschko, Berlin, Geh. Med.-Rat Prof. Dr. Kraus, und Prof. Dr. Dührssen, Universität Berlin, Prof. Dr. Arndt, Universität Berlin, Prof. P. Selter, Solingen, Prof. Dr. K. Vogel, Dortmund, Geh. Rat Prof. Dr. Jessen, Davos (Schweiz), jetzt Hamburg, sodann Professoren ausländischer Universitäten wie Prof. Dr. Téchoueyres, Präsid. des Gesundheitsamtes Reims und Professor an der Académie de Médecine, Prof. Dr. Belfanti, Ordinarius an der Universität Mailand und Präsident des Sero-Therapeutischen Institutes, Prof. Todoroff, Universitäts-Klinik, Sofia, Prof Stojanoff, Chirurgische Universitätsklinik, Sofia, Prof. Dr. Honl, Universität Prag, Prof. Miguel Isaacson, Rio de Janeiro, Prof. Dr. Julio Novaes und Prof. Dr. Ovidio Meira, Mitglieder der Academie und Professoren der Universität Rio de Janeiro u. v. a.

Bemerkenswert ist ein Bericht, den der Geh. Med.-Rat Dr. Dörrenberg-Soest im Anschluß an drei vorhergegangene Berichte an den Preußischen Minister für Volkswohlfahrt im November 1924 erstattete und in dem er zusammenfassend über günstige Erfahrungen bei der Tuberkulosebekämpfung im Kreise Soest durch Anwendung der Friedmann-Impfung bei Schulkindern erstattete (Münchener medizinische Wochenschrift Nr. 5 von 1925). Er impfte von Hunderten tuberkulös infizierter Schulkinder die eine Hälfte mit dem Friedmannschen Mittel, die andere nicht. Die Friedmann-Kinder zeigten bei jahrelanger Beobachtung eine um 77% höhere Gewichtszunahme gegenüber den nicht Friedmann-geimpften, ebenfalls tuberkulös infizierten Kontrollkindern.

Dörrenberg führt zum Schlusse seines Gutachtens an den Minister aus:

»Der Beweis einer spezifischen und nachhaltigen Wirkung der Friedmanninjektion bei beginnender Tuberkulose dürfte durch diese Wägungen endgültig erbracht sein. Da zudem von allen zuverlässigen Beobachtern, ihre Unschädlichkeit anerkannt ist, *dürfte es an der Zeit sein, diesen größten Fortschritt, den die Heilkunde seit Semmelweis aufzuweisen hat, endlich für die Volksgesundheit nutzbar zu machen.*

Nach allen, nunmehr seit länger als einem Jahrzehnt gewonnenen Erfahrungen ist auf diesem Wege und **nur auf diesem,** eine wirklich gründliche, einer **Ausrottung nahekommende Tuberkulosebekämpfung zu erreichen.**

Vorausgesetzt, daß die Tiertuberkulose gleichzeitig ebenso gründlich bekämpft wird.«

Ähnlich sprachen sich von deutschen Ärzten, die ihre Heil- und Schutzerfolge mit dem Mittel an zahlreichen, meistens je vielen Hunderten, zum Teil Tausenden von eigenen Fällen bekannt gegeben haben, u. a. folgende aus: Kölliker-Leipzig, Krumm-Karlsruhe, Augenarzt Prof. Krusius-Helsingfors, die Chefärzte Pape-Herford, Thoenes-Speyer, Pust-Wittenberg, Schloss-Reinerz, Kühne-Kottbus, Deuel-Leipzig, Charlemont-Bozen, Prätorius-Hannover, die Chirurgen Geh. Rat Palmié-Berlin, Elsner und Schanz-Dresden, Goepel-Leipzig, Geh. Med.-Rat Prof. Braun-Zwickau, die Röntgenologen Immelmann und Engels-Berlin, die Tuberkulose-Ärzte Med.-Rat Cluss-Hechingen, San.-Rat Coester-Welwer, Thun,-Danzig, Wege-Dresden, Lämmerhirt-Berlin, Lube-Braunschweig, M. Jungmann-Berlin, Gerdeck-Hamburg, Schmidt-Rostock, Ahlendorf-Reinerz, Schneider-Bienenmühle, Treibmann-Leipzig, Kapauner-Leipzig, Bloch-Köln, Blos-Karlsruhe, Moses, M. d. R., Berlin, Ossenkopp und Prätorius-Hannover, Vosschulte-Beckum, ferner Philipsborn-Potsdam, Hüsemann-Lübbecke, Carus-Schlieben, Eymann-Mettingen, Krämer-München, Eisenmann-Pfaffenhausen, Günther-Darmstadt, Koetter-Goslar, Gastreich-Köln, Stroemer-Essen-Caternberg, Hötzel-Sauerbach, Jung-Ipsheim a. Aisch, Krämer-München-Starnberg, Goetz-Homberg (Oberhessen), Günther-Darmstadt, Stein-Hengersberg, Vosschulte-Beckum, Gerdeck-Hamburg, Wertheim-Berlin, Brackmann-Bremervörde und viele, viele andere.

Die günstige Stellungnahme dieser Ärzte und die guten Erfolge, die mit dem Friedmann-Mittel bei der Behandlung und Heilung tuberkulöser Postbeamter von 1913—1929 erzielt worden waren, führten dazu, daß der Herr Reichspostminister Dr. Schätzel durch Erlaß vom Mai 1929 das Personal der Reichspost auf das Friedmann-Mittel aufmerksam machte. Nach seiner kürzlich erfolgten Äußerung sind beim Postpersonal mit dem Mittel »durchgehend überraschende Erfolge« erzielt worden.

Aus allerletzter Zeit sei Stadtrat Medizinalrat Dr. Gettkant, Chefarzt der Städtischen Tuberkulose-Fürsorge Berlin-Schöneberg, angeführt, der kürzlich in der Fachpresse sowie im Schlesischen Rundfunk seine 11 jährigen Dauer-Heil- und Schutz-Erfolge mit der Methode bekanntgegeben hat.

Aus Italien haben unter Führung des Universitätsprofessors Belfanti, Direktor des Mailänder Serotherapeutischen Instituts, des ersten Instituts des Landes, eine große Anzahl von italienischen Ärzten über ihre Heilerfolge berichtet. Der italienische Arzt Nicolussi im Trento schildert außer sehr zahlreichen Heilungsfällen z. B. folgendes klassische Beispiel von Schutzwirkung: In einer Familie von offentuberkulösen Eltern waren sämtliche drei ersten, nicht mit dem Friedmannmittel geimpften Kinder als Säuglinge im Alter von wenigen Monaten an Hirnhauttuberkulose gestorben. Darauf impfte er das vierte und fünfte Kind als Neugeborene mit dem Mittel. Beide Geimpften sind gesund und blühend, jetzt 6 und 4 Jahre alt, obwohl sie dauernd mit ihren offentuberkulösen Eltern zusammenleben und obwohl, wie nochmals hervorgehoben sei, alle drei vorher geborenen, nicht geimpften Kinder ausnahmslos der Säuglingstuberkulose erlegen sind, **also 100% der nicht durch das Friedmannsche Mittel geschützten Kinder tuberkulös gestorben, 100% der geimpften gesund geblieben.**

Im Oeuvre Antituberculeuse in Paris sind laut Publikation der französischen Chefärzte vom Dezember 1930 von 1200 daselbst im letzten Jahre mit Friedmann-Vakzin geimpften offenen und geschlossenen Lungentuberkulosen 90% geheilt, außerdem ca. 1000 Kinder und Erwachsene in Paris mit dem Friedmann-Mittel erfolgreich schutzgeimpft. Berck-Plage, das große französische Konzentrationslager an der See, beherbergt ca. 10 000 Knochen-, Gelenk- und Wirbelsäulen-Tuberkulosen, die dort seit Jahren im Gipsbett und schmerzhaften Streckverbänden unbeweglich lagen. Es wurden von diesen im Herbst 1930 zunächst 300 Fälle, die noch für Jahre liegen bleiben sollten, mit meinem Mittel geimpft. Nach dem Bericht des Pariser Chefarztes, Dr. Simionesco, haben von diesen Geimpften vier Monate nach einer einmaligen Impfung bereits mehr als 120 geheilt Berck-Plage verlassen und ihre Tätigkeit wieder aufnehmen können.

In der Schweiz, wo etwa 50 Ärzte und Institutionen das Friedmann-Mittel anwenden, hat der Chefarzt Dr. Bucher in Seon b. Lenzburg auf Grund zahlreicher von ihm erzielter Heilungen ein Institut, welches meinen Namen trägt, gegründet. Er hat übrigens eine Serie von zwölf durch den Züricher Original-Calmette-Impfstoff tuberkulös gewordenen Kindern durch eine Friedmann-Injektion geheilt.

Das erste Land, in welchem meinem Mittel auf Grund langer dortiger Untersuchungen durch Universitätsprofessoren, Sanatoriumsärzte und in wissenschaftlichen Instituten seitens des Generalgesundheitsamtes die offizielle Approbation erteilt worden ist, sind die Vereinigten Staaten von Brasilien; vor drei Monaten hat das Gesundheitsamt von Columbien und vor 2 Monaten der Oberste Staatliche Medizinalrat von Griechenland dem Mittel die offizielle Approbation erteilt.

In Ungarn, wo über 400 Ärzte in wenigen Jahren 45 000 Tuberkulose-Fälle mit dem Mittel erfolgreich behandelt haben, ist es dem Chefarzt der Städtischen Tuberkulose-Fürsorgestelle in Pesterzsébet Medizinalrat Dr. Eugen Szalai, der persönlich in 8 Jahren mehr als 18 000 Fälle aller Formen der Tuberkulose mit dem Mittel heil- und schutzgeimpft hat, gelungen, allein durch systematische Massenimpfungen der Bevölkerung, in dieser armen und schwer tuberkuloseverseuchten Proletarierstadt von fast 68 000 Einwohnern laut amtlicher Statistik die Tuberkulose-Sterblichkeits-Ziffer von Jahr zu Jahr fortschreitend und zwar in jetzt 5 Jahren um 63% herabzumindern. Die Stadt Pesterszébet, die vor den Friedmann-Impfungen hinsichtlich der Tuberkulose-Sterblichkeit unter 52 ungarischen Städten an 37. Stelle stand, ist seit den Impfungen von Jahr zu Jahr heraufgerückt und hat in diesem Jahre den **ersten** Platz unter den ungarischen Städten inne.

Nach den Veröffentlichungen von Hunderten von Tierärzten ist auch die Tuberkulose der Haustiere (insbesondere Rinder und Geflügel) durch unsere Impfung heilbar und verhütbar, so daß auf einfache Weise diese für den Menschen, hauptsächlich für das Kind anerkanntermaßen höchst gefährliche Ansteckungsquelle verstopft wird. Außerdem haben die Tierärzte des Hagenbeck'schen Tierparkes in Stellingen, Veterinärrat Dr. Willies und Holz, nachgewiesen, daß die vorher durch Tuberkulose dezimierten Bestände der großen Paviane und kleinen Affen, Renntiere und anderer wertvoller Wildtiere durch unsere Impfung geheilt und die Tuberkuloseseuche zum Erlöschen gebracht wurde. Der Bericht des Direktors Zukowsky vom Hagenbeck'schen Tierpark vom 30. März 1931 lautet: »Ich kann über die hier erzielten Resultate nur Gutes mitteilen und müßte von der Wahrheit abweichen, wenn ich anderes berichten würde. Es macht mir viel Freude, daß sich die Wahrheit über die glänzenden Erfolge immer mehr Bahn bricht. Aus verschiedenen Gründen ist ein im April 1929 eingetroffener Transport von 250 Mantelpavianen nicht geimpft worden. Ein Versuch war für uns sehr interessant, wie die besonders großen und starken Affen ohne Friedmann-Impfung auskommen würden. Dieser Versuch hat sich nun sehr schlecht bewährt, denn im letzten Winter traten im Pavianbestande außerordentlich große Verluste ein, fast ausschließlich durch Tuberkulose. Aus diesem Grunde haben sich die Herren Hagenbeck entschlossen, einen Mitte April eintreffenden, gleichfalls aus 260 Mantelpavianen bestehenden Transport mit dem Friedmann-Mittel schutzimpfen zu lassen. Es muß also nach den großen Verlusten unter den ungeimpften Affen auf das Friedmannsche Mittel wieder zurückgegriffen werden, wegen der hier erzielten günstigen Erfolge.« Soweit der Bericht des Hagenbeck'schen Direktors.

Übrigens werden in verschiedenen Zuchtfarmen wertvolle Pelztiere, Nerze und Silberfüchse, gegen Tuberkulose mit dem Mittel geimpft und geheilt.

Man hört oft das Wort, die Lösung der Tuberkulose-Frage sei nur ein Wohnungs- und Ernährungsproblem. Nun, ganz so steht es nicht, denn die Seuche verschont bekanntlich auch die Paläste der Reichen nicht, und gebräunte Haut, vorübergehende Gewichtszunahme durch lange Ruhe und künstliche Mästung haben nichts mit wirklicher Heilung zu tun. Dagegen hat Professor Dührssen, Berlin, der auf Grund vieljähriger eigener Anwendung unser Mittel für souverän erklärt, den treffenden Vergleich aufgestellt: »Ebenso wie während einer Blattern-Epidemie auch die im elendesten Milieu lebenden Menschen nicht an Pocken erkranken, wofern sie nur mit der Jenner'schen Lymphe schutzgeimpft sind, so werden auch die in den ungünstigsten Verhältnissen lebenden, nicht zu schwer vorgeschrittenen Tuberkulose-Fälle geheilt und geschützt, wofern sie mit dem Friedmannschen Impfstoff behandelt sind.« Trotzdem soll natürlich keineswegs gesagt sein, daß nicht auf Hygiene, Reinlichkeit, Körperpflege, gute Ernährung und Erholung Wert zu legen ist. Unser soziales Streben soll dahin gehen, möglichst jedem Menschen und erst recht jedem Tuberkulösen, und zwar nicht nur während des relativ kurzen Aufenthalts in Sanatorien oder Heilstätten, helle luftige Wohnräume, Ruhe und gute Ernährung zu schaffen. Nur müssen wir uns darüber klar werden, daß mit diesen Faktoren, die gewiß ein Ziel auf's innigste zu wünschen und einem jeden herzlich zu gönnen sind, allein die Tuberkulose nicht auszurotten ist, und wenn Deutschland statt der alljährlich der Tuberkulose zum Opfer fallenden drei Milliarden RM. selbst ein Vielfaches dieser Summe aufwenden würde. Das beweisen die reicheren Länder wie England, die Schweiz und Schweden, das Land mit der relativ wohlhabendsten Bevölkerung, welches, wie Szalai ermittelte, trotz der teuersten und bestorganisierten Tuberkulose-Bekämpfung 25 Jahre brauchte, um den Rückgang der Tuberkulose-Sterblichkeit zu erzielen, den er in einer der ärmsten und verseuchtesten Städte des armen Rumpf-Ungarns ohne irgendeinen anderen Faktor außer den Massenimpfungen mit unserem Mittel in 5 Jahren erreichte.

Fassen wir zusammen: Durch systematische Friedmann-Heilimpfung aller Früh-Erkrankungs-Fälle, durch Schutzimpfung aller gefährdeten Kinder und Erwachsenen sowie durch Heil- und Schutzimpfung der Tiertuberkulose ist diese Volksseuche ganz gewiß zum Erlöschen zu bringen.«

Was das Mittel im Einzelfall zu leisten vermag, zeigen die nachstehenden Krankengeschichten aus dem Berliner Friedmann-Institut.

(Daß Fälle mit fortgeschrittenen Organzerstörungen auch durch das Friedmann-Mittel nicht mehr heilbar sind, sei nochmals betont.)

Willi H., 39 Jahre, Oberpostsekretär, Berlin-Tempelhof. Tuberkulöse Mastdarmfistel. Von 1916 bis 1920 vergeblich mit verschiedensten Methoden behandelt. Festgestellt von Dr. Michaelis, Dr. Melhorn, Dr. Pinzower und Dr. Uri. Hier eine Friedmann-Impfung am 7. Januar 1920. Deutliche Besserung schon nach 3 Wochen; nach zwei Monaten Heilung. Seit 8 Jahren ohne irgendwelche andere Behandlung dauernd fest vernarbt. Der vorbehandelnde Arzt Dr. Uri führt die Heilung zweifellos auf die Friedmann-Impfung zurück.

Friedrich Schw., 43 Jahre, Postschaffner. März 1918 Halsdrüseneiterung. Operation. Danach tuberkulöse Geschwulst in der linken Wade, ebenfalls operiert. Darauf tuberkulöse Abszesse am rechten Fuß und am linken Hoden, brechen von selbst durch. Dann Geschwulst am rechten Unterarm, wiederum operiert. 1918 im ganzen 13 Operationen in verschiedenen Lazaretten am Hals, Arm und Fuß, Hoden, Wade und Fuß. Seit Frühjahr 1919: starke Gewichtsabnahme, Schwäche, Atemnot und Rückenschmerzen. Befund am 5. 9. 1919: Am rechten Ellenbogen und rechten Unterarm 4 bis 5 markstückgroße blaurote tuberkulöse Herde, von denen Fisteln in die Tiefe führen. Röntgenbefund Dr. Engels: Tuberkulöse Infiltrationen beider Lungenspitzen. 5. September 1919 Friedmann-Impfung, 10. Januar 1920 Friedmann-Impfung. Seit Mai 1920 alle Fisteln geschlossen, seit Juni 1920 voll dienstfähig. Bis Ende Dezember 1920 seit Injektion 49 Pfund zugenommen. 1931 dauernd geheilt und voll dienstfähig geblieben.

Frau Dr. Ella W.-K., 24 Jahre. Offene Lungentuberkulose mit Caverne. September 1925 Tuberkelbazillen positiv. Dr. H. schickte sie nach Davos. Dort im Sanatorium S. von Dr. J. Oktober 1925 bis März 1926 behandelt. Erfolg: 2 neue Cavernen entstanden. April 1926: Friedmann-Impfung, in der Folge noch zwei weitere Friedmann-Impfungen, keine weitere Behandlung. Seit Oktober 1927 weder Husten noch Auswurf. Klinisch und röntgenologisch völlig geheilt, an Stelle der Cavernen kleinste Kalkfleckchen. Hat ihre Tätigkeit als Opernsängerin wieder aufgenommen und geheiratet.

Luise D., 34 Jahre. Oktober 1913 rechte Niere von Professor Casper-Berlin wegen Tuberkulose exstirpiert. 4 Wochen danach starke Schmerzen in linker Niere. März 1914 3 tiefe, bis 12 cm tiefe tuberkulöse eiternde Fisteln, an der Stelle der Nierenherausnahme, die sich seit der Operation ständig verschlimmert haben. Seit kurzem Nachtschweiße, Husten, blutiger Auswurf, tub. Lungeninfiltration. März 1914 Friedmann-Impfung, keine weitere Behandlung. Juli 1914 alle Fisteln geheilt, Schmerzen in der linken Niere verschwunden, Urin klar, Lungen völlig geheilt, arbeitet seither ununterbrochen. Letzte Untersuchung Juli 1931, völlig gesund.

Ihr Ehemann, wegen offener Lungentuberkulose jahrelang in Heilstätten vergeblich behandelt, durch 2 F.-Injektionen hier 1920 geheilt, arbeitet seither dauernd. Letzte Untersuchung: Juli 1931, völlig geheilt.

Marta Sch., 35 Jahre. Halswirbelsäulentuberkulose. Anfang August 1927 im Neuköllner Krankenhaus Abszeß zwischen Lunge und Leber operiert. Ende August 1928 Abszeß an der rechten Halsseite, der im Oktober 1928 wegen hohen Fiebers inzidiert wurde, ebenso ein Abszeß unter dem rechten Ohr (Professor Denks und Dr. Wolff). Seitdem dauernde Eiterung, bei Eiterretentionen hohes Fieber. 29. Juni 1929 Friedmann-Impfung, keine weitere Behandlung. 7. August 1929 Fistel nahezu geheilt, kein Fieber mehr, 7 Pfund Gewichtszunahme, 3 Monate nach der F.-Impfung völlige dauernde Heilung, glänzendes Befinden. Professor Denks und Dr. Wolff hatten erst kurz vor der hiesigen Behandlung erklärt, eine Operation sei dringend notwendig, doch es sei traurig, daß die Patientin wegen der Nähe des Halses nicht operiert werden könne; sie hatten die Prognose absolut ungünstig gestellt.

Martha R., 22 Jahre, kam 1920 mit 3 Jahre bestehender Ellenbogengelenktuberkulose. 1917 erstmalig inzidiert, seitdem dauernd neue Fisteln (8). Sollte amputiert werden. Auf dem Röntgenbild schwerste Zerstörung aller Ellenbogengelenkknochen. August 1920 Friedmann-Impfung, keine weitere Behandlung, völlige dauernde Heilung.

Otto W., 43 Jahre, Mutter und zwei Geschwister an Tuberkulose gestorben. Patient war bereits vor 20 und 12 Jahren wegen beiderseitiger tuberkulöser Halsdrüsen operiert worden, hatte vor 11 Jahren 30 Tuberkulineinspritzungen bekommen. 1912 rechter Hoden wegen Tuberkulose entfernt von Dr. Scheidtmann, Hedwigskrankenhaus. 1914 empfahlen Professor Casper und Professor Ringleb-Berlin dringend sofortige Exstirpation der linken Niere wegen Tuberkulose. Tuberkelbazillen im Urinsediment. Patient ließ sich aber von Dr. Juda eine Friedmann-Impfung geben, keine weitere Behandlung. April 1915 war Urin bereits klar, frei von Tuberkelbazillen. 1918 im Anschluß an Grippe Rippenabszeß, nach Inzision Auftreten neuer Abszesse. Im Katholischen Krankenhaus sollten zwei Rippen entfernt werden. Prof. Schleich empfahl jedoch neue Friedmann-Impfung. Januar 1920: Friedmann-Impfung, Abszeß bereits Mitte Februar 1920 zugeheilt, hat später noch einige Male wenig abgesondert. Seit 9 Jahren völlig geheilt und gesund geblieben. Patient bis heute dauernd angestrengt tätig, hat seine vor 19 bzw. 13 Jahren zur Herausnahme bestimmte Niere und Rippen behalten.

Margarete M., 5 Jahre alt. Im R.-Krankenhaus lange behandelt. $2^1/_2$ Jahre bestehende Fußtuberkulose. Von Dr. Grunwald, der Eiter punktiert hatte, zur F.-Impfung geschickt. War von Dr. W. inzidiert worden. Starke Schwellung und

Fistelbildung. Fuß sollte amputiert werden. Kind läuft in Hessingschiene. Januar 1920 Friedmann-Impfung. Keine weitere Behandlung. Im März 1920 kann Kind schon auftreten, im Juni 1920 ist alles geheilt (s. Abbildung Tafel 4), trägt seitdem keine Schiene mehr, geheilt geblieben, blühend entwickelt. Bruder der Patientin leidet an Drüsentuberkulose, durch 1 F.-Impfung geheilt.

Luise S., 7 Jahre, Schwester wegen Spondylitis von Prof. Gocht, Berliner Charité, mit Tuberkulin behandelt, nach der 4. Injektion an tub. Meningitis gestorben. Rechtss. Kniegelenktuberkulose nach Fall im Juni 1916, von Professor Gocht festgestellt und mit Gipsverbänden behandelt. Knie steif, äußerst schmerzhafter, typisch tuberkulöser Kapselfungus; 3 Jahre in der Charité, 2 Jahre mit Gips behandelt. Wurde in das Friedmann-Institut hereingetragen. Enorme Schmerzhaftigkeit. August 1919 Friedmann-Impfung, keine weitere Behandlung. Bein nach 10 Wochen beugbar bis zum rechten Winkel, nach 1/2 Jahr voll beweglich. Blühend entwickelt. Letzte Vorstellung 1931: dauernd völlig gesund.

Mutter im Virchow-Krankenhaus wegen Rippenfellentzündung und offener Spitzentuberkulose mit Blutungen sowie Darmtuberkulose behandelt. Dauernd Durchfälle. Durch 2 Friedmann-Impfungen 1921 völlig geheilt. Letzte Untersuchung 1931: dauernde Heilung.

Irmgard T., 9 Jahre. Über 1 Jahr alte Ellenbogengelenktuberkulose von Dr. K. festgestellt. Mai 1919 von Professor Riese operiert. Dezember 1919 hühnereigroßer Abszeß über dem rechten Handgelenk. Mit Stauung und Höhensonne in der Chirurgischen Klinik erfolglos behandelt. Dr. Immelmann stellte tuberkulösen Knochenherd und beginnende tuberkulöse Infiltration in beiden Lungen fest. Januar 1920 Friedmann-Impfung, keine weitere Behandlung. Den Eltern fällt hiernach das schnelle Wachstum des bis dahin auffallend klein gebliebenen Kindes auf. Ende 1920 alles verheilt, blühend entwickelt, nie wieder krank. Bis heute 1931 voll berufstätig.

Günther B., 6 Jahre. Von Dr. Weimann geschickt. Links tuberkulöse Mittelohreiterung seit den ersten Lebenswochen. Von Prof. Dr. K. und Dr. St. wegen der Ohreiterung jahrelang ohne Erfolg behandelt. Blasses, elendes Kind mit Halsdrüsen. Klagt viel über Leibschmerzen. Ascites. Von Prof. Dührssen schwere tuberkulöse Peritonitis festgestellt. Oktober 1919: Friedmann-Impfung, keine weitere Behandlung. Ohreiterung nach 2 Wochen verschwunden, tritt im Mai 1920 im Anschluß an Grippe nochmals auf und verschwindet 8 Tage nach der 2. Friedmann-Impfung endgültig. Auch Leibschmerzen und Ascites verschwunden. Kind vorher leichenblaß, jetzt blühend und nie wieder krank gewesen. Bauchfell-, Mittelohr- und Lungendrüsentuberkulose geheilt. Letzte Vorstellung 1931: dauernd gesund.

Ernst P., 30 Jahre. Dr. Rosenberg 1918 Lungentuberkulose festgestellt. März 1920 Tuberkelbazillen positiv, Lungenfürsorge, Schöneberg. Offene Tuberkulose mit Infiltration des rechten Oberlappens. Juni 1920 Friedmann-Impfung, keine weitere Behandlung. Von Oktober 1920 ab beschwerdefrei, 11 Pfund Gewichtszunahme, Tuberkelbazillen negativ. Dauernd bis heute tätig.

Eugen Z., 37 Jahre. Schwere, offene, rechtsseitige Lungentuberkulose. Seit 8 Jahren Tuberkelbazillen positiv. War in Görbersdorf und Beelitz, dort mit Tuberkulin behandelt. Juni 1920: Friedmann-Impfung gegen Revers (unter ausdrücklichem Hinweis, daß seine Krankheit weit vorgeschritten sei und ihm keine Aussicht auf Erfolg durch die nur auf ausdrücklichen Wunsch vorgenommene Friedmann-Impfung gemacht werden könne.) Keine weitere Behandlung. Nach einem Jahr bazillenfrei, ausgeheilt, bis heute.

Willy F., 17 Jahre. Wegen Bronchialdrüsentuberkulose im Krankenhaus Bethanien mit 29 Tuberkulineinspritzungen behandelt. Gewichtsabnahme, Nachtschweiß, Appetitlosigkeit. April 1920: Friedmann-Impfung, keine weitere Behandlung. Bis August 20 schon 12 Pfund Gewichtszunahme in Berlin. Hatte vorher in 4 Monaten 28 Pfund abgenommen. Völlig geheilt, hat seither keinen Arzt mehr gebraucht. Dauernde Heilung.

Karl R., 20 Jahre. Offene Lungentuberkulose mit großer Caverne in rechter Spitze. Sollte sich im Krankenhaus Hasenheide Pneumothorax machen lassen, wäre sonst nach Mitteilung des leitenden und Stationsarztes an die Mutter (Vorsitzende des Deutschen Hebammen-Vereins) in 2 Jahren tot. Dezember 1926: Friedmann-Impfung, keine weitere Behandlung. März 1927: Auswurf bazillenfrei. 6 Kontrollen negativ. Über 40 Pfund Gewichtszunahme, dauernd gesund, Caverne im Röntgenbild restlos verschwunden. Kontrolluntersuchung. 1931: völlige Heilung; dauernd angestrengt berufstätig.

Ida W., 24 Jahre. 7 Geschwister sicher an Tuberkulose, die fünf anderen den Symptomen nach an auch tuberkulösen Krankheiten gestorben. Dr. Schönberg stellte Tuberkulose fest. Seit Monaten Durchfälle, Gewichtsabnahme, Husten, Auswurf positiv. August 1920: Friedmann-Impfung, keine weitere Behandlung. Röntgenbild ergab tuberkulöse Infiltration der rechten Spitze, geschwollene Hilusdrüsen. Durchfälle nach der F.-Impfung sofort verschwunden. Heute völlig gesund. Einzige Überlebende von 13 Geschwistern.

Hildegard G., 7 Jahre. Schwere rechtsseitige Lungentuberkulose. Im Kinderkrankenhaus Exerzierstraße mit Pneu behandelt, für hoffnungslos erklärt. Oktober 1920: Friedmann-Impfung, keine weitere Behandlung. Völlig geheilt, gut entwickelt. Dauernde Genesung.

Max P., 34 Jahre. März 1916 Nebenhodentuberkulose. Oktober 1919 Blut im Urin. Tierversuche positiv. Dezember 1925 von San.-Rat A. Lewin-Berlin, der erst operieren wollte, wegen Hoden-, Nebenhoden-, Prostata- und Samenblasentuberkulose überwiesen. Dezember 1925: Friedmann-Impfung, keine weitere Behandlung. Nach 14 Tagen Besserung, nach 5 Monaten geheilt. Heute völlig gesund. Hat seine Hoden behalten.

Horst G., 1½ Jahre alt. Schwere ausgedehnte linksseitige Lungentuberkulose (pneumonische Form), war aufgegeben von Berliner Lungenfürsorge Dr. S. Schwer kachektisches röchelndes Kind, Fieber, Nahrungsverweigerung, Röntgen: fast totale linksseitige tuberkulöse Infiltration (s. Titelblatt). März 1924: Friedmann-Impfung, keine weitere Behandlung. Lief nach 14 Tagen wieder umher, Fieber sank sofort, 4 Pfund Gewichtszunahme in 14 Tagen. 1927 Wiederholung der F.-Impfung. Heute völlig gesund.

Hans B., 30 Jahre. Von Dr. Ehrlich geschickt. Seit November 1925 beiderseitige offene Lungentuberkulose mit Kehlkopfkomplikation. März 1926 Friedmann-Impfung, keine weitere Behandlung. 80 Pfund Gewichtszunahme, Caverne geheilt. Streuherde aufgesaugt, Heiserkeit verschwunden. Seit Herbst 1926 dauernd gesund. Bis heute (September 1931) angestrengt berufstätig.

Fritz J., 22 Jahre. September 1921 Wirbelsäulentuberkulose von Dr. Z. festgestellt. Gipskorsett. Senkungsabszesse, 6 mal punktiert, Jodoform und Morphium-Injektionen. 6 Ponndorf-Impfungen von Prof. N. Februar 1923 Auguste-Victoria-Krankenhaus. Linkes Hüftgelenk erkrankt. Ein Jahr Gipsverband. Seit April 1924 im Hospital Buch. Für hoffnungslos erklärt. Juli 1924 Friedmann-Impfung, keine weitere Behandlung. Kann heute stundenlang laufen, arbeitet. Alles geheilt. Teilt mit, daß er, der einzige F.-Behandelte, der einzige Überlebende und Geheilte von seinen damaligen 60 Leidensgefährten aus dem Hospital ist.

Lisa R., 12 Jahre. Januar 1921 zu Prof. Gocht wegen linker Kniegelenktuberkulose. Jahrelang mit Gipsverbänden und Hessingschienen behandelt. Weitgehende Versteifung, kann nicht ohne Stützapparat gehen. Januar 1926 Friedmann-Impfung, keine weitere Behandlung. Geht im März 1926 schon ohne Hilfe. Beweglichkeit kehrt wieder und nimmt dauernd zu. Seit April 1926 dauernd geheilt.

Gertrud K., 62 Jahre. Von Sanitätsrat G.-Berlin geschickt. Leidet seit dem 13. Lebensjahr, also seit 50 Jahren, an tuberkulösen Drüseneiterungen, ungezählte Operationen an Kopf, Kinn, Hals, Achselhöhlen und Brustbein. Seit August 1926 tuberkulöser Rippenabszeß. Dezember 1926: Friedmann-Impfung. Februar

1927 Wiederholung. Keine weitere Behandlung. Nach einigen Monaten dauernde Heilung, bis heute anhaltend, fühlt sich »so wohl wie in ihrem ganzen Leben noch nie«.

Erich R., 7½ Jahre. Elender, kachektischer Junge, 1916 bis 1920 von Prof. Gocht behandelt. 27 eiternde tuberkulöse Fisteln, unzählige Male punktiert und geschnitten. Von Professor G. 7 mal operiert. 4 Finger und sämtliche Zehen des linken Fußes amputiert. April 1920: Friedmann-Impfung. Keine weitere Behandlung. Baldiger Schluß aller Fisteln bis auf 2, hinter denen Sequester liegen. Blühender junger Mann. Nach jeder Operation traten immer wieder neue Herde auf, nach der Friedmann-Impfung kein einziger mehr. Ist seit Jahren berufstätig.

Max R., 40 Jahre. Nierentuberkulose, wegen deren Geh. Rat Prof. Borchardt dringend Nephrektomie empfahl. Gleichzeitige Lungentuberkulose und fistelnde Hoden- und Nebenhodentuberkulose. Von San.-Rat A. Lewin-Berlin im Oktober 1919 zur Friedmannschen Simultaninjektion überwiesen. Einige Monate nach dieser ohne jede weitere Behandlung völlige Heilung der Niere, Hoden, Lungen. Hat Niere und Hoden behalten. Letzte Vorstellung Juli 1931; dauernd geheilt geblieben.

Erich M., 35 Jahre. Stadtsekretär, Danzig. Seit 10 Jahren wegen enorm schmerzhafter Wirbelsäulentuberkulose in süddeutschen Sanatorien behandelt. Wird ins Institut in Gipspanzer hereingetragen. Schreit bei geringster Berührung. Über 800 Morphiumeinspritzungen. Nach 2 Simultaninjektionen März und Mai 1929 völlige Heilung. Über 40 Pfund Gewichtszunahme. Arbeitet ohne Gipskorsett den ganzen Tag. Berichtet 1931 über völlige Heilung und hat schon ca. 25 Patienten aus Danzig zur F.-Behandlung geschickt, die sämtlich erfolgreich behandelt wurden.

Einige bemerkenswerte Fälle.

Von Dr. F. Nagelschmidt, Berlin.

»Ich habe in Ungarn eine 15 jährige Patientin nachuntersucht, die als einziges Friedmann-geimpftes Familienmitglied von 3 Generationen geheilt und gesund vor mir stand. Sie war vor 4 Jahren geimpft worden. Beide Großeltern, beide Eltern und alle 5 Geschwister sind an Tuberkulose gestorben; ebendaselbst untersuchte ich ein 27 jähriges Mädchen, dessen Vater und 6 Schwestern an Tuberkulose gestorben waren, der Vater im 40. Jahre an Lungentuberkulose, je ein Bruder im 19. und 16., zwei Schwestern im 17. Jahre an Lungentuberkulose, eine Schwester im 9. Lebensjahre an Knochentuberkulose und eine Schwester von 9 Monaten an Lungentuberkulose. Sie selbst seit 2 Jahren krank, mit verschiedensten Mitteln behandelt, zeigte Tuberkulose beider Lungenspitzen und der Drüsen, hatte mehrmals Blutstürze, Brust- und Rückenschmerzen, Husten, Appetitlosigkeit, Nachtschweiße. 8. Juni 1926 Friedmann-Impfung. Ich fand sie bei meinen Besuchen Oktober 1928 und Mai 1929 völlig geheilt.

Eine von Prof. Friedmann in seinem Berliner Institut heilgeimpfte 45 jährige Dame aus Paris, **der von ihren französischen Professoren übereinstimmend die Entfernung der tuberkulösen Niere als sofort notwendig erklärt worden war; war bereits 6 Monate nach der Heilimpfung bazillenfrei und geheilt.** Ich hatte bei einem Vortrag, den ich in Paris über die Friedmann-Methode in der Association internationale contre la Tuberculose hielt, die Gelegenheit, mich von ihrer dauernden Heilung durch eigene Untersuchung zu überzeugen. Sie hat somit beide Nieren behalten.

Eine 25 jährige Dame mit tuberkulöser Lungenerkrankung und plötzlich einsetzendem fieberhaftem tuberkulösem Brustfellerguß, der nahezu die Hälfte der rechten Brustseite ausfüllte (Fall aus meinem eigenen Institut). Nachdem 18 Tage lang der Erguß unverändert geblieben, führte ich die Friedmann-Impfung aus mit dem Erfolge, daß ohne sonstige Behandlung am dritten Tage von dem Erguß nichts mehr nachweisbar war, so daß ein erfahrener Arzt, von dem sie sich unmittelbar danach untersuchen lassen mußte, von der tuberkulösen Brustfellerkrankung überhaupt nichts mehr bemerkte. Die Patientin nahm in zwei Monaten nach der Impfung 17 Pfund zu und ist völlig geheilt.

Ein mir unter vielen anderen Fällen von englischen Ärzten zum Beweise der Wirksamkeit der Friedmann-Methode übergebener 4 jähriger Knabe, der wegen rechtsseitiger Kniegelenktuberkulose seit 3/4 Jahren in einem Sanatorium unbeweglich in Streckstellung lag und noch jahrelang, wie die meisten derartigen Fälle dort, in gleicher Weise unbeweglich gehalten werden sollte. Gleichzeitig linksseitige beginnende Kniegelenktuberkulose. 10 Wochen nach der Friedmann-Injektion waren beide Kniee schmerzfrei, voll beweglich, und das Kind kann jetzt aufstehen und gehen.

So könnte ich viele Hunderte eigener Fälle der verschiedensten Tuberkulose-Formen schildern, die ich in den letzten 5 Jahren mit dem Friedmann-Mittel geheilt habe. Vorher war ich leider viele Jahre beeinflußt durch die ablehnenden Urteile in der medizinischen »Fachpresse«, skeptisch gegen die Methode gemacht werden, wandte das Mittel nicht an und kann mir heute ehrlicherweise den Vorwurf nicht ersparen, daß ich viele Patienten hätte retten können, dieso der Tukerkulose zum Opfer gefallen sind.«

Wie hat man sich nun diese Heilvorgänge biologisch vorzustellen? Diese Frage beantwortet in dem nachstehenden Kapitel der Berliner Prof. Dr. G. Enderlein vom Zoologischen Museum der Universität Berlin, der als erster den Entwicklungskreislauf der Bakterien nachgewiesen und auch bezüglich der Heilwirkung des Friedmann-Heilmittels neue Erkenntnisse gebracht hat. Seine grundlegenden Arbeiten sind von ersten ausländischen Professoren (z. B. Prof. Petroff-New-York, Prof. Barthel-Universität Stockholm, Prof. Nyberg-Helsingfors u. a.) anerkannt. So schreibt Prof. Dr. S. A. Petroff, Direktor der Foundation for Research and Teaching in Tuberculosis of the Trudeau Sanatorium, New York kürzlich an Enderlein: »At present practically all American bacteriologists look upon your work as one of the most important contributions since Pasteurs and Kochs discoveries.« »Heute blicken tatsächlich alle amerikanischen Bakteriologen auf Ihre Arbeit als einen der bedeutendsten Beiträge seit den Entdeckungen von Pasteur und Koch.«. Er ist auf Grund seiner Arbeiten zum Ehrenmitglied der Mikrobiologischen Gesellschaft in Wien ernannt worden. Dagegen haben die Berliner medizinischen Wochenschriften seine Veröffentlichung, speziell seine einwandfreie biologische Begründung der Mißerfolge der Calmette-Impfung, grundsätzlich abgelehnt. Dr. H. Spatz, Redakteur der Münchener Med. Wochenschr., hat kürzlich die letztere veröffentlicht, jedoch die wissenschaftliche Erklärung der Friedmann-Erfolge zu veröffentlichen abgelehnt.

Die biologisch-bakteriologischen Gründe der Mißerfolge der Calmette-Impfung einerseits, der Erfolge der Friedmann-Impfung andererseits.

Von Prof. Dr. Günther Enderlein.

1. Die Calmette-Impfung.

»Die Möglichkeit eines Wiederauftretens der Virulenz des auf Kartoffel-Galle-Nährboden seit vielen Jahren gezüchteten BCG-Stammes Calmette's, eines hochvirulenten Rindertuberkelbazillen-Stammes, ist von Galli Valerio, Hormaeche, Hutyra, Kirchner, Korschun, Lignières, Much, Petroff, Schütz und vielen anderen Forschern in der ganzen Welt bestätigt worden.

Wenn nun angesichts der überaus zahlreichen Mißerfolge mit der Calmette-Impfung, über die es bereits eine Literatur von über 260 Publikationen aus allen Ländern gibt, immer noch Calmette und seine Verteidiger die vollkommene Unveränderlichkeit und damit zugleich Ungefährlichkeit desselben vertreten, so ist es am Platze zu erwägen, ob dies überhaupt entwicklungsgeschichtlich vom Standpunkt des Biologen möglich ist.

Wenn der Bakteriologe vermeint, durch laboratorielle Kunstgriffe etwas ganz Neues — eine Mutation — geschaffen, gewissermaßen in der Retorte ein neues Wesen erzeugt zu haben, so ist dies eine Illusion. Einer solchen hat sich auch Calmette hingegeben. Denn für eine Deutung dieser ganz alltäglichen normalen Entwicklungsvorgänge kommt weder Mutation noch Modifikation in Frage. Mit gleichem Rechte könnte man eine Fliege eine Mutation oder Modifikation ihrer Made und die Henne eine Mutation oder Modifikation des Eis nennen.

In meinen Veröffentlichungen über die Bakterien-Cyclogenie (1916, 1925 und später) habe ich als Erster Schritt für Schritt den Aufbau eines gesetzmäßigen, sich über Generationen verteilenden Entwicklungssystems der Bakterien erkannt. Aus den zahlreichen Entwicklungsstadien einer pathogenen (krankheiterregenden) Bakterie ergab sich auf Grund dieser Erkenntnisse ein besonderes Stadium, in dem sie sich im Zustand des Parasitismus bezw. der Pathogenität vermehrt: das Giftstadium (Virus-Stadium); zwischen diesem und den übrigen Stadien, die mehr oder weniger avirulent (ungiftig) sein können, sind eine Anzahl von Hemmungen (Mochlosen) eingeschaltet, während welcher der Bakterienorganismus sich dauernd in einem einzigen Stadium vermehrt. Daher kann ein solches avirulentes (giftfreies) Stadium für lange Zeit, für Monate, ja sogar Jahre, erhalten werden, aber von einem dauernden Zustand kann in keiner Weise die Rede sein. Die allerverschiedensten Einwirkungen geben dem Bakterien-Organismus Gelegenheit, diese Hemmnisse fortzuräumen.

Der ganz fundamentale Irrtum Calmette's und seiner Anhänger beruht so auf einer vollkommen abgewirtschafteten, den klaren Blick verblendenden Theorie, mit der operiert worden ist, statt mit den tatsächlichen Verhältnissen. Allerdings ist dieses Dogma keineswegs etwa von Calmette geschaffen. Man hat zwar von den verschiedensten Seiten versucht, Beweise über die »Ungiftigkeit« des Calmette-Stammes zu bringen, aber alle diese Beweise sind nur Irreführung. Denn ebenso wenig wie ein tausendfältiger Beweis der Unschädlichkeit der im Wasser lebenden Larve der Malaria-Mücke den allereinfachsten Erfordernissen für einen wissenschaftlichen Beweis einer Unmöglichkeit zur Weiterentwicklung zu der schädlichen Malaria-Mücke darstellt, ebenso wenig würde selbst ein vielfacher Beweis der Unschädlichkeit des Calmette-Stammes, der auch nur einen bestimmten Entwicklungszustand des Rinder-Tuberkel-Bazillus darstellt, jemals ernstlich den Anspruch erheben können, als wissenschaftlicher Beweis der Unmöglichkeit seiner Weiterentwicklung zum schädlichen Gift-Stadium zu gelten. Einer solchen Illusion geben sich aber die Calmettisten hin, indem sie die Beweiskraft einer derartig unrichtigen Untersuchungsmethode und Fragestellung vertreten.

Vom Standpunkt der Entwicklungsgeschichte der Bakterien ist daher der Nachweis der Inkonstanz des Calmette-Stammes, die schon von vornherein zu erwarten war, nur die Bestätigung ähnlicher Selbstverständlichkeiten (Malaria-Mücke etc.). Wie oft hat jeder Bakteriologe erfahren müssen, wie eine Bakterienform »umschlug« und wie — obwohl trotz aller erdenklichen Bemühungen, die Ausgangsform scheinbar nicht wieder zu erreichen war — dann doch durch die Zeit oder unter bestimmten Lebensverhältnissen die Urform wieder eintritt. Es wird doch bei der Alltäglichkeit solcher Erfahrungen nicht jemandem ernstlich in den Sinn kommen, anzunehmen, daß in allen solchen Fällen von Hemmungen gerade der Augenblick erwischt worden sei, in dem die Natur eine neue Bakterienart schuf!

Und tatsächlich hat nun auch Petroff nachgewiesen, und es haben nach ihm zahlreiche Forscher, Much u. a., bestätigt, daß der Calmette-Stamm durchaus keine konstante Erscheinung ist, sondern sehr leicht eine gefährliche virulente Form abspalten kann. Schon allein die Zucht auf Eier-Nährboden löst diesen Vorgang in kürzester Zeit aus.

Aber entweder ist der Calmette-Stamm unter allen Verhältnissen konstant, wie dies Calmette und seine Verteidiger behaupten, dann dürfte der von Petroff verwendete Eier-Nährboden keinen Einfluß ausüben; oder aber der Calmette-Stamm ist eben — wie tatsächlich der Fall — nur das Glied einer Entwicklungskette, die durch besondere Lebensverhältnisse auf kürzere oder längere Zeit eine Unterbrechung (Mochlose) erfahren hat. Die ganze Calmette-Angelegenheit gipfelt somit in der Frage: Neu-Bildung oder Entwicklungs-Stadium? Mutation oder Mochlose?

Unter den unbelehrbaren Anhängern der doktrinären Bakteriologie werden immer noch einige daran festhalten, daß es keine Bakterien-Entwicklung gebe, Forscher, die nun angesichts der **sich ins Uferlose häufenden Mißerfolge der Calmette-Impfungen an Mensch und Tier auf der ganzen Erde und der unzähligen Nachweise schwerer künstlicher tuberkulöser Infektionen** immer noch den Mut aufbringen, von »Verwechselungen« und »Verunreinigungen« zu reden. (Neufeld, Lange.)

Es ist das fundamentalste Erfordernis für ein Urteil über die Kausalität eines Naturvorgangs, sich des Einbezuges der bestimmenden Faktoren zu vergewissern.

Was würde ein Erbforscher dazu sagen, wenn ein Rassenzüchter in seinem Garten weiß-blühende Bohnen zwecks Erhaltung der rein-weißen Blüten für die Samenbildung wohl räumlich von den rot-blühenden getrennt hatte, — ohne aber die natürlichen Vorgänge zu bedenken: daß nämlich durch den Zuflug von Bienen die Übertragung der die rote Blütenfarbe bestimmenden Faktoren, der Pollen, zwangsläufig erfolge — und nun etwa auf Grund des roten Einschlags in die Blüten der neuen Bohnen-Generation dem ausführenden Gärtner gegenüber die Behauptung aufstellen würde: »Es muß mit der Möglichkeit einer Verwechselung gerechnet werden«, (Neufeld)? Bei beiden Parallelfällen wird nämlich das neu hinzukommende, für eine andere Form bestimmende Moment vergessen. Im Falle der Bohnen die selbstverständliche Übertragung der roten Pollen, im Falle der Calmette-Bazillen der selbstverständliche zwangsläufige Entwicklungslauf aller Bakterien.

Alle Zweifler finden jedoch eine Antwort mitten aus der doktrinären und dogmatischen Bakteriologie heraus, und zwar in einer überaus sorgfältigen und bedeutungsvollen Publikation von Baerthlein: »Über Mutations-Erscheinungen bei Bakterien« (Arbeiten aus dem Kaiserlichen Gesundheitsamt, 40. Band, Berlin 1912, Seite 433—536) in denen auch Calmette und seine Verteidiger Belehrung finden können.

Bei der Zucht des Tuberkel-Bazillus auf Kartoffel-Galle-Nährboden handelt es sich um eine zeitweilige Unterdrückung aller höherwertigen Entwicklungsformen einschließlich der säurefesten Form, so daß ein Gemisch von Formen bleibt, das auch die allerwinzigsten Körnchen enthält; dies habe auch ich immer wieder bei Prüfung dieser Rindergalle-Kartoffel-Zuchten der virulenten Warmblüter-Tuberkelbazillen nachweisen können; dazu sind aber keineswegs, wie Calmette vermeinte, 13 Jahre erforderlich, sondern selbst eine solche Kultur von nur wenigen Wochen besitzt die gleiche Zusammensetzung und die gleiche biologische Bedeutung, wie ich durch eigene, angestellte Versuchsreihen nachgewiesen habe.

Und wie wenig Zeit zu einem erneuten »Umschlagen«, einem Aufbau einer höherwertigen (giftigen) Form erforderlich ist, ergab ein einfaches Experiment. In einem Tropfen 5%iger Sodalösung wurden in einer solchen unterwertigen Entwicklungsform, einem nicht säurefesten (also blau gefärbten) sehr klein-kernigen Symplast innerhalb von 5 Minuten durch Kernverschmelzung säurefeste (also rot gefärbte), d. h. typische Tuberkelbazillen-Formen erzeugt.

2. Die Friedmann-Impfungen.

Seit längerer Zeit erhielt ich reichliches Auswurf-Material von offenen Lungentuberkulösen vor und nach der Behandlung mit dem Friedmannschen Schildkrötentuberkelbazillen. Ich habe nun den Einfluß der Friedmann-Bazillen auf den humanen (menschlichen) Tuberkelbazillus im menschlichen Körper verfolgt. In jedem typischen Sputum von offener Lungentuberkulose findet sich — neben anderen Wuchsformen des Tuberkulose-Erregers — dasjenige Entwicklungsstadium des Tuberkelbakteriums, das der höchsten Lebensintensität des Tuberkelbazillus gegenüber dem menschlichen Körper entspricht. Dies ist der Höhepunkt der Entwicklung des säurefesten, in der Kontrastfärbung rot gefärbten, Kreislaufs, des Fadenstäbchens (Linit), d. h. desjenigen Entwicklungsstadiums, das sich in einem fortdauernden Wechsel von — aus 16 Kugeleinheiten bestehenden — Sechzehnerstäbchen und Achterstäbchen vermehrt (Tafel 1, Figur 1: Vergrößerung 1000: 1).

Dieses Stadium ist das Gift-Test-Stadium (Virus-Test-Stadium) der aktiven offenen Tuberkulose. Zu dieser Wuchsform treten bei schweren Fällen mit fortschreitendem, zersetzendem Gewebszerfall auch noch in größerer Häufigkeit andere Wuchsformen hinzu. Die Unterscheidung des Sechzehnerstäbchens bezw. Achterstäbchens hinsichtlich der Anzahl der sie zusammensetzenden 16 bew. 8 kugelförmigen Einheiten ist bei einiger Übung leicht. Es ist naturgemäß sicherer, wenn man sich dabei nicht ausschließlich auf die absolute Länge von etwa $\frac{64}{10\,000}$ mm bezw. $\frac{32}{10\,000}$ mm sowie das Verhältnis von 2: 1 verläßt, sondern die Kügelchen — Einheiten nach Möglichkeit auszählt.

Ganz überraschende Resultate erhält man nun, wenn man der bakteriologischen Untersuchung solcher Fälle mit typischem Gift-Test-Stadium (Linit) vor der Behandlung mit dem Friedmann'schen Schildkrötenbazillus eine Kontroll-Untersuchung etwa 8—14 Wochen nach der Heilimpfung folgen läßt. Schon eine einzige Impfung verändert das Entwicklungsstadium des Tuberkelbazillus in den allermeisten Fällen entscheidend abwärts, und zwar vom Stadium des Fadenstäbchens (Linit), dem Gift-Test-Stadium, zum Stäbchen-Stadium (Rhabdit), das sich in fortdauerndem Wechsel von Achterstäbchen und Viererstäbchen entwickelt und vermehrt. Ersteres ist aus acht, letzteres aus vier kugelförmigen Einheiten zusammengesetzt. Die giftige Form des Sechzehnerstäbchens ist nach der Friedmann-Behandlung somit deutlich reduziert, häufig auch schon vollkommen ausgeschaltet. Die absolute Größe ist jetzt $\frac{32}{10\,000}$ mm bezw. $\frac{16}{10\,000}$ mm. Parallel gehen wesentliche, häufig erstaunliche klinische Besserungen. Es kommen jedoch auch Fälle vor, bei denen bereits nach der ersten Impfung ein noch weiteres Fortschreiten in dem absteigenden Teil des Entwicklungskreislaufes, demnach eine noch weitergehende Schwächung bis zum Stadium des Kurzstäbchens (Phytit), dem Wechsel zwischen Viererstäbchen und Zweierstäbchen, eingetreten ist. Eine derartige Schwächung in der Mischung von Stäbchen-Stadium (Rhabdit) und Kurzstäbchen-Stadium (Phytit) ist in Tafel 1, Figur 2 dargestellt; ja dieser für den menschlichen Organismus die Heilung einleitende, für den Tuberkelbazillenorganismus katastrophale Absturz gipfelt zuweilen schon nach einer einzigen Friedmann-Impfung in dem vollkommenen Verschwinden jeder säurefesten Form desselben — ein geradezu phänomenaler Umschwung! Ein solcher ganz besonders bemerkenswerter Fall hervorragender Heilwirkung wird in Figur 5 abgebildet. Hier handelte es sich um einen Fall schwerer kavernöser Tuberkulose; das Sputum, das vor der Behandlung von Tuberkelbazillen geradezu überschwemmt war, entbehrte schon etwa vier Monate nach einer einzigen Impfung jedes säurefesten Tuberkelbazillus, selbst der Kugelformen (Gonidien).

Zu diesen Ergebnissen kommt nun noch, daß zwischen dem Stadium des Fadenstäbchens (Linit), also dem Gift-Test-Stadium — und dem Stäbchen-Stadium (Rhabdit) in den Sputen von Friedmann-Behandelten eine sehr starke Hemmung (Mochlose) sich einschaltet, so daß eine Wiederaufwärtsentwicklung der Giftform des Tuberkelbazillus aus den durch die Friedmann-Therapie rückgebildeten Formen nicht beobachtet wurde.

Aus den beobachteten Wirkungen der Friedmann'schen Schildkrötenbazillen-Impfung auf die Entwicklungsvorgänge des Koch'schen Tuberkelbazillus im menschlichen Körper ergibt sich mit Bestimmtheit, daß durch eine einzige Impfung in der Regel die Entwickelung der Tuberkelbazillen so stark gehemmt wird, daß sie nicht mehr zum Gift-Test-Stadium fortschreiten.

Diese so durch einen einfachen, unschädlichen künstlichen Heil-Eingriff ausgelösten Vorgänge laufen somit vollkommen parallel mit den Reaktionen des Tuberkelbazillus auf natürliche Heilvorgänge, die ebenfalls in einem absteigendem Entwicklungsgang, im Ruhestadium der kugelförmigen säurefesten Gonidien (Tafel 1, Figur 3) gipfeln. Diese vermögen den immunisierenden Kräften des menschlichen Körpers als Ruheformen naturgemäß gar keinen Widerstand mehr zu bieten, worauf ich bereits 1925 (»Bakterien-Cyklogenie«, de Gruyter, Berlin) hingewiesen habe.

Durch die Schildkrötenbazillen, die mit Sicherheit einer besonderen Spezies angehören, für die ich im Gegensatz zu dem Koch'schen Bazillus, der Sclerothrix tuberculosis (Koch) Metschnikoff, den Namen Sclerothrix antituberculosis Friedmanni vorschlagen möchte, werden die Abwehrkräfte des gesamten menschlichen Körpers ausgelöst, die somit nicht nur lokale, sondern eine generelle Wertigkeit besitzen, an der sich alle Gewebe und Organe des Organismus, nicht etwa nur die sichtlich tuberkulös erkrankten Körperteile, im heilenden Sinne beteiligen.

Hierzu kommt, daß man in der ganzen Natur bestätigt findet, daß einander nahe verwandte Arten sich bekämpfen; so wie etwa die Wanderratte die Hausratte oder die orientalische Schabe die deutsche Schabe vernichtet, ebenso besteht die schädigende Wirkung der Friedmann-Bazillen auf die Koch'schen Tuberkelbazillen auch direkt in den gemeinsam gezüchteten Kulturen, was Friedmann selbst übrigens bereits in den Jahren 1906—1911 festgestellt hat.

3. Zusammenfassung.

Wir haben gesehen, daß im Calmette-Verfahren dem vollkommen gesunden Menschen lebende, gefahrdrohende Bakterien einverleibt werden, die mit absoluter Sicherheit einer Erscheinungsform des echten Tuberkelbazillus angehören, einzig und allein von dem rein theoretischen, aber gänzlich irrigen Gesichtspunkt der vollkommenen »Beständigkeit« der Bakterien aus — denn die doktrinäre Bakteriologie steht heute hinsichtlich der Entwicklungsgeschichte (Zyklogenie) der Bakterien noch auf dem Standpunkt des Ferdinand Cohn'schen Monomorphismus von vor 60 Jahren.

Je länger man sich aber den Erkenntnissen der Entwicklungsgeschichte der Bakterien zu verschließen versucht, um so schlimmer werden die Konsequenzen sein, wofür die Calmette-Katastrophen in der ganzen Welt (Lübeck, Breslau, Frankreich, Schweiz, Schweden, Bulgarien, Italien, Holland, Griechenland, Spanien, Chile, Canada usw.) nur ein Beispiel sind.

Im Friedmann-Verfahren dagegen wird nicht nur dem gesunden Säugling prophylaktisch, sondern vor allem dem tuberkulosekranken Menschen, der bereits den gefährlichen Tuberkelbazillus beherbergt, therapeutisch der Friedmann-Bazillus einverleibt, der auf Grund seiner vollkommenen Unschädlichkeit (Ehrlich'sches amtliches Gutachten 1913/1914 und Staatlicher Prüfungsausschuß 1919/1923) und auf Grund seiner vom humanen und bovinen Tuberkelbazillus verschiedenen Zyklogenie die Erfolge verständlich macht, die mit ihm erzielt wurden und werden.

Die Calmette-Impfung ist ein Va-banque-Spiel mit dem gesunden Menschen, das den Entwicklungsgesetzen der Bakterien widerspricht, die Friedmann-Impfung eine dem kranken und gefährdeten Menschen gegenüber getroffene zielsichere und unschädliche Maßnahme, zu deren Gunsten die entwicklungsgeschichtlichen Tatsachen sprechen.

Das ideale erreichbare Ziel zur Bekämpfung jeder schädlichen Bakterie überhaupt stellt das Auffinden der ihr im System möglichst nahestehenden unschädlichen Bakterienart dar, mit der man den ganzen Körper an der Ausbildung der Abwehrkräfte zur Beteiligung bringt. Und der Friedmann-Bazillus stellt diese ideale Art für den Koch'schen Tuberkelbazillus dar.«

Figuren-Erklärung von Tafel 1.

Figur 1. Auswurf eines Patienten mit offener Lungentuberkulose vor der Behandlung mit dem Friedmannschen Mittel. Vergrößerung ca 1000 : 1. Man sieht die langen, für das krankheitserregende, hochpathogene Stadium charakteristischen säurefesten (roten) Bazillenformen (Sechzehnerstäbchen) des menschlichen Tuberkelbazillus, außerdem noch andere, aber harmlosere (blaue) Bakterien, und zwar Mikrokokken und Streptokokken.

Figur 2. Auswurf desselben Patienten 2 Monate nach der Friedmann-Impfung bei gleicher Vergrößerung: Die für das Gift-Test-Stadium charakteristischen langausgewachsenen säurefesten (roten) Bazillenformen sind bereits vollkommen beseitigt. Man sieht nur noch ganz geschwächte, reduzierte Hemmungsformen des Tuberkelbazillus. In diesen Stadien (Achter-, Vierer- und Zweier-Stäbchen) beobachtet man auch klinisch bereits wesentliche Besserungen.

Figur 3. Weitere Reduktionen des Tuberkelbazillus. Sehr kurze (Zweier-)Stäbchen und Kügelchen (Gonidien).

Figur 4. Auswurf eines der Heilung nahen Patienten mit den letzten sichtbaren Zerfallsformen (Gonidien) des Tuberkelbazillus, hier im Bild repräsentiert durch vier säurefeste (rote) Kügelchen.

Figur 5. Auswurf des Patienten 4 Monate nach der Friedmann-Impfung. Vollständiger Schwund der (säurefesten) Tuberkelbazillen, auch ihrer letzten Zerfallsformen.

Fig. 1

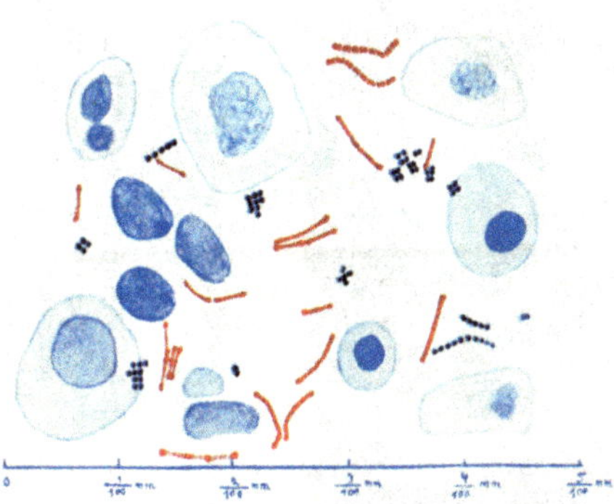

Fig. 2

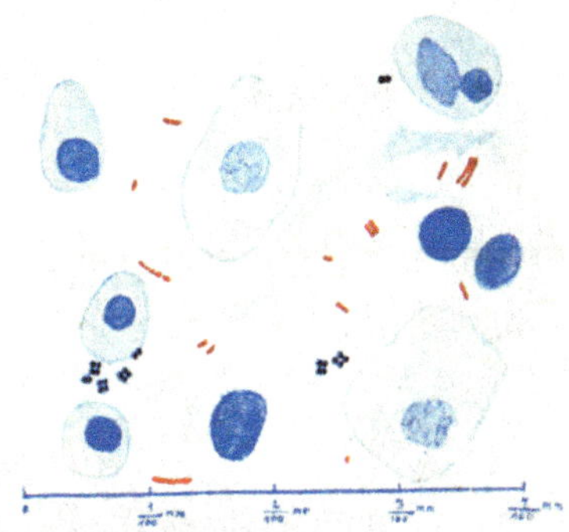

Fig. 3

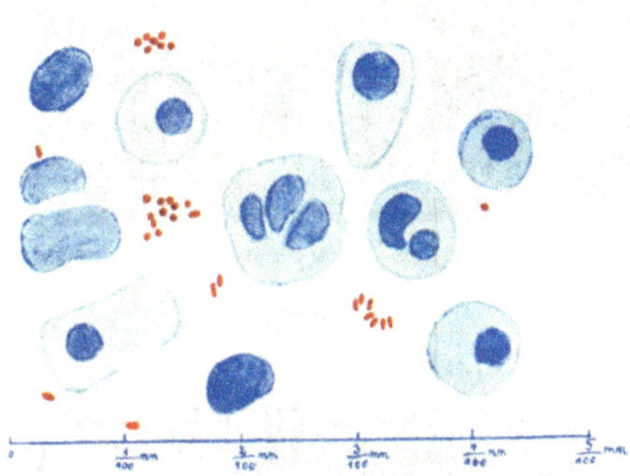

Fig. 4

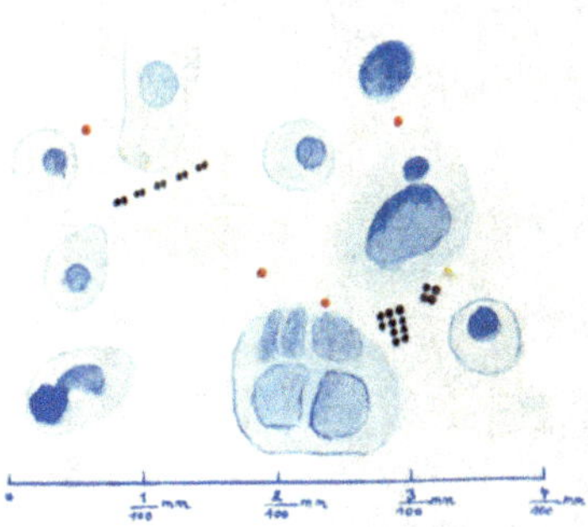

Fig. 5

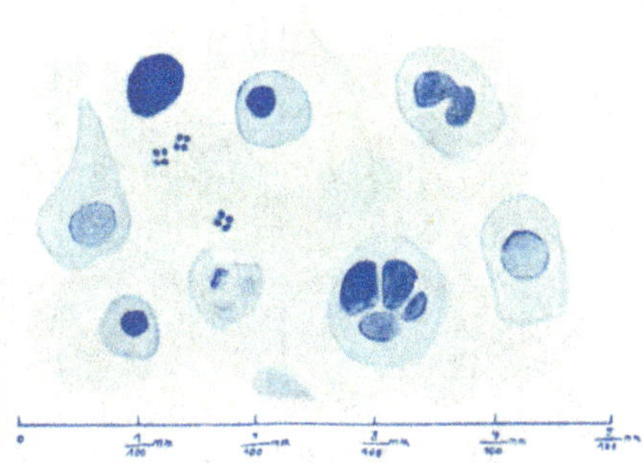

Vergrößerung ca. 1000:1

G. Enderlein del.

Allmähliche Zerstörung und Auflösung der menschlichen (Koch'schen) Tuberkelbazillen im Lungenauswurf von Patienten als Folge der Injektion des Friedmann-Mittels

TAFEL 2

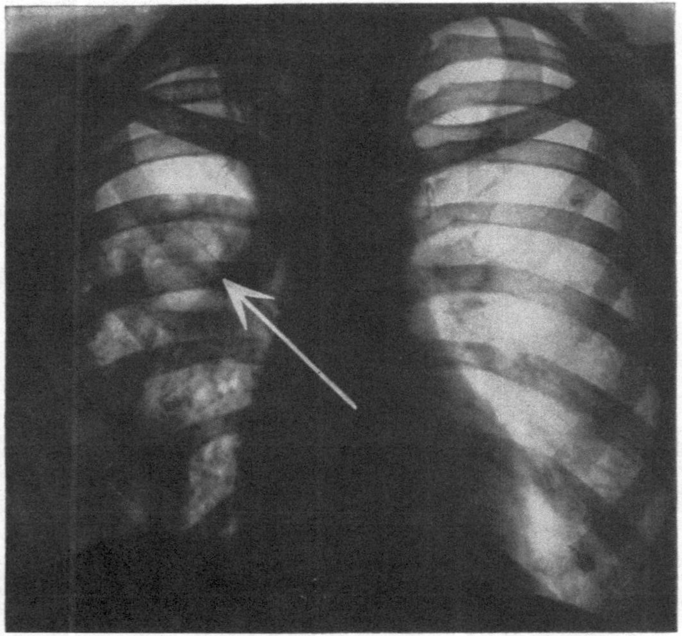

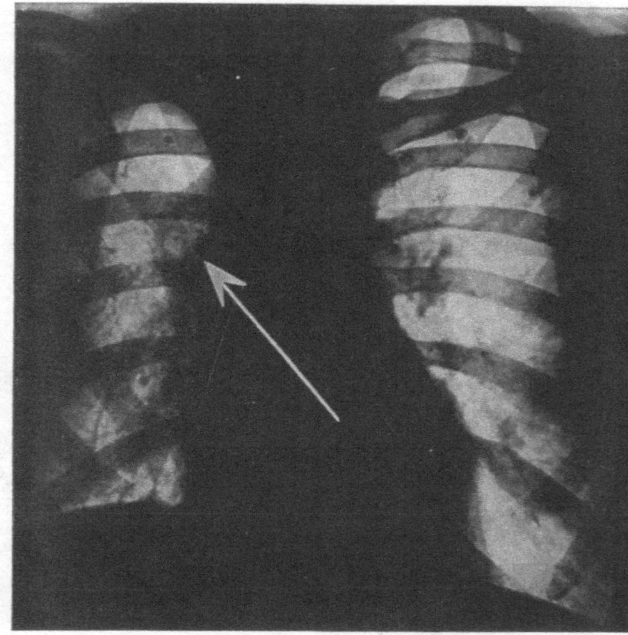

Fräulein F. K., 36 Jahre. Seit 8 Jahren bestehende offene cavernöse Lungentuberkulose, die trotz siebenmaliger langer Behandlung in Heilstätten sich dauernd verschlimmerte. Injektions-, Liegekuren, Tuberkulin etc.

1. Apfelgroße Caverne im rechten Mittelfeld und tuberkulöse Streuung im ganzen Mittel- und Unterfeld.

2. Vier Monate nach einer Friedmann-Impfung ohne jede weitere Behandlung: Auswurf frei von Tuberkelbazillen. Caverne auf $^1/_4$ verkleinert. Wird durch Vernarbung an den Hilus herangezogen. — Die tuberkulöse Infiltration in Mittel- und Unterlappen in deutlicher Aufhellung begriffen.

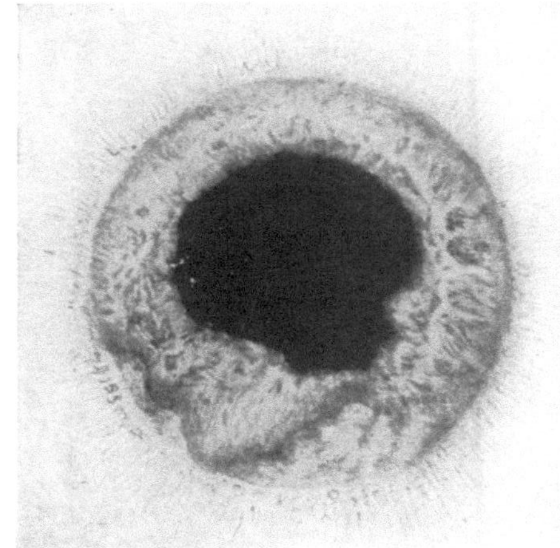

1.
Schwere Iris (Regenbogenhaut) - Tuberkulose im unteren Kammerwinkel. Langdauernde vergebliche spezialistische ärztliche Behandlung in einer Universitäts-Augenklinik.

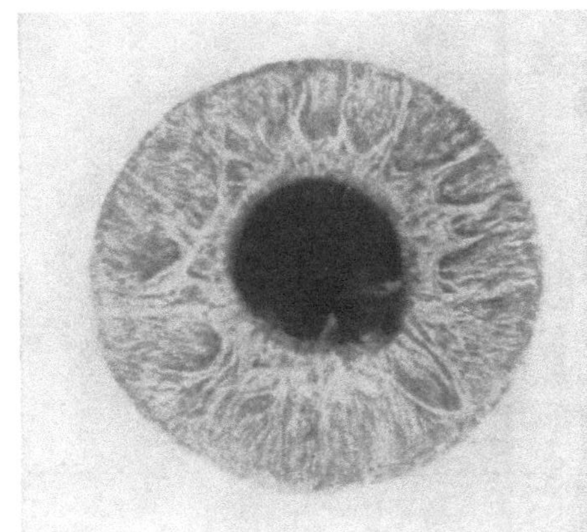

2.
Auge elf Monate nach der Friedmann-Impfung geheilt.

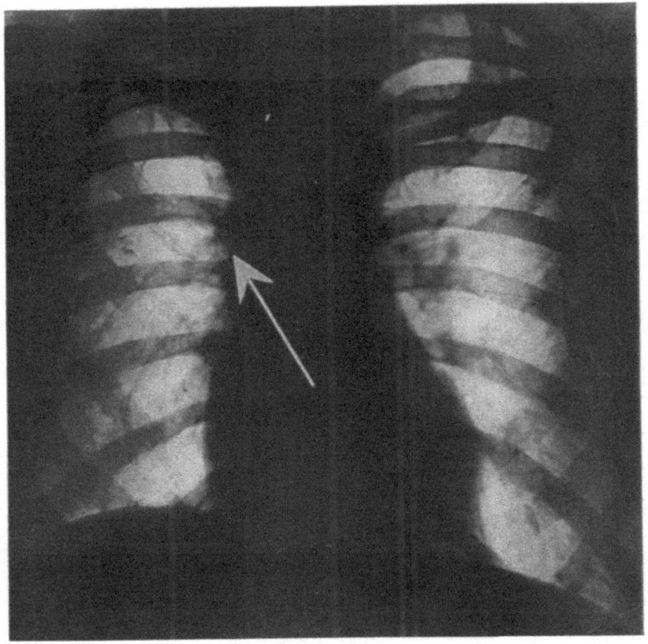

3. Nach weiteren vier Monaten: Caverne völlig verschwunden unter Hinterlassung eines kleinen Kalkfleckes. Dauernd geheilt, arbeitsfähig.

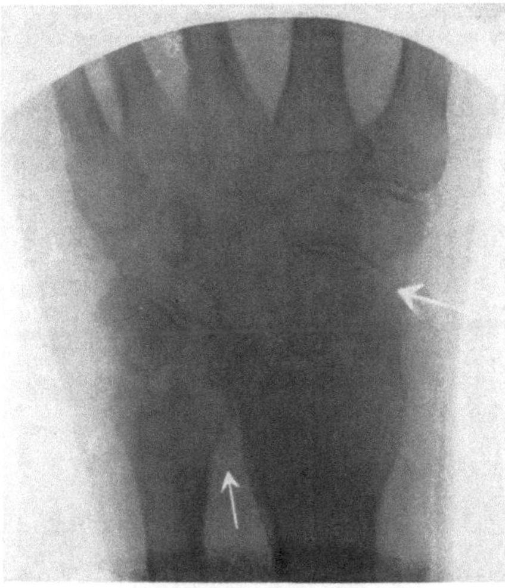

1. 35jähriger Buchhändler und Maler **Schwerster tuberkulöser fistelnder Fungus des Handgelenks.** 7 eiternde Fisteln Hochgradige Entkalkung Strukturverwischung (Atrophie) der Handwurzelknochen und der benachbarten Knochenpartien. Jahrelange erfolglose Behandlung in Universitätsklinik durch Stauungen, ca 100 Tuberkulininjektionen, Bestrahlungen, Ausschabungen. **Amputation** war dem Patienten vom führenden Chirurgen dringend angeraten worden Darauf eine F Impfung Baldige Heilung Nachimpfung nach $1^1/_2$ Jahren.

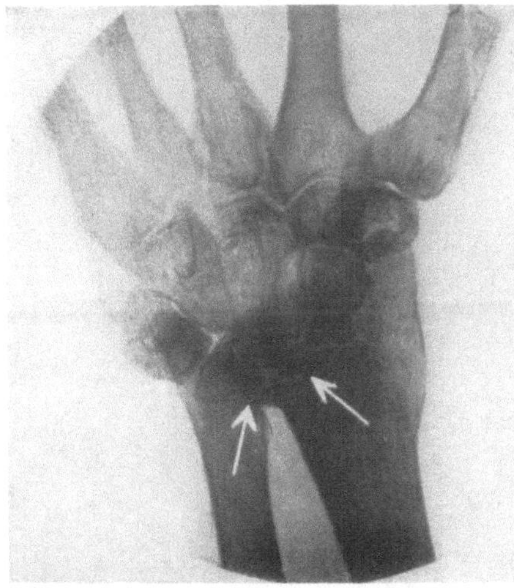

2. Handgelenk nach 2 F Injektionen Ohne jede sonstige Behandlung. 2 Jahre spater Wiederhervortreten deutlicher kalkreicher Knochenstrukturen Volle klinische Heilung war bereits nach 8 Monaten erzielt, so daß Patient **mit der zur Amputation bestimmt gewesenen Hand wieder Bilder malen und dauernd arbeiten konnte.** Auch die vor der ersten F Injektion bei dem Patienten bereits seit drei Jahren vorhanden gewesene, vergeblich behandelte, äußerst schmerzhafte **Wirbelsäulentuberkulose** (Spondylitis) ist gleichzeitig ohne jede weitere Behandlung mitausgeheilt, so daß der Patient, der **vorher zwei Jahre fest im Gipsbett gelegen** hatte, ein Jahr nach der ersten F Injektion Gebirgswanderungen mit schwerem **Rucksack** ausfuhrte

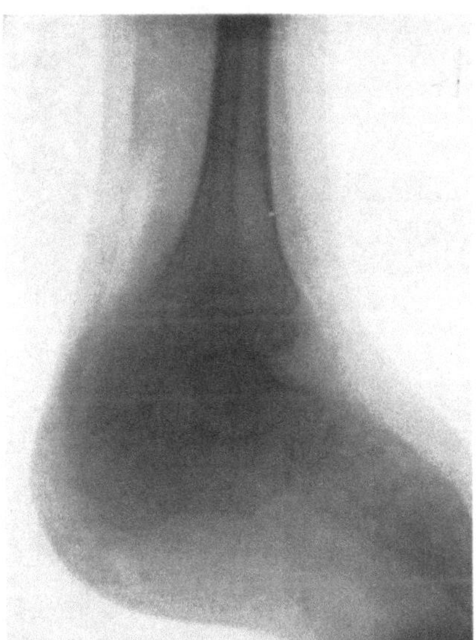

1. Dreijähriges Kind. **Schwerer, fistulöser zerstörender tuberkulöser Fußgelenkfungus.** Hochgradige Entkalkung Strukturverwischung der Knochen. Starke Weichteilschwellung Lange vergebliche anderweitige Behandlung mit Bestrahlungen, Operationen, Tuberkulinkuren usw. **Amputation** war dringend empfohlen. Volle klinische funktionelle Heilung war bereits sechs Monate nach **einer** Friedmann-Injektion erreicht.

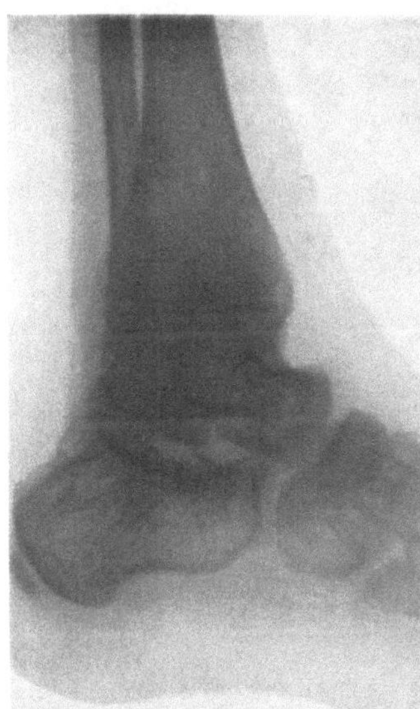

2. Fußgelenk vier Jahre spater Kalkreiche Knochenstrukturen Dauerheilung nunmehr 12 Jahre bestehend.

Ist somit erwiesen, daß die Friedmann-Impfung die virulenten menschlichen Tuberkelbazillen bis zu ihrem Zerfall und völligen Verschwinden schädigt, so erhebt sich die Frage, ob ihre Wirkung nur auf den typus humanus des Tuberkelbazillus beschränkt ist. Da die Tuberkulose die meisten Warmblüter ergreift und somit auch die für den Menschen als besondere Gefahrenquelle wichtigen Rinder- und Geflügelbestände befällt, wäre es von größter Bedeutung, wenn das Mittel sich auch bei der Rinder- und Hühnertuberkulose als wirksam erwiese. Jeder weiß, welche Anstrengungen von den Hygienebehörden gemacht werden, um die Kuhmilch, besonders die Säuglingsmilch, tuberkelbazillenfrei zu machen. Ist doch von den deutschen, englischen, amerikanischen und holländischen Untersuchungskommissionen übereinstimmend festgestellt worden, daß von den kindlichen Tuberkulosen der Drüsen, Knochen usw. und insbesondere der Bauchorgane (Bauchfell, Bauchdrüsen usw.) ca. 50% nicht durch den menschlichen Tuberkelbazillus, sondern durch den Rindertuberkelbazillus (typus bovinus) hervorgerufen werden. Auch der Hühnertuberkelbazillus (typus gallinaceus) kann dem Menschen gefährlich werden. — Glücklicherweise erweist sich auch hier die Friedmann-Methode als ein außerordentlich sicher wirkendes Mittel, um unsere Viehbestände zu sanieren, und damit nicht nur unter ganz geringem materiellen Aufwand die Milch tuberkelbazillenfrei zu machen, sondern auch sehr erhebliche volkswirtschaftliche materielle Schädigungen zu verhüten und enorme Werte zu erhalten. Folgende Berichte geben ein Bild von der Anwendung der Friedmann-Methode in der Tierheilkunde.

Das Friedmann-Mittel in der Tiermedizin.

Von Geh.-Rat. Dr. med. vet. Casparius in Groß-Kreutz bei Potsdam.

Urteile und Gutachten von Veterinärärzten über das Friedmann-Mittel.

»Weder Laboratoriumsversuche noch Rundfragen sichern einem Impfstoff einen dauernden Platz in der Therapie. Ausschlaggebend sind die tatsächlichen Erfolge!« sagt Dr. Schmidt-Hoensdorf in Heft 49 der Arbeiten der Landwirtschaftskammer für die Provinz Sachsen. Mit diesem Ausspruch ist das Urteil über den Wert des Friedmann-Mittels in der Tiermedizin gefällt. Denn es gibt wohl kein Tuberkulosemittel, das so viele, in die Hunderte gehende Veröffentlichungen über die mit ihm erzielten Erfolge aufweist wie das Friedmann-Mittel.

Auf Grund einer untersuchenden Zusammenfassung von 100 Urteilen praktischer Tierärzte Deutschlands kommt Dr. J. A. Hoffmann-Strehlen (Schlesien) erneut im Jahre 1929 zu dem Ergebnis eines Heilungssatzes von 98,5% bei Rindertuberkulose und 97,9% bei Geflügeltuberkulose. Bemerkenswert ist, daß die Erfolgsurteile nicht von gestern auf heute gefällt wurden, sondern auf jahrelangen, praktischen Erfahrungen basieren. — Distriktstierarzt Veterinärrat Dr. Blendinger in Nennslingen bei Weißenburg schreibt wörtlich: »Meine Erfahrungen mit dem Friedmannschen Mittel sind bei Tuberkulose seit dem Jahre 1924 so gut, daß ich nicht mehr von dem Mittel lassen werde«. — Tierarzt Dr. Goldschmidt in Frankfurt a. Main-Eschersheim behandelt die tuberkulösen Rinder und Hühner seiner Praxis seit 1919 ausschließlich nach der Friedmann-Methode und faßt das Ergebnis in die Worte: »Die Rinder nehmen sichtbar zu, das Haarkleid wird glatt und glänzend, die Lederbündigkeit der Haut geht zurück, der Husten hört auf, die Milchproduktion nimmt zu und der Besitzer freut sich, lobt das Mittel und den behandelnden Arzt. Also alles, was der Tierarzt wünscht. Ich gehe unter keinen Umständen von dem Präparat ab und kann es nur überall empfehlen, da es Besitzer und Tierarzt voll befriedigt.« — Der dem Tierbesitzer geradezu in die Augen springende Erfolg der Friedmann-Behandlung wird wohl am besten durch das von Tierarzt Petzold in Gräfenhainichen geschilderte Kuriosum demonstriert. Denn ein Tierbesitzer bat ihn, seine Tiere auch zu impfen, damit sie ebenso schnell fett würden wie die seines Nachbarn. — Ich selbst berichtete über meine Friedmann-Behandlungen bei 4500 Rindern und 3400 Hühnern, ferner beim Schwein und Hunde sowie über Heilung der Aktinomykose der Rinder und Schweine und kam zu dem Resultat, daß nur mit dem Friedmann-Mittel die Tuberkulose der Rinder und des Geflügels sowie die Aktinomykose wirksam zu bekämpfen ist. — Eine Menge veröffentlichter Urteile über die nachweisbare Wirksamkeit des Friedmann-Mittels ließen sich hier anführen. So schreibt Tierarzt Dr. Bellers in Overath: »Die pathologisch-anatomische Heilung habe ich bei den späteren Schlachtungen der mit Friedmann-Mittel behandelten Rinder derart festgestellt, daß die käsigen Tuberkuloseherde in den Lungen und Drüsen mit einer dicken Bindegewebeschicht umgeben, also völlig eingekapselt waren. Kleine Herde, etwa bis zur Erbsengröße, waren meistens verkalkt.« — Tierarzt Dr. Weskamp in Harsum berichtet über seine Schlachtbefunde: »Die tuberkulösen Herde, die sich nur in den Mittelfelldrüsen fanden, und zwar in Erbsen- bis Taubeneigröße, waren sämtlich mit einer etwa 2 mm dicken, schwartigen Kapsel umgeben.« — Tierarzt Wetzstein-Regensburg kommt bei in 10 Jahren mit Friedmann-Mittel behandelten 500 Rindern ebenfalls zu dem Resultat, daß die Tuberkulose mit keinem anderen Mittel so wirksam zu bekämpfen ist, wie mit dem Friedmannschen. Und dies bestätigen übereinstimmend Hunderte von in- und ausländischen Tierärzten. Um nur einige zu nennen: Altmann, Blume, Braun, Carlé, Edinger, Frank, Frick, Fünfstück, Grantz, Graulich, Haack, Hesse, Hulbe, Just, Keller, Liebnitz, Liedtke, Müller, Nestle, Oeller, Oess, Petzsch, Roemisch, L. von Sarnowski, W. von Sarnowski, Schatz, Scheunpflug, Schnepper, Schobes, Schubach, Schultz, Schultze, Stück, Thomsen, Vanselow, Volkmann, Wagner, Wellenhofer usw. usw.

Den materiellen Wert der Friedmann-Impfung demonstriert treffend Bezirkstierarzt Oberveterinärrat Dr. Probst in Straubing wie folgt: »Der Besitzer hat an den drei schwersterkrankten Tieren des Vorjahrs durch die Friedmann-Impfung rund 1200 Mark verdient, und dadurch, daß er im Sommer 1929 nicht wieder wenigstens drei weitere völlig abgemagerte Tiere um einen Spottpreis abgeben mußte, weitere 1200 Mark gespart. Dazu kommt noch die erhebliche Steigerung der Milchleistung und des Gesamtwertes seines Viehbestandes. Die Kosten der Impfbehandlung der Bestände fallen gegenüber diesen Vorteilen und vollends gegenüber der Aussicht der Seuchentilgung nicht ins Gewicht; sie wurden schon durch die Heilung einer einzigen Kuh voll ausgeglichen.« — Als Gegenstück zu dieser Wertsteigerung errechnet Oberstabsveterinär a. D. Biesterfeldt, Schwedt a. O., die Wertminderung des deutschen Viehbestandes, die allein durch offentuberkulöse Rinder entsteht, bei sorgfältigster Wertfestsetzung auf mindestens RM. 91 931 100.—. Da diese Millionenverluste durch das Friedmann-Mittel glatt zu vermeiden sind, fordert er auf Grund seiner neunjährigen Erfahrungen eine Verbindung des staatlichen (Ostertagschen) Verfahrens mit der Friedmann-Methode. Die gleiche Forderung erhebt, auf siebenjährigen Erfahrungen fußend, der in Tierärztekreisen sehr bekannte Dr. Stresow-Wittichenau. D. h. also, die offensichtlich nicht mehr zu rettenden Tiere müssen abgeschlachtet werden, während die mittelschwer und leicht erkrankten Tiere der Friedmann-Heilbehandlung und die Gesunden und die Nachzucht der Friedmann-Schutzbehandlung unterworfen werden müssen.

Wie schon oben erwähnt, behandelte u. a. auch ich selbst nach der Friedmann-Methode 3400 Hühner. Auch Dr. W. von Sarnowski-Bad Liebenwerda schrieb über die Geflügel-Tuberkulosebekämpfung mit dem Friedmann-Mittel eine ausgezeichnete Arbeit, in der er wörtlich berichtet: »Trotzdem eine Desinfektion nur sehr mangelhaft oder gar nicht durchgeführt werden konnte, sind alle drei Bestände von der Tuberkulose, die jahrelang ihre Opfer forderte, nunmehr restlos befreit.« — Zu dem gleichen Ergebnis kommen u. a. Baum, Baumann, Bierbach, Blum, Buchal, Fricke, Führer, George, Gerhardt, Goldschmidt, Grimm, Hoffmann, Höhne, Jacobi, Krempa, Krüger, Liebnitz, Linde, Lindemann, Manski, Max, Rehberg, Roemisch, Schulze, Schweiger, Starfinger, Stresow, Sustmann, Taubert, Wichera, Wiesner, Wirth usw. usw. — Dr. Bellers-Overath errechnet in seiner schon zitierten Arbeit den alljährlichen Verlust durch Geflügel-Tuberkulose auf 7,5 Millionen Hühner und 600 Millionen Eier im Gesamtwerte von 75 000 000.— Reichsmark in Deutschland.

Genau so wie bei Rindern und Hühnern läßt sich die Tuberkulose bei Hunden, Schweinen, Ziegen und überhaupt allein Haustieren mit dem Friedmann-Mittel ausheilen. Insbesondere bei Hunden wurde dies von Oberstabsveterinär a. D. Biesterfeldt und durch meine Feststellungen bewiesen.

Schließlich wird auch die Tuberkulose aller Wildtiere durch das Friedmann-Mittel geheilt. Die großzügigsten Versuche dieser Art sind im **Hagenbeckschen Tierpark in Stellingen bei Hamburg** vorgenommen worden. Über sie berichtet die Direktion im Mai 1931 folgendes:

»Noch vor wenigen Jahren kämpften wir um die Gesundheit der Tiere, denn alle Arten, vom Elefanten und Löwen bis zum Stachelschwein, hauptsächlich die Affen sind empfänglich für die Tuberkulose, die wie bei den Menschen verheerende Wirkungen ausübt. Tiertransporte aus Übersee gehörten zu den schwierigsten Aufgaben des Hauses Carl Hagenbeck, besonders wegen der epidemischen Ausbreitung der weißen Pest, das ist die Tuberkulose, die wie mit scharfem Sensenschlag ganze Gruppen von Affen, Dromedaren, Renntieren, Bären, Löwen und Tigern hinstreckt. In den letzten Jahren ist es anders geworden. Es gibt keine Gefahr mehr, daß die Tuberkulose die Tiere vernichtet, seitdem der Universitätsprofessor F. F. Friedmann in Berlin das aus der Schildkröte gewonnene Heil- und Schutzmittel geschaffen hat. Die Friedmann-Massenimpfung, im Stellinger Tierpark systematisch angewendet, verrichtet wahre Wunder der Genesung. Bären, Affen, Tiger, Känguruhs, Renntiere, alle Tiergruppen sind durchgeimpft worden, und wie Hunderttausende von Menschen, die an Lungen-, Drüsen-, Knochen-, Gelenk-, Urogenitaltuberkulose litten, durch das Friedmann-Mittel geheilt worden. Geradeso wie laut Veröffentlichung vieler Hunderter von Tierärzten auch die Tuberkulose der Haustiere (Rinder,

Schweine, Geflügel usw.) sowie der wertvollen Pelztiere durch eine oder zwei Friedmann-Impfungen glatt zum Erlöschen gebracht wird, so auch bei den Wildtieren: eine einzige, eventuell eine Wiederholung der Injektion hat endgültig die Heilung zur Folge. Den endgültigen und schlagendsten Beweis haben wir kürzlich bei uns in Stellingen erlebt. Während wir in den Jahren 1925 bis 1928, wo wir grundsätzlich alle Affenbestände von unseren Tierärzten mit dem Friedmann-Mittel haben durchimpfen lassen, keinerlei Erkrankungen oder Verluste an Tuberkulose mehr zu beklagen hatten, ist ein 1929 eingetroffener und zu Vergleichszwecken einmal nicht mit dem Friedmann-Mittel schutz- und heilgeimpfter Transport von 250 wertvollen Pavianen uns größtenteils durch Tuberkulose zugrunde gegangen. Wir haben daher selbstverständlich den im April 1931 eingetroffenen neuen Transport von 260 großen Mantelpavianen sofort wieder mit dem Friedmann-Mittel durchimpfen lassen. So haben wir auf diese Weise auch große wirtschaftliche Werte (ein Mantelpavian kostet zirka 800 bis 1000 Mark) gerettet. Die einst mächtig gefürchtete Tuberkulose, der Feind der Menschen und Tiere, ist bezwungen.«

Eine der Tuberkulose sehr nahestehende Krankheit, die Aktinomykose, ist ebenfalls mit bestem Erfolg durch das Friedmann-Mittel zu heilen. So berichteten erst im vergangenen Jahre (1930) die Tierärzte Dr. Max in Burg b. Magdeburg und Dr. Franke in Badersleben über ihre ausgezeichneten Erfolge. Praktiker wie ich selbst, Bellers, Blendinger, Führer, Götz, Graulich usw. usw. konstatierten schon längst diese Resultate. Tierarzt Dr. Killig in Pölzig, um nur einen anzuführen, schreibt: »Die Erfolge, die ich mit dem Friedmann-Mittel bei Aktinomykose der Rinder gehabt habe, sind in einem großen Teil der Fälle geradezu verblüffend gewesen.«

Auf Grund der vorliegenden praktischen Erfahrungen und Erfolge muß man die Worte W. von Sarnowskis unterstreichen: »Es ist zu bedauern, daß die Friedmann-Behandlung nicht schon Allgemeingut aller Tierärzte geworden ist. Hier ist uns ein Mittel in die Hand gegeben, das sich zum Segen für Tier und Mensch und damit auch für das gesamte Volksleben auswirken muß.« Die Tilgung der Tier- und besonders der Haustiertuberkulose bedeutet aber gleichzeitig die Verstopfung der erheblichsten Ansteckungsquelle für den Menschen. Und diese Ansteckungsquelle ist zu verschließen einzig und allein durch das Friedmann-Mittel.«

Das Friedmann-Mittel im Ausland.

Über die Ausbreitung der Friedmann-Methode im Ausland ist in der deutschen Öffentlichkeit bisher kaum etwas bekannt geworden. Lediglich über die ungarischen Massenimpfungen mit dem Friedmann-Mittel, die der Tuberkulose-Fürsorgearzt, Medizinalrat Dr. Szalai mit denkbar bestem Erfolg durchgeführt hat, haben auch die deutschen ärztlichen Fachzeitschriften gelegentlich berichtet, nicht ohne zu unterlassen, die Erfolge Szalais mißgünstig zu bezweifeln. Die Vorgänge in anderen außerdeutschen Ländern sind dagegen in Deutschland noch völlig unbekannt. Aus diesem Grunde soll in den folgenden Kapiteln dieser Broschüre zum erstenmal für deutsche Leser über die Anwendung des Friedmann-Mittels im Ausland berichtet werden. Diese Berichte sind in mehrfacher Beziehung von besonderem Interesse. Denn obwohl sie sich in den Einzelheiten voneinander wesentlich unterscheiden, jeder für sich das eigentümliche, sozusagen spezifische Milieu des betreffenden Landes erkennen läßt, so ist ihnen allen doch wiederum eins gemeinsam: Die Erkenntnis der wahren Bedeutung des Friedmann-Mittels im Kampf gegen Tuberkulose und die Überzeugung, daß auf dem mit diesem Mittel beschrittenen Wege der Tuberkulosebekämpfung auch einmal das Endziel, die völlige Ausrottung dieser Volksseuche, erreicht werden wird.

Zunächst muß darauf hingewiesen werden, daß die Berichte im allgemeinen noch nicht das Gesamtbild von der Anwendung des Mittels geben. Obwohl z. B. der ungarische Bericht der umfangreichste dieser Broschüre ist, ist er doch nur der Arbeit eines Mannes gewidmet, nämlich der Szalais. Außer diesem wenden aber noch rund 400 ungarische Ärzte das Friedmann-Mittel erfolgreich an, und zwar zum Teil ebenfalls in recht erheblichem Umfang, wie z. B. Chefarzt Dr. Gardi in Ujpest, der es auch schon auf über 7000 eigene Friedmann-Fälle gebracht hat. Ähnlich zeigt auch der französische Bericht nur die Anwendung des Friedmann-Mittels an einer Stelle, nämlich im Oeuvre Antituberculeuse de Paris. Außerdem haben aber etwa 100 französische Ärzte, ermutigt durch die in Frankreich erzielten Heil- und Schutz-Erfolge, sich ebenfalls der Friedmann-Behandlung zugewandt. Ähnlich steht es in den meisten der mit nur einem Bericht vertretenen Länder. Dagegen geben die Berichte aus Brasilien ein etwas umfassenderes Bild der dortigen Anwendung des Friedmann-Mittels. Mit besonderer Genugtuung stellen wir fest, daß, in erfreulichem Gegensatz zu Deutschland, sich auch die

Gesundheitsbehörden großer ausländischer Staaten bereits mit dem Friedmann-Mittel beschäftigt und nach sorgfältiger Prüfung seiner Heil- und Schutzkraft positiv zu ihm Stellung genommen haben. So hat bereits am 17. Febr. 1930 die Regierung der Vereinigten Staaten von Brasilien dem Friedmann-Mittel die offizielle Approbation erteilt, nachdem sich zahlreiche dortige Professoren auf Grund ihrer Erfahrungen anerkennend, zum Teil begeistert über das Mittel ausgesprochen hatten. Inzwischen ist die Griechische Oberste Sanitätsbehörde diesem Vorgehen gefolgt, ebenso mehrere zentralamerikanische Staaten, einige weitere Approbationen stehen bevor.

Die Friedmann-Impfung in Frankreich.

Im August-Heft des »Vingtième Siècle Illustré médical, Paris« (Illustriertes zwanzigstes Medizinisches Jahrhundert«) publizierte der Chefredakteur Dr. Jean Bachelier, Ancien Interne des Hôpitaux de Paris, einen 28 Spalten langen Leitartikel: »Les Résultats de la Vaccinothérapie antituberculeuse du Professeur Friedmann et de la Vaccination du Professeur Calmette«. — »Die Resultate der Friedmannschen Heil- und Schutzimpfung und der Calmetteschen Schutzimpfung gegen Tuberkulose.« Der Verfasser berichtet über zahlreiche eigene sowie ihm von Ärzten aus Frankreich und anderen Ländern mitgeteilte Heil- und Schutzerfolge mit dem Friedmann-Vaccin einerseits, über Mißerfolge, Schädigungen und Todesfälle mit dem Calmettestoff andererseits. Als Motto nahm der Verfasser hierfür folgende zwei Zitate:

1. Discours prononcé à l'Académie de Médecine de Paris 1929: »On constate cette chose invraisemblable qu'avec un vaccin insuffisamment étudié on ait préconisé cette vaccination en masse. Aussi y a-t-il de nombreux accidents, mais jamais Mr. Calmette ne s'est précipité pour éclaircir les cas malheureux. Il les a écartés toujours systématiquement et lorsqu'on lui a démontré, de la façon la plus formelle, que le B. C. G. était bien la cause du dommage, il a été jusqu'à nier l'évidence.« Wörtlicher Ausspruch der Akademie der Medizin in Paris. 1929: »So konstatieren wir die unglaubliche Tatsache, daß man einen ungenügend erprobten Impfstoff zu Massenimpfungen angepriesen hat. So sind damit zahlreiche Unfälle vorgekommen, aber niemals hat Herr Calmette sich übereilt, diese Unglücksfälle aufzuklären. Er hat sie vielmehr immer systematisch zu entfernen gesucht und wenn ihm ausdrücklich nachgewiesen wurde, daß sein B. C. G. bestimmt die Ursache des Schadens ist, ist er soweit gegangen, den augenscheinlich klaren Tatbestand zu leugnen.«

2. Prononcé par le Président de l'Association pour la Prophylaxie de la Tuberculose, à Paris. Conférence du 1. Juillet: »Nous, malades guéris par le Vaccin Friedmann, qui savons que les attaques portées contre ce vaccin ne sont que calomnies et qui voyons que ce vaccin répond au contraire à notre but de prophylaxie contre la tuberculose, nous croyons de notre devoir de vulgariser la méthode Friedmann et de dire la vérité sur le B. C. G. Je préfère voir guérir les tuberculeux plutôt que de satisfaire l'amour — propre de Mr. Calmette.« — Ausspruch des Präsidenten der Vereinigung zur Tuberkulose-Verhütung in Paris. Vortrag vom 1. Juli: »Wir durch das Friedmannsche Mittel geheilten Patienten, die wir wissen, daß die gegen dieses

Mittel gerichteten Angriffe nichts als Verleumdungen sind und die wir erkannt haben, daß dieses Mittel ganz im Gegenteil unserem Ziel der Tuberkulose-Verhütung entspricht, wir halten es für unsere Pflicht, die Friedmann-Methode zu verbreiten und die Wahrheit über den B. C. G. bekannt zu geben. Denn ich ziehe es vor, die Tuberkulösen heilen zu sehen als die Eigenliebe des Herrn Calmette zu befriedigen.«

Erwähnt sei hierbei noch, daß Herr Prof. Dr. A. Calmette sogar soweit ging, hervorragende französische Gelehrte, so z. B. Prof. Dr. Téchoueyres-Reims, weil sie offen für die Wahrheit hinsichtlich der erwiesenen Heilerfolge des Friedmannschen Mittels eintraten, beschuldigte, bestochen zu sein, eine Verleumdung, die er dann mit der feierlichen Bitte um Verzeihung zurücknehmen mußte.

La Vaccinothérapie de Friedmann.
(Die Friedmannsche Heil- und Schutzimpfung).

Enquête de la Société Internationale de Recherches contre la Tuberculose et le Cancer. (Untersuchung der Internationalen Gesellschaft für Tuberkulose- und Krebs-Forschung). Von Chefarzt Dr. Constantin Simionesco-Paris und Dr. Jacques Lecourt-Paris.

Expérimentation faite à l'Oeuvre Antituberculeuse de Paris. (Praktische Anwendung im Oeuvre Antituberculeuse de Paris.)

»Die Friedmann-Impfung hat Kämpfe hervorgerufen, die die Gelehrten und Ärzte in zwei Lager teilen, Anhänger und Gegner.

Die Internationale Gesellschaft für Tuberkulose- und Krebs-Forschung, die aus Gelehrten besteht, und zwar aus Ärzten, Biologen, Bakteriologen, Chemikern und Physikern aller Länder, die sich zusammengeschlossen haben, um ihre Bestrebungen und Studien der Tuberkulose und des Krebses sowie den Kampf gegen diese beiden Geißeln zu zentralisieren und zu vereinigen, mußte sich also mit größter Unparteilichkeit der Prüfung des Wertes dieser umstrittenen Impfmethode unterziehen.

Die Prüfung der Berichte und Dokumente, die in Frankreich und aus dem Ausland gesammelt wurden, brachte die Internationale Forschungs-Gesellschaft zu folgenden Feststellungen:

1. Das Lager der Anhänger wird aus Gelehrten und Ärzten gebildet, die die Friedmannsche Methode erfolgreich praktisch erprobt haben. Sie wenden sie an und verteidigen sie. **Die Argumente, die sie zugunsten der Methode beibringen, stützen sich auf Tausende von Beobachtungen an tuberkulösen Kranken, die durch eine oder zwei Friedmann-Injektionen geheilt worden sind.**

2. Das Lager der Gegner setzt sich ebenfalls aus Gelehrten, Ärzten, Bakteriologen usw. zusammen, von denen die meisten selbst Forschungen und Entdeckungen von Mitteln gegen die Tuberkulose gemacht haben, die

also **ein moralisches oder wirtschaftliches Interesse an den von ihnen selbst entwickelten Methoden haben. Die Argumente, die sie gegen die Friedmann-Impfung beibringen, sind Vorurteile und plädieren »pro domo« (zu ihrem eigenen Vorteil).**

Die Feststellung der Wahrheit und ihre Bestätigung durch praktische Erfahrungen erwies sich also als eine gebieterische Pflicht.

Seit mehreren Jahren führte unsere Gesellschaft Untersuchungen in dem neu erschlossenen Gebiet der Vakzinotherapie aus. Unter den verschiedenen Impfmethoden zur spezifischen Bekämpfung der Tuberkulose, die die Wissenschaft der ganzen Welt seit etwa 20 Jahren hervorgebracht hat, hatten mehrere ihre Aufmerksamkeit erweckt und sie zu Studien veranlaßt. So wurden zu Anfang des Jahres 1929 in verschiedenen Sitzungen der Gesellschaft die Tuberkulose-Impfmethode des Professor Ferran-Barcelona, und dessen bemerkenswerte Arbeiten über die Veränderung des Kochschen Tuberkelbazillus (Bericht des Dr. Lecourt) besprochen. Dann aber setzte die Gesellschaft die Impfmethode des Prof. Friedmann von der Universität Berlin auf ihre Tagesordnung.

Dieses letztere Verfahren hat sich tatsächlich bei eingehender Prüfung der sie betreffenden Dokumente, durch die Bewährung ihrer Nützlichkeit in den verschiedensten Ländern als eins der einfachsten, praktischsten und wirksamsten Kampfmittel gegen die Tuberkulose erwiesen. Ihr wissenschaftliches Prinzip entsprach guter Pasteurscher Orthodoxie. Ihre Resultate schienen entscheidend. Hier lag also tatsächlich eine Sache vor, die ernstester und fruchtbarster Studien wert war. Die so gestellte Frage verdiente umsomehr vertiefte und restlose Klärung, als eine gewisse voreingenommene Ablehnung die Friedmann-Methode traf, gegenüber der die Stellungnahme der schlecht unterrichteten französischen Ärzteschaft feindlich oder gleichgültig geblieben war.

Eine glückliche Initiative des M. Marchandeau, Deputierten und Bürgermeisters von Reims (jetzt Staatssekretär), dessen erleuchteter Geist für jeden menschlichen Fortschritt Verständnis hat, hatte uns in Frankreich die erste lichtvolle Klarheit über den Wert der Methode und ihre soziale Tragweite bei systematischer Anwendung gebracht. Auf Antrag der Französischen Nationalen Vereinigung der Lungen- und Chirurgisch-Tuberkulösen, von der mehrere Mitglieder nach Berlin zu Prof. Friedmann zur Behandlung gefahren waren und dann hier ihre Heilung berichtet hatten, sah sich M. Marchandeau spontan zu einer erstmaligen Untersuchung der Angelegenheit veranlaßt. Er betraute mit dieser offiziellen Mission den hervorragenden Bakteriologen Prof. Dr. Téchoueyres, Professor der Medizinischen Akademie und Direktor des Gesundheitsamtes der Stadt Reims, dessen unparteiliche, mit größter Sorgfalt durchgeführte und auf einen Monat in Deutschland und Ungarn ausgedehnte Untersuchung bereits eine wertvolle Klarheit schuf. Die Internationale Forschungs-Gesellschaft lud Herrn Prof. Téchoueyres zu einem Vortrage ein, in dem er die Resultate seiner Forschungsreisen und die von ihm gezogenen Schlüsse vortrug.

Um einer derartig wichtigen Information noch mehr Nachdruck und Weite zu geben, lud die Internationale Forschungs-Gesellschaft die wissenschaftliche Welt zu dieser öffentlichen Sitzung ein. Die Sitzung wurde am 26. April 1929 im Saal der Gelehrten Gesellschaften (Sociétés Savantes) in Paris abgehalten unter dem Vorsitz von Dr. Jacques Lecourt, dem Vize-Präsidenten der Gesellschaft. Es fand sich eine auserlesene Hörerschaft von Gelehrten ein, die nicht nur den anziehenden und überzeugenden Vortrag des Prof. Téchoueyres vernahm, sondern auch den bemerkenswerten, sprachlich vollendeten Vortrag des Dr. Nagelschmidt, des bekannten Berliner Elektro-Therapeuten, dessen Entdeckungen der Diathermie und der Elektro-Coagulation allgemein bekannt sind. Bevor er nach Cambridge ging, um vor dem Nationalen Kongreß der »Tuberculosis Association« über die Friedmann-Methode zu sprechen, war Dr. Nagelschmidt so freundlich, uns diesen Vortrag zu halten. Er stützte sich auf zahlreiche, eindrucksvolle Dokumente, Statistiken usw., auf Vorstellung französischer Patienten, die von Prof. Friedmann in Deutschland geheilt worden waren und die sich freiwillig der Prüfung und Kontrolle durch zahlreiche anwesende französische Ärzte darboten.

Die Berichte und Belege von Prof. Téchoueyres und Dr. Nagelschmidt, beides Gelehrte von höchster Redlichkeit, verlangten nunmehr einen endgültig entscheidenden Beweis. Daraus ergab sich die Forderung, ihr Tatsachenmaterial nachzuprüfen, die Resultate zu bestätigen und sodann endlich die höchste und letzte Entscheidung, die praktische Erfahrung, ohne die eine endgültige Wahrheit unmöglich ist, herbeizuführen.

In diesem Sinne beauftragte die Internationale Forschungs-Gesellschaft Herrn Dr. J. Lecourt, ihren Vize-Präsidenten, und Herrn Dr. C. Simionesco, ihren Generalsekretär, eine eingehende und vollständige Prüfung der Methode in Deutschland vorzunehmen, sich gleichzeitig mit der Technik der Methode vertraut zu machen zum Zwecke ihrer nunmehr unumgänglich notwendigen Anwendung in Frankreich selbst.

Diese den Herren Dr. Lecourt und Dr. Simionesco anvertraute Mission wurde während des Monats November 1929, den die Herren in Berlin zubrachten, ausgeführt. Der Bericht über ihre Feststellungen wurde der Gesellschaft durch Dr. Jacques Lecourt in ihrer Sitzung vom 29. November 1929 vorgelegt, welcher mehrere deputierte Ärzte beiwohnten, die zu den hervorragendsten Mitgliedern der Hygiene-Kommission der Französischen Deputierten-Kammer zählen, so z. B. die Ärzte Dr. Fié, Vize-Präsident der Hygiene-Kommission, Dr. Goujon, Dr. Gardiol und andere. Der Bericht des Dr. Lecourt bestand aus zwei Hauptteilen.

Der erste Teil enthielt einen historischen Überblick über die Friedmannsche Entdeckung, die theoretische Erörterung des ihr zugrunde liegenden Prinzips aktiver Immunisierung, sowie ihrer vorbeugenden Wirksamkeit und ihrer Heilkraft, dann weiter die Feststellung der natürlichen Grenzen der Heilungsmöglichkeit durch das Vakzin, seine Indikationsbreite, bei den verschiedenen Formen der Tuberkulose und seine Kontra-Indikationen. Der zweite Teil bestand aus einer gedrängten Analyse der vielen Heilerfolge, die im Laufe 17-jähriger praktischer Anwendung in den verschiedensten Ländern erzielt worden waren, durch Gelehrte, großenteils sehr namhafte Gelehrte, deren Beobachtungen und Veröffentlichungen einen dicken Band einwandfreier praktischer Beweise darstellen. Denn, so einleuchtend auch das theoretische Prinzip seines Heilmechanismus sein mag, erst die vielfältige praktische Erfahrung in ihren unzähligen Variationen, erst die Anwendung im größten Maßstabe und während langer Zeit, kann jene unwiderleglichen Beweise bringen, vor denen jeder Zweifel verstummen muß, und den Erfolgskoeffizienten liefern, der das Maß des wirklichen Wertes einer jeden Heil-Methode ist.

Die Delegierten der Internationalen Forschungsgesellschaft konnten im Friedmannschen Institut ihre Prüfung ausdehnen auf eine unendliche Serie typischer Tuberkulosefälle, die sich ihnen zu absolut offener und ehrlicher Nachprüfung zur Verfügung stellten. Die Krankengeschichten tausender von Tuberkulösen, die im Institut von Prof. Friedmann in Berlin behandelt werden, sind übrigens mit einer bis aufs Kleinste peinlichen Genauigkeit und tadellos strenger Korrektheit geführt. Immer wiederholte und durch die die Kranken behandelnden sonstigen Ärzte bestätigte Diagnosen, periodisch in Zeitintervallen aufgenommene Röntgenbilder, die jeweiligen Analysen des Auswurfs, Urins usw., sind dort mit einer solchen Sorgfalt verzeichnet, daß Zweifel über den Verlauf der Krankheit und Heilung nicht mehr möglich sind. Im übrigen ist die Richtigkeit aller Aufzeichnungen auch durch Verhör und Untersuchung der Kranken selbst bestätigt worden. Die Delegierten konnten während dreier Wochen den Arbeiten und Heilimpfungen des Institutes in aller Unabhängigkeit beiwohnen und an ihnen teilnehmen. Es stellten sich ihnen hier Kranke vor, die aus allen Ländern, insbesondere aus Frankreich, gekommen waren, denn ganze Familien zögerten nicht, nachdem eines ihrer Mitglieder oder einer ihrer Freunde in Berlin geheilt worden war, die kostspielige Fahrt nach Berlin zu unternehmen, um sich impfen zu lassen. Aus dieser direkten Beobachtung ergab sich eine zweifache Feststellung mit völliger Gewißheit: 1. die Eigenschaft des Friedmann-Vakzins, die durch Vererbung oder dauernden Kontakt mit Kranken Tuberkulosegefährdeten sicher zu immunisieren, und 2. die Wirksamkeit des Friedmann-Vakzins zur Heilung der Tuberkulose in ihren verschiedenen pathologischen Formen, natürlich vorausgesetzt, daß die Behandlung rechtzeitig erfolgt, d. h. die Organzerstörungen zur Zeit der Impfungen nicht schon zu gewaltig sind, die Krankheitsentwicklung nicht zu rapide (galoppierend) verläuft, und der Allgemeinzustand noch die Mobilisierung der Abwehrkräfte ermöglicht. Wir sahen unter den vielen Fällen z. B. rezidivierende Nieren-Tuberkulose nach chirurgischer Herausnahme der einen Niere, durch eine Injektion geheilt, rezidivierende Hoden-Tuberkulose, Knochen-Tuberkulosen mit multiplen Herden, die vorher sehr häufig operiert worden waren, durch eine oder zwei Injektionen geheilt, Lupusheilungen usw. Aber ebenso wie bei diesen chirurgischen Formen hatte sich vor allem bei einer sehr großen Zahl von Lungentuberkulosen, Affektionen der Lungendrüssen, fibrösen Formen usw. die Heilung regelmäßig schnell nach der Impfung eingestellt.

So überzeugend die durch direkte persönliche Prüfung festgestellten Resultate auch sein mochten, so hätten sie doch ungenügend erscheinen können, weil sie nur ein beschränktes Beweismaterial darstellten. Daher war es für uns wertvoll, in den Erfahrungen verschiedener Länder Europas und Amerikas und zwar besonders während der letzten 10 Jahre eine tausendfache Bestätigung zu finden.

Dieselbe ist niedergelegt in Veröffentlichungen hunderter von Gelehrten und Praktikern über die Resultate ihrer Versuche und interessanten klinischen Beobachtungen. Glaubwürdigkeit und Ernst dieser Publikationen gestatten keinen Zweifel; ihre Kasuistiken und Statistiken geben ihnen einen starken Rückhalt. Alles dies gibt der unparteiischen Prüfung eine weitere Basis, zur Urteilsfällung und Schlußfolgerung.

Und erst nachdem man gesehen, gehört, disputiert, analysiert, geprüft hat, kann man endlich versichern, daß die Friedmann-Impfung einen vorbeugenden und heilenden Wert besitzt, welcher sie zu einer der wirksamsten, einfachsten, bequemsten und dringendst zu verwendenden Waffen im Kampfe gegen die Tuberkulose macht.

Die Unschädlichkeit, lange und ausdauernd kontrolliert, in Deutschland als absolut und dauerhaft offiziell bestätigt, und die Einfachheit der Technik, die eine ambulante Behandlung ermöglicht, die nicht an einen Aufenthalt des Patienten in Heilanstalten gebunden ist, sondern den Kranken in seiner Familie beläßt, ohne ihn seinen Arbeiten und Beschäftigungen zu entziehen, macht das Friedmann-Verfahren zur Methode der Wahl, die systematisch angewendet werden müßte, und zwar vorbeugend bei irgendwelcher Ansteckungsgefahr, als Heilbehandlung, sobald das Gesamtbild von Auskultation und Röntgenbefund, bakteriologischer und urologischer Untersuchung, die zur Volldiagnose gehören, einen krankhaften Befund ergeben, der unter den Indikationsbereich der Impfung fällt. Die gleichzeitige Durchführung von Prophylaxe und Therapie würden zu großen Hoffnungen berechtigen. Vorbedingung allerdings wäre eine Organisation, welche einerseits aus spezialisierten und gut ausgerüsteten Instituten, andererseits aus Behandlungsanstalten besteht, die von Ärzten, welche die erforderliche Technik erworben haben, geleitet werden. So, mit Methode und mit Ausdauer angewendet, kann die Friedmann-Impfung in wesentlichem Maße dazu beitragen, die Tuberkulose zu besiegen.

In seinem wichtigen Vortrag vor der Société Internationale de Recherches verlangte nunmehr Dr. Jacques Lecourt die Kontrolle der Friedmann-Methode durch die Gesellschaft, zur endgültigen Entscheidung, indem er das Tatsachenmaterial all denen vor Augen führte, welche in ehrlicher Weise die wissenschaftliche Wahrheit suchen.

Dr. Constantin Simionesco wurde beauftragt, eine groß angelegte Versuchsreihe verschiedenartigster Krankheitsformen und einer großen

Zahl einander unähnlicher Fälle verschiedener Krankheitsstadien unter den auferlegten scharfen und präzisen Bedingungen, die keinerlei zweifelhaften Auslegung mehr Raum geben, sicherzustellen.

Das Oevre Antituberculeuse de Paris, 17, Square des Messine, eine **Stiftung der Königin Marie von Rumänien,** welches Dr. Simionesco leitet und vor 28 Jahren gegründet hat, stellt hinsichtlich seines spezialistisch ausgebildeten Ärztepersonals, sowie seiner zur Verfügung stehenden Mittel, technisch vollkommenste und modernste Apparatur, eine der bestgeeigneten Organisationen zur Durchführung der erforderlichen Versuchsreihen dar. Außerdem gibt das große Patientenmaterial die wünschenswerte statistische Sicherheit und einen sicheren Maßstab für die praktische Leistungsfähigkeit der Methode.

Zunächst impfte man das Personal des Oeuvre Antituberculeuse de Paris vorbeugend, außerdem wurde der Sohn Dr. Simionescos, der kriegsverletzt und zu 100% Kriegsinvalide war — er litt an Wirbelsäulentuberkulose, Knochen- und Gelenktuberkulose und kalten Abszessen und stand unmittelbar vor der Resektion des Armes und Fußes — heilgeimpft. Dann erst begann Dr. Simionesco am Anfang Dezember 1929 seine Ver- suche.

Seitdem hat er mit seinen Mitarbeitern ununterbrochen die Impfungen der Kranken streng nach den von der Société Internationale de Recherches aufgestellten Richtlinien vorgenommen.

Die vorbeugende Friedmann-Impfung wurde in allen Fällen angewandt, wo die Gefahr der Ansteckung oder Verdacht auf beginnende Krankheit vorlag. Kein einziger Fehlschlag ist unter diesen Fällen zu verzeichnen.

Es sind heilgeimpft worden bis zum 1. Oktober 1930: 500 Kranke mit Lungentuberkulose, mehr als 120 Fälle von: Knochen-, Drüsen-, Bauchfell-, Urogenital-Tuberkulose, außerdem vorbeugend mehr als 600 Personen, die erblich tuberkulosebelastet sind oder in tuberkulöser Umgebung leben.

Hinzugefügt sei noch, daß viele der Patienten, welche seit langer Zeit in Behandlung in Berck-Plage gestanden hatten und dort noch für Jahre bettlägerig bleiben sollten, mit Wirbelsäuletuberkulose, Tumor albus, Hüft-, Knie-, Fuß-, Knochen- und Gelenktuberkulose und die nach Friedmann geimpft worden sind, bereits drei Monate später geheilt ihr normales Leben wieder aufnehmen konnten.«

(Wörtlich übersetzter Bericht aus der Monatsschrift »Tuberculose, Cancer, Actinologie«, Paris.)

Am 6. Mai 1931 erstattete sodann Dr. Simionesco in der Jahresversammlung der Internationalen Gesellschaft für Tuberkulose- und Krebsforschung über den Fortgang seiner Arbeiten Bericht: »Bis zu diesem Datum sind im Oeuvre Antituberculeuse insgesamt 2130 Personen mit Friedmann-Vakzin geimpft worden und zwar 1610 heilgeimpft, 520 schutzgeimpft. Der hervorragende Pariser Tuberkulose Facharzt — der sich auch selbst mit dem Friedmann-Vakzin impfen ließ — hat, so lautet der offizielle Bericht der

Gesellschaft, konstatiert, daß bei den Tuberkulosen der Knochen, Drüsen, des Bauchfells und der Urogenital-Organe sowie bei der Lungentuberkulose vom Typus der Lungendrüsen-, fibrösen und fibrös-käsigen Formen mit Fieber nicht über 38,2° die Friedmann-Impfung 90% Heilerfolge ergibt.

Als besonders charakteristisch führte Dr. Simionesco den Fall seines eigenen Sohnes (s. o.) an. 100%ig kriegsverstümmelt, litt er an schwerer Wirbelsäulentuberkulose, multipler Knochen- und Gelenktuberkulose mit zwölf Fisteln, lag seit Jahren vollständig unbeweglich und war bereits für die Resektion des rechten Armes und des linken Fußes bestimmt. Am 1. Dezember 1929 mit Friedmann-Vakzin geimpft, konnte er drei Monate danach Märsche machen, bei einer Gewichtszunahme von 7 kg, nach der zweiten Friedmann-Impfung nahm er noch weiter 11 kg zu. Jetzt ist er vollständig geheilt, lebt als völlig Gesunder, macht Reisen usw.

Die Patienten von Berck-Plage (an der französischen See), die ihn kannten und das Heilresultat beobachtet hatten, erbaten ebenfalls die Friedmann-Impfung; es wurden sodann dort 320 chirurgische Tuberkulöse geimpft und über 100 von ihnen verließen schon drei Monate nach der ersten Friedmann-Injektion geheilt Berck-Plage.

Diese ausgezeichneten Resultate veranlaßten Dr. Simionesco, auf diesem Wege fortzufahren. Er trug keine Bedenken, öffentlich zu versichern, daß die Friedmannsche Heilimpfung, in den geeigneten Fällen allgemein angewandt, mindestens 80 000 Menschenleben in Frankreich alljährlich retten könne.

Eine große Zahl von Ärzten aus Frankreich und dem Auslande, die in Oeuvre Antituberculeuse in Paris arbeiten, verfolgen die Friedmann-Behandlung und konstatieren hier fortlaufend selbst deren Erfolge. Alle diese haben erklärt, daß sie überzeugt sind, daß hier ein mächtiges Heilmittel zur Verfügung steht, welches, allgemein angewandt, die Tuberkulose allmählich zum Verschwinden bringen wird, gerade so wie andere Infektionskrankheiten, Pocken, Diphtherie, Typhusfieber usw.

Ferner erklärte Simionesco, daß durch dasselbe Verfahren die 500 000 tuberkulösen Rinder, die in Frankreich vorhanden sind, geheilt werden können. Er wies hierzu auf die von zahlreichen Veterinärärzten publizierten Heil- und Schutzerfolge bei Tieren hin und zitierte besonders die Arbeiten des Dr. med. vet. Resve-Paris mit dem Friedmannschen Mittel.

Dr. Simionesco schloß, unter Hinweis auf obige Zahlen mit den Worten: Für Frankreich geben die Todesstatistiken jährlich 120 000 Opfer der Tuberkulose an, aber diese Zahlen bleiben noch weit hinter der tatsächlichen Wirklichkeit zurück. Man kann, so erklärte der Vortragende, heute mindestens 2/3 dieser Menschenleben mit dem Friedmann-Vakzin retten. Frankreich kann so alljährlich mehrere Milliarden Kapital an Menschenleben und an Viehnutzung gewinnen. Wir müssen auch daran denken, daß wir außer diesen gewonnenen Milliarden unendlich viel Leiden, unendlich viel Opfer, die unnötig sind, und unendlich viel Tränen ersparen.« Soweit der offizielle Bericht der Internationalen Forschungs-Gesellschaft.

Einige Fälle aus dem Pariser Oeuvre Antituberculeuse.

(Publiziert in der Monatsschrift »Tuberculose, Cancer, Actinologie«, Paris 1931.)

Beobachtung 1. — 3365. M. Ch. 21 Jahre. Krank seit 1½ Jahren, Beginn mit einer Bronchitis. Blutsturz. — 40°. — Krankenhausaufenthalt 2 Monate in Broussais. — **Bazillen Koch positiv.** 3. September 1929: Röntgenbefund Infiltration des oberen Drittels beider Lungen. 5. November Kaverne subklavikular links Außenseite von Orangengröße — einige Marmorierungen. Hilus stark getrübt. 11. März, Friedmann-Vakzine. Dosis »schwach«. 15. April. Gewichtszunahme 1 kg. 1. Juli Zunahme 3½ kg. **Bazillenbefund 4 mal hintereinander negativ.** Abendtemperatur 37,2°. Allgemeinbefinden ausgezeichnet, kein Husten, kein Auswurf. Nimmt seine Arbeit wieder auf. Röntgenbefund: Verdichtung im oberen Drittel links. Balkenzeichnung und Marmorierung; subklavikulare Kaverne von der Größe einer kleinen Mandarine. Balkenzeichnung und Marmorierung. Rein fibröser Zustand. Wiedergeimpft am 9. Juli. Ganz schwach. 31. Oktober 1930. Arbeitet regelmäßig. **Koch-Baz. verschwunden.** Röntgenaufnahme: Vernarbung der Lungenspitzen. 7. März 1931. Gewichtszunahme 2 kg. 3. Fr.-Vakz. Ganz schwach.

Beobachtung 2. — 3088. M. C. 42 Jahre. Krank seit 11 Jahren. Gebessert zu 10%. Blutspeien alle Monate. Konsultation am 29. Juli 1929. Erhebliche Abmagerung, Husten, Auswurf, Schwäche. Röntgenbefund: Fibröse Verdichtung im oberen Drittel beiderseits. Einige Balkenzeichnungen und ausgesprochene Hilusschatten. 12. März 1930. Fr. Vakz. »Ganz schwach«. 9. Juli. Allgemeinzustand sehr gut. Zunahme 3,4 kg. Hustet nicht mehr. Arbeitet. Röntgenbefund: Gute Aufhellung. Marmorierung und Balkenzeichnung. Wiedergeimpft am 9. Juli. 16. September 1930. Röntgenuntersuchung: Beim Husten gute Aufhellung. Seitdem ausgezeichneter Allgemeinzustand. Arbeitet täglich 6 Stunden.

Beobachtung 3. — 3869. Mme L. 24 Jahre. 4. Dezember 1929. Krank seit 10 Jahren. Magert fortgesetzt ab, hustet, wirft aus, Dyspnoe, Seitenstechen, Schwäche. Bei der Auskultation rechts trockenes Rasseln. Röntgenbefund: Rechte Spitze verschleiert. Hilus sehr getrübt. Ausgesprochene Drüsenschwellungen. 13. Dezember Fr.-Vakz. ganz schwach. 26. Dezember, zugenommen ½ kg. Schwäche geringer. 30. Januar 1930. Zugenommen 2,5 kg. 12. März 1930. Röntgendurchleuchtung: Schleier verschwinden. Marmorierung und Balkenzeichnung. Wiedergeimpft am 2. Mai 1930. »Ganz schwach«. 9. Juli 1930. Zugenommen 10 kg seit der Impfung. Kein Husten. Kein Auswurf, keine Atemnot, keine Schwäche, kein Seitenstechen mehr. Hat ihre normale Arbeit seit 2 Monaten wieder aufgenommen. Allgemeinzustand ausgezeichnet. 20. August 1930. Weitere 1½ kg zugenommen. Seitdem ausgezeichnetes Allgemeinbefinden.

Beobachtung 4. — 4195. M. V. 35 Jahre. Konsultation am 24. Februar 1930. Hatte eine Pleuritis im November 1929. Merkbare Abmagerung. Bei der Durchleuchtung Verdichtung des rechten unteren Drittels. Hilus sehr getrübt. 3. März 1930. Fr.-Vakz. »Schwach«. 1. Juli 1930: Hat 5 kg zugenommen. Allgemeinzustand ausgezeichnet. Durchleuchtung: Verdunkelung der unteren Partie, Sinus verwaschen, Verwachsungen. Wiedergeimpft am 8. Juli 1930. In Beobachtung. 1. November 1930 derselbe Befund. 21. Januar 1931. Dritte Fr.-Vakz. 15. Juli 1931. Glänzendes Allgemeinbefinden.

Beobachtung 5. — 2408. M. B. 38 Jahre. Konsultation am 6. Juni 1929. Krank seit 2 Jahren. **Bazillen Koch positiv,** Aphonie, ein wenig Schlingbeschwerden. Röntgenbefund: Beiderseitige Infiltration, rechts oben zwei Drittel, Flecke und Wolkenbildung an der linken Spitze. 9. Januar 1930. Röntgenbefund: Beiderseitige Infiltration, rechts obere zwei Drittel, Flecke und Wolkenbildung an der linken Spitze. 15. Januar 1930. Fr.-Vakz. »schwach«. 30. Mai 1930 Röntgenbefund: Tendenz rein fibrös. Zahlreiche Verkalkungen. Allgemeinzustand ausgezeichnet. **Baz. Koch dreimal negativ.** Wiedergeimpft am 2. Juli 1930. Sehr guter Allgemeinzustand. Nimmt seine Beschäftigungen in normaler Weise seit 2 Monaten wieder auf. In Beobachtung.

Beobachtung 6. — 1712. M. D. 23 Jahre. Konsultation am 17. April 1929. Krank seit 3 Jahren. **Baz. Koch positiv.** Aufenthalt 21 Monate im Sanat. Pronpel (Allier), ohne Resultat. Pneumothorax während 6 Monaten — Hydropneumothorax. Röntgenbefund: Völlige Verdichtung der linken Lunge. 18. März 1930. Röntgenbefund: Totale Verdichtung der linken Lunge, rechts normal. 18. März. Fr.-Vakz. »Ganz schwach«. 17. Mai 1930 Röntgenbefund: Linke Lunge hellt sich stellenweise auf. Allgemeinzustand sehr gut. **Baz. Koch dreimal negativ.** Wiedergeimpft am 30. Juni 1930. »Ganz schwach«. 22. November 1930 Röntgenaufnahme links unten Pleuraschwiele. 29. Juni 1931. Dritte Fr.-Vakz. Ausgezeichneter Befund.

Beobachtung 7. — 3542. Mme K. 39 Jahre. Konsultation 26. September 1929. Krank seit einem Jahre. **Baz. Koch positiv.** Husten, Auswurf, erhebliche Schwäche, Nachtschweiße. Bei der Auskultation feuchte Rasselgeräusche rechts. Röntgenbefund: Infiltration rechte obere Hälfte. Kaverne subklavikular. 5. März 1930 Röntgenbefund: Desgleichen. 8. April 1930. Fr.-Vakz. »Schwach». 29. April guter Zustand. 5. Juli 1930 6 kg Gewichtszunahme, hustet nicht mehr. Kein Auswurf. Sehr guter Allgemeinzustand. Röntgenbefund: Balkenzeichnung und Marmorierung rechts. Wiedergeimpft am 15. Juli — **Baz. Koch dreimal negativ.** 28. Oktober 1930 Röntgenaufnahme: Rechts Balkenzeichnung. 23. April 1931. Ausgezeichnetes Allgemeinbefinden. Dritte Fr.-Vakz. Seitdem ausgezeichnetes Befinden.

Beobachtung 8. — 2961. Mme R. 25 Jahre. Konsultation am 16. Juli 1929. Krank seit einem Jahr. **Baz. Koch positiv.** Auskultation: Trockene Geräusche links. Röntgenbefund: Verdichtung der Mitte der linken Lunge. Ausgesprochene Hilusschatten rechts. 8. Februar 1930. Fr.-Vakz. »Schwach«. 14. Februar Röntgenbefund: Linker oberer Lappen. 22. Februar 1930. F.-Vakz. »Schwach«. 14. Juni 1930. Sehr guter Allgemeinzustand. **Baz. Koch negativ.** Röntgenbefund: Balkenzeichnung und Marmorierung links. Wiedergeimpft am 28. Juni 1930. In Beobachtung.

Beobachtung 9. — 3846. M. D. 34 Jahre. Konsultation 28. November 1929. Krank seit 2 Jahren, **Baz. Koch pos.** Wiederholtes Blutspucken. Röntgenbefund: Infiltration rechte obere Hälfte. Kaverne subklavikular. Friedmann-Heilimpfung am 10. Dezember 1929. 28. Januar 1930 Gewichtsvermehrung, Allgemeinzustand befriedigend. 10. März 1930 Röntgenbefund: Spitze klärt sich gut auf, Kaverne verwischt sich. Wiedergeimpft am 6. Mai 1930. Allgemeinzustand ausgezeichnet. Erhebliche Gewichtsvermehrung. **Baz. Koch mehrere Male negativ.** In Beobachtung.

Beobachtung 10. — 2381. Mme J. 38 Jahre. Konsultation am 4. Juni 1929. Krank seit 3 Jahren. **Baz. Koch positiv.** Wiederholte Lungenblutungen. 8 Monate in Brevannes, ohne Resultat. Husten und Auswurf. Röntgenbefund: Beiderseitige Verdichtung, rechts oberes Drittel, Kaverne subklavikular. Linke Spitze verschleiert. 17. Februar 1930. Röntgenbefund: Verdichtung des rechten oberen Drittels. Kaverne subklavikular. Links Verschleierung der Spitze. 18. März 1930. Fr.-Vakz. »Ganz schwach«. 12. Mai 1930. Ausgezeichneter Allgemeinzustand. Gewichtszunahme 4 kg. 7. Juli 1930. Zunahme 3 kg. Röntgenbefund: Aufhellung beim Husten. **Baz. Koch viermal negativ.** 10. Oktober 1931 Wiederimpfung. 25. Februar Röntgenaufnahme: Balkenzeichnung. Dritte Fr.-Vakz.

Beobachtung 11. — 2380. Mme B. 26 Jahre. Konsultation am 4. Juni 1929. Krank seit 2 Jahren. **Baz. Koch pos.** Wiederholtes Blutspeien. Hydropneumothorax rechts. Ausdehnung bis zur Mitte. Links verstärkte Hilusschatten. 6. August 1929 Durchleuchtung: Erguß reicht bis in Höhe des Schlüsselbeins. 30. September: Helle Flecke innerhalb des Ergusses. 29. Oktober Rippenfellschwarte im ganzen rechten Feld. 18. Februar 1930. Fr.-Vakz. »Ganz schwach«. Schwanger im 6. Monat. Normale Entbindung am 25. Juni. Kind wog bei der Geburt 8 Pfund. Am 17. Oktober wiedergeimpft. Allgemeinzustand ausgezeichnet. **Baz. Koch negativ.** 13. November 1930. Rechtsseitige Pachypleuritis. 25. Juli 1931. Dritte Fr.-Vakz. **Kind neugeboren mit Fr.-Vakz. geimpft,** befindet sich sehr wohl. Macht eine doppelseitige Lungenentzündung glatt durch.

Beobachtung 12. — 2731. Mme M. 31 Jahre. Konsultation am 29. Juni 1929.

Krank seit 3 Monaten, Baz. Koch positiv. Beträchtliche Abmagerung, Husten und Auswurf. Bei der Auskultation feuchte Rasselgeräusche und Veränderungen des Atemgeräusches rechts. Röntgenbefund: Beiderseitige Infiltration. Rechts obere zwei Drittel, zentral gelegene Kaverne. Linke Spitze verdichtet. 1. Februar 1930. Fr.-Vakz. 12. März 1930 Gewichtsvermehrung 1 kg Baz. Koch positiv. Röntgenbefund: Kaverne verwischt. Balkenzeichnung. Wiedergeimpft am 7. Juui 1930. 4. Oktober 1930 Gewichtszunahme 2,7 kg. 21. Januar 1931. Glänzender Zustand. 23. Mai 1931 Röntgenaufnahme: Marmorierung und Balkenzeichnung. 12. Juli 1931. Dritte Friedmann-Impfung. Glänzendes Befinden.

Beobachtung 13. — 3884. Mme K. 30 Jahre. Krank seit 3 Jahren. **Baz. Koch positiv.** Wiederholtes Blutspucken; intensive Atemnot. Bei der Auskultation feuchtes Rasseln links und trockenes rechts. Röntgenbefund: Beiderseitige Infiltration. Links über dem ganzen Lungenfeld. **Breite Kaverne von der Größe einer kleinen Mandarine.** Rechts verstreute Herde. **Kaverne neben dem Hilus,** Flecke und Wolkenbildung. 7. März 1930 Fr.-Vakz. »Ganz schwach«. 4. Juli 1930 Röntgenbefund: Infiltration links obere Hälfte, wenig Dissemination. **Kaverne verschwindet.** Rechts Marmorierung und Balkenzeichnung. **Parahilöse Kaverne auf die Hälfte zurückgebildet.** Gewichtszunahme. Atemnot geringer. Ausgezeichneter Allgemeinzustand. Die Kranke macht häufige Flugzeugreisen nach London. Intensives mondänes Leben. Wiedergeimpft am 4. Juli 1930. 10. Dezember 1930. Glänzendes Befinden. Seither nach ihren Briefen glänzend gesund. **Baz. Koch negativ.** Wir haben ihr zweijähriges **Töchterchen schutzgeimpft;** das seither 4 kg zugenommen hat.

Beobachtung 14. — 2582. M. M. 37 Jahre. Konsultation am 29. Juni 1929. Krank seit Februar 1929. **Baz. Koch positiv.** Erhebliche Abmagerung. Viel Husten, Auswurf, Nachtschweiße, Schwäche. Auskultation: Feuchtes Rasseln rechts. Röntgenbefund: Infiltration rechtes oberes Drittel. Hilusschatten und ausgesprochene Drüsenschwellung. 24. Oktober 1929. Röntgenbefund: Fleck subklavikular rechts, 7. Dez. 1929 beiderseitige Infiltration, rechte obere Hälfte. **Kaverne subklavikular** links neben Hilus. Einige Flecke. 13. Dezember 1929. Fr.-Vakz. »Ganz schwach«. Am 24. Januar 1930. Gewichtszunahme 1 kg. Guter Allgemeinzustand. 14. März 1930. Röntgenbefund: Beiderseitige Infiltration der linken Spitze. **Kaverne verschwindet.** Balkenzeichnung und Marmorierung rechts. Drüsenpakete am Hilus. Wiedergeimpft am 12. Juli 1930. Ausgezeichneter Allgemeinzustand. Nimmt seine Arbeit wieder auf. 15. Februar 1931. **Baz. Koch negativ.** Führt Leben eines Gesunden, arbeitet regelmäßig.

Beobachtung 15. — 2719. Mme B. 30 Jahre. Konsultation am 29. Juni 1929. Krank seit 3 Jahren. Baz. Koch positiv. Langer Kuraufenthalt in Hauteville. Bei der Auskultation: Feuchtes Rasseln rechts. Röntgenbefund: Infiltration rechts untere zwei Drittel. Trübung des unteren Drittels. Zentral gelegene Kaverne. Links Kaverne am Hilus. Röntgenbefund am 10. Februar 1930: Beiderseitige Infiltration, links zentrale Maserung. Kaverne subklavikular. Zahlreiche Marmorierungen. Rechts Verkäsung der unteren Hälfte, zahlreiche Flecke im oberen Drittel. Fr.-Vakz. »Ganz schwach« am 1. Mai 1930. 1. Juli 1930, Gewichtszunahme 3 kg. Gutes Allgemeinbefinden. Die Kranke nimmt ihr normales Leben wieder auf. 30. August 1930 wiedergeimpft. Röntgenbefund: Beiderseitige Infiltration rechts unteres Drittel. Einige Verkalkungsstellen am oberen Drittel links. Spaltung zentral. Marmorierung und Balkenzeichnung. Unternimmt eine lange Reise im Auto. In Beobachtung.

Beobachtung 16. — 3340. Mme B. 32 Jahre. Konsultation am 3. August 1929. Krank seit 2 Jahren. **Baz. Koch positiv.** Pneumothorax links. 39°. — Intensive Atemnot. Röntgenbefund: Linke Lunge wenig kollabiert. — Flecke und Wolkenbildung rechts. Infiltration des oberen Drittels. Am 25. November 1929. Röntgenbefund: Linke Lunge geschrumpft. Flecke und Wolkenbildung. — Rechts, Infiltration der Spitze und um den Hilus herum. **Baz. Koch positiv.** 3. Dezember 1929. Fr.-Vakz. »Ganz schwach.« Grippe und Anschoppung im Januar 1930. — Wiedergeimpft am 21. März 1930. Am 27. Juni 1930 Röntgenbefund: Verdichtung des oberen linken

Drittels. Balkenzeichnung und Marmorierung. Rechts, leichte Infiltration um den Hals herum. Marmorierungen. Am 8. September 1930 Gewichtszunahme 8 kg. Ausgezeichneter Allgemeinzustand. **Baz. Koch negativ.** Arbeitet. Wiedergeimpft am 15. Januar 1931. Ausgezeichneter Zustand. 10. Juli 1931. Gewichtszunahme 3 kg. Dauernd tätig. Völlig gesund.

Beobachtung 17. 1279. — M. L. 47 Jahre. Konsultation am 17. März 1929 Krank seit 2 Jahren. **Baz. Koch positiv.** Pneumothorax. Feuchte Rasselgeräusche bei der Auskultation rechts. Röntgenbefund: Infiltration der ganzen rechten Lunge. 30. Dezember 1929. Röntgenbefund: Infiltration des ganzen Feldes. Flecke und Wolkenbildung. — Fr.-Vakz. »ganz schwach« am 7. Januar 1930. 22. Januar Gewichtszunahme; 1,3 kg, 3. März 1930 2,3 kg. Gutes Allgemeinbefinden. 31. März 1930 Röntgenbefund: Infiltration rechte obere Hälfte Balkenzeichnung und Marmorierung. Wiedergeimpft am 8. April 1930. 17. Juli 1930 Röntgenbefund: Teilweise Aufklärung beim Husten rechts über dem ganzen Lungenfeld. Balken und Marmorierung. Gewichtszunahme 10 kg. Ausgezeichneter Allgemeinzustand. **Baz. Koch zweimal negativ.** 25. November 1930. Gewichtszunahme 1,5 kg. **Koch-Baz. negativ.** Glänzender Zustand. 9. Dezember 1930. Dritte Fr.-Vakz. Seither bei den Nachuntersuchungen glänzender Befund.

Beobachtung 18. — 1882. M. B. 18 Jahre. Konsultation am 28. April 1929. Rückkehr aus dem Sanatorium de Robertson, wo er 7 Monate gewesen war. Baz. Koch positiv. Wiederholte Blutungen. Am 21. Februar 1930 Röntgenbefund: Beiderseitige Infiltration des oberen Drittels, Fr.-Vakz. »ganz schwach« am 11. März 1930. Am 10. Mai 1930 Röntgenbefund: Aufhellung beim Husten. — Marmorierung und Balkenzeichnung. 10 kg Zunahme. — Ausgezeichnetes Allgemeinbefinden. Wiedergeimpft am 14. Juni 1930. In Beobachtung.

Beobachtung 19. — 4443. M. Th. 24 Jahre. Konsultation am 22. April 1930. Krank seit 4 Jahren. Mutter, Bruder und Schwester an Tuberkulose gestorben. Zweijähriger Aufenthalt im Sanatorium de Saint-Feyre. Auskultation: Trockenes Rasseln links, Röntgenbefund: Beiderseitige Infiltration. Links oberes Drittel. **Kleine Kaverne subklavikular.** Balkenzeichnung. Rechte Spitze verschleiert, scharfe Hilusschatten. 26. April 1930. Fr.-Vakz. 24. Juli 1930 Gewichtszunahme 2 kg. Ausgezeichneter Allgemeinzustand. Röntgenbefund: Linke **Kaverne verschwindet.** Balkenzeichnung und Marmorierung. Rechts Aufhellung beim Husten. Wiedergeimpft am 31. Juli 1930. Am 11. Dezember 1930. Röntgenuntersuchung: Balkenzeichnung. 5. Mai 1931. Röntgenuntersuchung: Fibröse Form. Dritte Fr.-Vakz.

Beobachtung 20. — 4026. Mlle L. 23 Jahre. Konsultation am 20. Januar 1930. Krank seit 3 Jahren. **Baz. Koch positiv.** Häufig Lungenbluten, Husten, reichlicher Auswurf, Nachtschweiße, intensive Atemnot. Auskultation: Feuchte Rasselgeräusche links. **Koch-Baz. positiv.** Röntgenbefund: Beiderseitige Infiltration, links obere Hälfte, **subklavikulare Kaverne rechts.** Infiltration an der Spitze und um den Hilus herum. 8. Mai 1930. Fr.-Vakz. 16. September 1930. Gewichtszunahme 1,5 kg. Ausgezeichneter Allgemeinzustand. Kein Husten, kein Auswurf mehr. Keine katarrhalischen Geräusche mehr. Arbeitet. **Baz. Koch viermal negativ.** Röntgenbefund: Aufhellung rechts. **Kaverne vollkommen verschwunden,** Marmorierungen und Balkenzeichnung. Wiedergeimpft am 23. September 1930. 15. Mai 1931 Röntgenuntersuchung: Beide Seiten hellen sich auf, links unter dem Schlüsselbein Balkenzeichnung.

Beobachtung 21. — 3599. M. G. 24 Jahre. Konsultation am 3. Oktober 1929. Krank seit 10 Monaten. **Baz. Koch positiv.** Erhebliche Abmagerung, Husten und Auswurf, Nachtschweiße. Röntgenbefund: Beiderseitige Infiltration rechts im oberen Drittel in Größe einer Semmel. **Kaverne subklavikular.** Links: Spitze und Mitte verschleiert. 4. Januar 1930. Fr.-Vakz. »ganz schwach«. 18. Januar 1930. Zunahme 250 g. 13. Februar 1930 Zunahme 3 kg. Guter Allgemeinzustand. 12. September 1930 Gewichtszunahme 3 kg. Ausgezeichneter Allgemeinzustand. Kein Husten und Auswurf mehr. Arbeitet. **Baz. Koch fünfmal negativ.** Röntgenbefund: Rechts breite subklavikulare Streifen, **Kaverne verschwunden,** linke Seite hellt sich auf. Marmorierung und Balkenzeichnung. Wiedergeimpft am 12. September 1930. Dritte Impfung 9. Mai 1931 ausgezeichneter Zustand.

Beobachtung 22. — 3751. Mme A. 29 Jahre. Konsultation am 6. November 1929. Krank seit 1 Jahre. **Baz. Koch positiv.** Wiederholte Blutungen. 38,5°, Abmagerung, Husten und Auswurf. Schwanger im 2. Monat. Röntgenbefund: Rechte obere Hälfte Infiltration, **Kaverne.** Friedmann-Impfung 22. März 1930. Entbindung rechtzeitig im Mai 1930. 29. September 1930 ausgezeichneter Allgemeinzustand. Kind gut entwickelt, nimmt regelmäßig an Gewicht zu (**Mutter stillt**). Röntgenbefund: Aufhellung, **Kaverne verschwunden. Koch-Baz. negativ.** Wiedergeimpft am 29. September 1930. **Kind vorbeugend geimpft** mit der schwachen Friedmann-Vakzine. 3. Juli 1931 Mutter und Kind in glänzendem Zustand.

Beobachtung 23. — 4786. M. B. 19 Jahre. Konsultation am 4. Juli 1930. Seit 2 Jahren Knochentuberkulose des linken Handgelenks. — Kalter fistulöser Abszeß. Fungus des linken Knies. Mit Gipsverband behandelt in Berck-Plage. Absolute Unbeweglichkeit. 5. Juli 1930. Fr.-Vakz. schwach. 28. September 1930. Der kalte Abszeß am Handgelenk resorbiert. Fistel geschlossen. Fungus gänzlich resorbiert, der Gipsverband abgenommen. 28. August 1930. Geht normal. Hat kg zugenommen. Wiedergeimpft am 28. September 1930. Seither bei allen Nachuntersuchungen in glänzendem Zustande befunden. Beschäftigt sich als Wächter.

Beobachtung 24. — 1887. M. R. 25 Jahre. Konsultation am 28. April 1929. Krank seit 2 Jahren. **Baz. Koch positiv.** Röntgenbefund: Beiderseitige Infiltration des oberen Drittels. 27. Januar 1930. Röntgenbefund: Beiderseitige Infiltration des oberen Drittels. Einige Marmorierungen. Fr.-Vakz. »ganz schwach« am 15. Februar 1930. Wiedergeimpft am 26. Mai 1930. Röntgenbefund: Am 26. März 1930 rechte Spitze hellt sich auf, zahlreiche kleine Verkalkungen auf beiden Seiten. Starke Balkenzeichnung subklavikular rechts. 18. September 1930 10 kg Gewichtszunahme. Ausgezeichneter Allgemeinzustand. **Baz. Koch sechsmal negativ.** Röntgenbefund: Spitze hellt sich auf. Marmorierung und Balkenzeichnung. 1. Dezember 1930. Dritte Friedmann-Impfung. 20. April 1931. Arbeitet dauernd. Glänzender Zustand.

Beobachtung 25. — 2359. Mme M. 25 Jahre. Konsultation am 3. Juni 1929. Hat seit 6 Jahren Lungenschoppung. **Baz. Koch positiv.** Wiederholtes Blutspucken, erhebliche Abmagerung, Husten und Auswurf. Röntgenbefund: Beiderseitige Infiltration, rechts obere Hälfte. Kaverne subklavikular. Oberes Drittel produktive Entzündung. Am 7. Dezember 1929 Röntgenbefund: Rechtsseitige Oberlappenentzündung und subklavikulare Kaverne. Links Marmorierung. 7. Januar 1930. Fr.-Vakz. 25. Januar 1930 Gewichtszunahme 1 kg. 6. Februar 1930 Zunahme 2 kg. 19. April 1930 Röntgenbefund: Dichte Balkenzeichnung rechts und links Streifen und Marmorierung. Wiedergeimpft am 3. Mai 1930. 13. September 1930 Röntgenbefund: Aufhellung bei Husten. Ausgezeichneter Allgemeinzustand. Arbeitet. **Baz. Koch viermal negativ.** Blutspucken nicht mehr vorhanden. 24. Januar 1931. Dritte Impfung, 13. Juni 1931 Röntgenuntersuchung: Jetzt fibröse Form. Glänzender Zustand.

Beobachtung 26. — Mr.P. 3786. B. 28 Jahre.

Konsultation am 15. November 1929. Krank seit 2 Jahren. **Baz. Koch positiv.** Wiederholtes Blutspucken. Sanatorium d Hyeres 6 Monate. Röntgenbefund beiderseitige Infiltration, rechte Spitze — links obere Hälfte. Am 4. Januar 1930 Röntgenbefund: beiderseitige Infiltration des oberen Drittels. Rechts Fleck subklavikular. 18. Januar 1930 Fr.-Vakz. 11. April 1930 Röntgenbefund: Balkenzeichnung und Marmorierung. Der Fleck ist verschwunden. Wiedergeimpft am 23. August 1930. Ausgezeichneter Allgemeinzustand. 8. Januar 1931. Arbeitet dauernd. **Baz. Koch negativ.**

Beobachtung 27. — 3329. Mlle. B. 20 Jahre.

Konsultation am 29. April 1929. Krank seit 6 Monaten. **Baz. Koch positiv.** Pneumothorax rechts. Röntgenbefund: Pneumothorax rechts, Lunge gut kollabiert. Am 17. Dezember 1929 Röntgenbefund: Marmorierung und Balkenzeichnung. Die Lunge nimmt wieder ihren Platz ein. 16. Februar 1930 Fr.-Vakz. 13. August 1930

Gewichtszunahme 7 kg. Ausgezeichneter Allgemeinzustand. **Baz. Koch achtmal negativ.** Arbeitet. Röntgenbefund: Gute Aufhellung rechts. Balkenzeichnung subklavikular. Wiedergeimpft am 13. August 1930. 10. Februar 1931 ausgezeichneter Zustand.

Beobachtung 28. — 1304. Mlle. D. 21 Jahre.

Konsultation am 18. März 1929. Krank seit einem Jahre. **Baz. Koch positiv.** Röntgenbefund: Beiderseitige Infiltration. Rechts oberes Drittel, links Rippenfellschwarte des unteren Drittels. 6. Dezember 1929 Röntgenbefund: desgleichen. Friedmann-Vakzin. 6. März 1930 Röntgenbefund: Rippenfellschwarte links abgenommen, rechts einige Flecke. Wiedergeimpft am 24. April 1930. Gewichtszunahme 3,8 kg. 25. September 1930 Röntgenbefund: Gute Aufhellung rechts, links einige Flecke. Marmorierung. Ausgezeichneter Allgemeinzustand. **Baz. Koch fünfmal negativ.** Arbeitet. 13. März 1931 ausgezeichneter Zustand.

Beobachtung 29. 2877. Mlle. L., 20 Jahre.

Konsultation am 9. Juli 1929. Krank seit 2½ Jahren. Baz. Koch positiv. Sanatorium. Erhebliche Abmagerung. Röntgenbefund: Beiderseitige Infiltration. Links über ganzes Feld Kaverne subklavikular außen, rechts obere Hälfte zentrale Kaverne. 9. April 1930 Röntgenbefund: Links **obere Zweidrittel Kaverne subklavikular.** Fleckung. Rechts oberes Drittel wenig aufgehellt. Fr.-Vakz. »schwach«. 9. Juli 1930 Röntgenbefund: Links obere Hälfte. Die subklavikulare **Kaverne beginnt sich zu verwischen,** rechts Balkenzeichnung. Ausgezeichneter Allgemeinzustand. Wiedergeimpft am 28. Juli 1930. Am 28. August 1930 Zunahme 2,6 kg. Sehr guter Allgemeinzustand. Beginnt zu arbeiten. 1. Oktober 1930 Gewichtszunahme 1 kg. 4. November 1930 Röntgenunters. Balkenzeichnung und Marmorierung. 25. April 1931 ausgezeichneter Allgemeinzustand.

Beobachtung 30. — 3430 M. P., 35 Jahre.

Konsultation am 14. September 1929. Kriegsbeschädigt, 100% invalide. Häufiges Blutspucken. **Baz. Koch positiv.** Erhebliche Abmagerung. Röntgenbefund: Beiderseitige Infiltration, links obere Hälfte, rechts obere Hälfte. 27. Mai Röntgenbefund: Beiderseitige Infiltration links obere Hälfte, rechts oberes Drittel. 5. Juli 1930: Fr.-Vakzin. 17. September 1930 Gewichtszunahme. Röntgenbefund: Links Infiltration des oberen Drittels. Balkenzeichnung. Rechts teilweise Aufklärung. Balkenzeichnung und Marmorierung. Wiedergeimpft am 27. September 1930. 20. März 1931: Allgemeinzustand glänzend. **Baz. Koch negativ.**

Beobachtung 31. — 4164. Mme. B., 24 Jahre.

Konsultation am 15. Februar 1930. Krank seit August 1929. Pneumothorax links seit Beginn der Krankheit. Röntgenbefund: Linke Lunge wenig kollabiert. Rechts Drüsenschwellung. **Baz. Koch positiv.** Friedmann-Vakzin am 22. Februar 1930. Eingehenlassen des Pneumothorax. Am 31. Mai 1930 Röntgenbefund: Verdichtung des linken oberen Drittels. Gewichtszunahme 4 kg. Wiedergeimpft am 14. Juli 1930. 15. Oktober 1930 Gewichtszunahme 8 kg. Ausgezeichneter Allgemeinzustand. **Baz. Koch viermal negativ.** Röntgenbefund: Schrumpfung der linken Spitze. 6. April 1931: Glänzender Zustand. Führt ganz normales Leben.

Beobachtung 32. — 4646. M. D., 22 Jahre.

Konsultation am 5. Juni 1930. Hat, während er beim Regiment war, eine Pleuritis links durchgemacht. Invalidisiert. — Vor 6 Monaten Pleuritis rechts. Kalter Abszeß am linken Knie. — 5. Juni 1930 Fr.-Vakzin. 16. Oktober 1930: hat 3 kg zugenommen. — Der kalte Abszeß am linken Knie ist resorbiert. Die beiden kalten Abszesse an den Rippen sind offen, schließen sich aber langsam. Wiedergeimpft am 16. Oktober 1930. 18. Februar 1931: Weitere Gewichtszunahme von 3 kg. 15. April 1931: Wieder 3 kg Gewichtszunahme. Rippenabszesse vernarbt. Glänzender Zustand. Dritte Friedmann-Impfung.

Beobachtung 33. — 4713. Mlle. C., 21 Jahre.

Konsultation am 18. Juni 1930. Sehr starke Drüsenschwellung submaxillar. — Lupus am rechten Knie. Friedmann-Vakzin am 18. Juni 1930. Am 9. Oktober 1930 Zunahme 2 kg. Drüsenschwellung resorbiert, keine Fistel. — Lupus nicht mehr vorhanden. Wiedergeimpft am 9. Oktober 1930. Seither bei allen Nachuntersuchungen in glänzendem Zustand.

Soweit der offizielle letzte Bericht der Société Internationale in Paris.

In Frankreich wenden zur Zeit etwa 100 Ärzte das Friedmannsche Mittel an*).

Hier sei bemerkt, daß ebenso wie **in der Schweiz** (s. u.) **und in Bulgarien** (s. u.) **durch das Calmette-Vakzin B. C. G. tuberkulös erkrankte Kinder mittels der Friedmann-Injektion geheilt wurden, eine analoge Beobachtung auch aus Frankreich berichtet wird.** Der betreffende Bericht des Pariser Arztes Dr. Wassilieff an Mr. Reimbert, den Präsidenten der Association pour la prophylaxie de la tuberculose lautet wörtlich:

»Der Fall betrifft ein kleines Mädchen, welches am 18. August zwei Jahre alt wird. **Drei Tage nach seiner Geburt wurde es prophylaktisch gegen Tuberkulose mit dem B.C.G geimpft; obwohl kein einziger verdächtiger Fall in seiner Familie war. Diese Familie, deren Mitglieder ich seit 35 Jahren behandle, besteht noch aus 70 Personen. Wir können uns keines einzigen Falles einer tuberkulösen Erkrankung erinnern.** Drei Monate nach der Geburt traten bei diesem Säugling Fieber auf, er begann zu husten, bekam gleichzeitig Durchfälle, drei Wochen später wurde der Husten keuchhustenähnlich, der Appetit verschwand, der Schlaf wurde schlecht und das Kind magerte ab. Indessen schienen nach entsprechender Behandlung die Dinge wieder in Ordnung zu kommen. Aber am letzten Oktobertag traten wieder Fieber auf, ebenso Husten, Appetitlosigkeit, Schlaflosigkeit, sodann Erscheinungen von Kurzatmigkeit. Die Lungensymptome lokalisierten sich in der linken Seite, der Zustand wurde ernst. Im Dezember trat eine Beruhigung ein, aber das Fieber und der schlechte Appetit blieben bestehen.

Im Februar 1930 wurden Husten, Kurzatmigkeit und Fieber wieder stärker, ebenso die sich ausbreitenden Lungensymptome, mit ausgedehntem Reiben. Außerdem ballonartige Auftreibung des Abdomens, Durchfälle, rapide Abmagerung. Bei der Palpation des Abdomens fühlte man Netzknoten. Die gleichzeitig mit mir zugezogenen Ärzte stellten die Diagnose auf Tuberkulose der Lungen und des Bauchfells und stellten eine ganz schlechte Prognose.

Daraufhin empfahl ich die Friedmann-Impfung und habe dann eine einzige Injektion am 17. April 1930 ausgeführt. Eine fast unmittelbare Besserung folgte und hielt an. Ende April kein Fieber mehr, Lungensymptome verschwunden, Appetit und Schlaf stellten sich ein. Alle Nahrung wurde jetzt gut vertragen. Heute hustet das Kind überhaupt nicht mehr, nimmt dauernd an Gewicht zu, spielt den ganzen Tag, schläft 9 Stunden durch, der Leibesumfang ist beträchtlich zurückgegangen, die schleimigen Durchfälle fehlen. Kurz, es ist eine wahre Auferstehung, und der Erfolg, den ich hier erzielt habe, übersteigt alles, was man hoffen konnte.«

(Über ähnliche Fälle siehe den Schweizer und den Bulgarischen Bericht.)

---

*) Fußnote: Soeben erschien in Paris (Editeur Eugène Figuière Paris XIV, 166 Boulevard Montparnasse) ein Werk über die Friedmann-Methode von Dr. Gaston Daniel-Marseille, lauréat de l'Académie, Président de la Ligue Française Antituberculeuse de la Ligue Internationale Antituberculeuse.

Massenimpfungen in Ungarn.

Ein spezifisches Tuberkuloseheilmittel, mit dem im Einzelfall ein hoher, mit keiner anderen Methode erreichbarer therapeutischer resp. immunisatorischer Effekt erzielt ist, muß, wenn es bewußt in den Dienst der Sozialhygiene gestellt wird, auch hier zu sonst nicht erreichbaren Erfolgen führen, zu Erfolgen, die insbesondere auch mit Heilstättenkuren — soweit diese finanziell überhaupt durchführbar sind — bisher nicht erzielt werden konnten. Denn daß die Heilstättenkuren zum Zwecke der Volkssanierung nicht geeignet sind, wird auch von **Prof. Möllers vom Reichsgesundheitsamt** unumwunden zugegeben. Möllers schreibt in seinem Buche: »Gesundheitswesen und Wohlfahrtspflege im Deutschen Reich« bezüglich des sozialhygienischen Wertes der Heilstättenkuren u. a. Folgendes:

»Ebenso wie es unberechtigt wäre, den **Heilstätten** jegliche günstige Wirkung auf den Verlauf der Tuberkulose in Deutschland abzusprechen, so steht aber auch fest, daß ihnen ein ausschlaggebender **Einfluß auf die Tuberkulose als Volksseuche** unter den tatsächlich vorhandenen Verhältnissen **nicht zuerkannt werden kann** ... So sehr man also anerkennen muß, daß in den Lungenheilstätten für die Behandlung des einzelnen Kranken viel Ersprießliches geleistet wird, so muß man doch im Interesse der Volksgesundheit immer wieder darauf hinweisen, daß die Heilstätten nur dann in volkswirtschaftlicher Beziehung vollwertige Arbeit leisten, wenn sie immer mehr dazu übergehen, **anstatt der leichtkranken, geschlossenen Tuberkulosefälle die** schwerer Kranken, ansteckungsgefährlichen Bazillenstreuer aufzunehmen und damit einen Infektionsherd auszuschalten.«

Wir können diese Auffassung von Möllers nur unterstreichen, aber wir können auch hinzufügen: Mit dem Friedmann-Mittel kann sozialhygienisch mehr erreicht werden, als mit Heilstättenkuren, da es den Heilstättenkuren therapeutisch überlegen ist.

Der Beweis für diese Behauptung ist u. a. durch den ungarischen Tuberkulose-Fürsorgearzt Medizinalrat Dr. Eugen Szalai geführt worden, der das großzügigste Experiment sozial-hygienischer Bekämpfung der Tuberkulose durchgeführt hat, das bisher je unternommen worden ist. Dr. Szalai hat die Einwohnerschaft einer Vorstadt von Budapest, Pesterzsébet, zu betreuen. Um die von ihm geleistete Arbeit in ihrer ganzen Bedeutung zu würdigen, muß zunächst das Milieu geschildert werden, in dem Szalai zu arbeiten gezwungen ist. In Pesterzsébet sind die denkbar ungünstigsten Vorbedingungen, unter denen der Kampf gegen die Tuberkulose überhaupt geführt werden kann, denn es ist eine Arbeiter-Vorstadt, deren Bevölkerung in den armseligsten und elendesten Verhältnissen zu leben gezwungen ist. Ein großer Teil der Stadt besteht nur aus Holzbaracken, in denen vielfach mehrere Familien zusammen wohnen. Das Innere dieser Hütten enthält vielfach nicht einmal das Allernotwendigste an Einrichtungsgegenständen, mehrere Menschen benutzen das gleiche Bett, viele haben überhaupt kein Bett zur Verfügung. Die Einkommensverhältnisse der Bewohner sind die denkbar dürftigsten. Die Leute leben vielfach nur von Brot und Kartoffeln. Fleisch und Fett gehört zu den seltenen Ausnahmen, die sich nur wenige zu leisten vermögen. In diese Baracken, deren sanitärer Zustand auch den primitivsten Anforderungen an die Hygiene Hohn spricht, sind Gesunde und Offentuberkulöse eng zusammengepfercht, so daß hier selbstverständlich für die Ausbreitung der Tuberkulose die günstigsten Vorbedingungen gegeben sind.

Die Aufgabe, die hier dem Sozialhygieniker gestellt ist, ist also denkbar schwierig, zumal es bei der Armut der Kommune nicht möglich war, Sanatorien zu bauen oder irgendwelche klimatischen Kuren durchzuführen. So wurde Szalai gezwungen, nach einem anderen Tuberkulose-Heilmittel Umschau zu halten, dessen Anwendung auch im Rahmen dieser traurigen Verhältnisse möglich und finanziell durchführbar war. Aus diesem Grunde begann Szalai schon im Frühjahr 1921, das Friedmann-Mittel als einzige Waffe gegen die Tuberkulose in Pesterzsébet anzuwenden. Mit Hilfe einiger wohltätiger Bewohner der Stadt gründete er ein »Friedmann-Institut«, in dem bereits im Jahre 1922 2100 Tuberkulöse, die sich freiwillig zur Behandlung meldeten, mit dem Mittel behandelt wurden. Das Institut mußte allerdings bereits im Herbst des gleichen Jahres aus finanziellen Gründen wieder geschlossen und so das Sanierungswerk unterbrochen werden. Dennoch hatte Szalai durch die Friedmann-Impfungen von 1922 bereits 1924 einen so deutlichen Erfolg aufzuweisen, daß sich die Stadtverwaltung auf Veranlassung ihres weitblickenden Bürgermeisters Dr. Chikan entschloß, am 1. Juli 1925 eine Städtische Lungenfürsorgestelle unter der Leitung von Szalai zu errichten. Nach 2¾jähriger Unterbrechung konnte also Szalai sein Sanierungswerk wieder fortsetzen und nunmehr daran gehen, einen großen Teil der kranken und gefährdeten Bevölkerung von Pesterszébet mit dem Friedmann-Mittel durchzuimpfen. Gleichzeitig aber wurde auch damit begonnen, den Erfolg dieser Arbeit statistisch zu erfassen. Szalai arbeitete selbst ein Städtisches Tuberkulosegesetz aus, das von der Stadt Pesterzsébet angenommen wurde und nach dem alle Ärzte bei Strafe im Falle der Unterlassung verpflichtet sind, sämtliche Kranken, bei denen nach den klinischen Erscheinungen auf eine tuberkulöse Erkrankung geschlossen werden muß, zu melden und der Fürsorgestelle zur Heilimpfung zuzuführen. So ist es möglich geworden, alle tuberkulös Erkrankten und deren gefährdete Umgebung der Stadt fortlaufend zu erfassen und mit dem Friedmann-Mittel zu behandeln. Irgend eine weitere andersgeartete Behandlung erfolgte nicht, nur wird die Bevölkerung durch öffentliche Vorträge über die Gefahren und über die Anfangssymptome der Tuberkulose belehrt, damit alle Erkrankten und Bedrohten sich möglichst rechtzeitig an die Fürsorgestelle wenden. Von diesem Recht haben die Einwohner infolge der humanen Handhabung der ärztlichen Fürsorge ausgiebigsten Gebrauch gemacht. Auf diese Weise ist es gelungen, wirkliche Frühfälle in großer Zahl festzustellen, so daß etwa 80% aller in Pesterzsébet mit dem Friedmann-Mittel behandelten Kranken als rechtzeitig heilgeimpft gelten können. Das Ergebnis dieses Verfahrens, das, wie immer wieder betont werden muß, nicht nur im denkbar ungünstigsten Milieu, sondern auch ausschließlich mit dem Friedmann-Mittel unter Ausschaltung aller andersartigen therapeutischen Maßnahmen durchgeführt wird, übertrifft nun alle Erwartungen. Nur Szalai selbst hatte den Erfolg seiner Arbeit richtig vorausgesehen, der sich folgendermaßen darstellt:

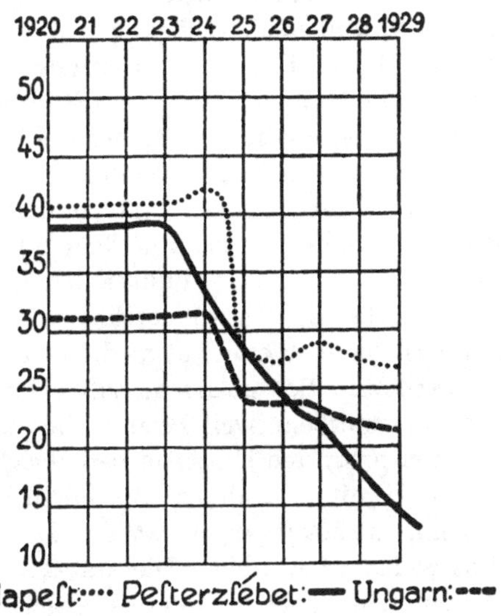

Diese Übersicht zeigt die Tuberkulosesterblichkeitskurven von Pesterzsébet, Budapest und Gesamtungarn, und zwar nach den Feststellungen des Kgl. Ungarischen Statistischen Amtes. Man ersieht aus ihr, daß der steile Abfall der Kurve in Pesterzsébet schon ein Jahr früher beginnt als in Ungarn, und zwar offensichtlich als Folge der bereits 1922 vorgenommenen 2100 Friedmann-Impfungen. Der erst ein Jahr später beginnende Abfall der Kurven von Budapest und Ungarn, der aber ebenso wie im übrigen Europa lediglich auf die Stabilisierung und Liquidierung der Kriegstuberkulose d. h. die **scheinbare Abnahme** infolge des Absterbens der Kriegshunger-Tuberkulösen zurückzuführen ist, kommt auch schon 1925 wieder zum Stillstand. Die Bewegung wird sogar vorübergehend wieder rückläufig, und die Sterblichkeit hält sich dann in Budapest etwa auf 22, in ganz Ungarn etwa auf 27 Tuberkulosesterbefällen auf 10 000 Personen der mittleren Bevölkerung. In Pesterzsébet dagegen sehen wir einen weiteren Rückgang um abermals rund 50%, nämlich von 27 auf 14.

Damit war Pesterzsébet, das in der Rangliste der 52 ungarischen Städte über 10 000 Einwohner den 37. Platz hinsichtlich der Höhe der Tub.-Mortalität eingenommen hatte, also zu den Städten mit den ungünstigsten Sterbeziffern gehört hatte, bis auf den 6. Platz vorgerückt und gehörte damit zu den günstigsten. Daß damit die Bewegung nicht abgeschlossen sein würde, hat Szalai ebenfalls wieder richtig vorausgesehen und schon Jahre vorher die Erwartung ausgesprochen, daß es gelingen müsse, bei systematischer Fortsetzung seines Sanierungswerkes durch die Friedmann-Impfungen die Stadt Pesterzsébet bezüglich der Tuberkulose-Sterblichkeitsziffer an die Spitze aller ungarischen Städte zu bringen. Dieses Ziel ist im Jahre 1930 erreicht worden. In der Nachbarstadt Ujpest ist der ebenfalls erhebliche Tuberkulose-Sterblichkeitsrückgang wohl darauf zurückzuführen, daß dort von Dr. Gardi 7000 Friedmann-Impfungen gemacht worden sind. Bemerkenswert ist, daß in der gleichen Zeit die Sterblichkeit in Budapest nur um 9% zurückgegangen ist, während der Mortalitätsdurchschnitt in allen ungarischen Städten sich unverändert gehalten hat.

Diese Szalaischen Berechnungen sind nun von anderer Seite angezweifelt worden, insbesondere auch von dem ungarischen Tuberkulosearzt Dr. Parassin, dessen Kritik 3 Punkte betrifft: Einmal behauptete Parassin, Szalai hätte die Einwohnerzahl von Pesterzsébet zu hoch angenommen und auf diese Weise zu niedrige Promille-Sätze erhalten; ferner hätte er unberücksichtigt gelassen, daß zahlreiche Einwohner Pesterzsébet's ortsfremd versterben, weil Pesterzsébet keine Kliniken besitze; und schließlich hätte er nicht den Umstand berücksichtigt, daß Pesterzsébet eine raschwachsende Stadt ist, deren Sterblichkeit mit zunehmendem Kulturniveau ohnehin zurückgegangen wäre. Diese Einwendungen sind von Szalai restlos widerlegt worden. Die am 31. Dezember 1930 in ganz Ungarn vorgenommene Einwohnerzählung hat ergeben, daß die von Szalai angenommenen Einwohnerzahlen tatsächlich sogar noch zu niedrig waren (während sie Parassin als zu hoch bemängelt hatte), daß tatsächlich Pesterzsébet 67871 Einwohner habe. Dieser Einwand war damit mehr als 100%ig widerlegt. Der zweite Einwand, die mangelnde Berücksichtigung der ortsfremd Verstorbenen, ist ebenfalls belanglos und zwar deswegen, weil Pesterzsébet auch im Jahre 1930 ebensowenig über Kliniken verfügt, in denen Tuberkulosekranke sterben können, wie im Jahre 1920. Dieser Umstand wirkt sich also auf die gesamte zehnjährige Spanne in gleicher Weise aus, und vermag daher zwar die absoluten Sterbeziffern zu beeinflussen, nicht aber das Gesamtbild des Mortalitäts-Abfalles, da, wie gesagt, alle Ziffern dieses Bildes in ganz gleichmäßiger Weise beeinflußt sind. Der dritte Einwand trifft auf Pesterzsébet auch nicht zu, denn das sanitäre Niveau dieser

Stadt ist, gemessen an ihren sanitären Einrichtungen, das gleiche kümmerliche geblieben. Auch dieser Umstand ist daher nicht geeignet, die Vergleichbarkeit der gefundenen Werte irgendwie zu beeinträchtigen.

So bleibt also als Ergebnis bestehen, daß es Szalai gelungen ist, allein mit Hilfe des Friedmann-Mittels die Sterblichkeit in Pesterzsébet von 39 auf 10 000 Einwohner bis zu 13 auf 10 000 Einwohner herabzudrücken. Und Szalai hebt in seiner eigenen Darstellung dieses großartigen sanitären Resultates immer wieder hervor, daß er diese Erfolge in einer Stadt erreicht hat,

»in der 80% der Bevölkerung ärmste Tagelöhner und Fabrikarbeiter sind,

in der von 250 Straßen nur 4 gepflastert sind,

in der das Elend durch große Arbeitslosigkeit ungeheuer ist,

in der die Arbeitslosen keinerlei Unterstützung bekommen,

in der die Wohnungs- und hygienischen Verhältnisse die denkbar schlechtesten sind,

in der auch eine Unterstützung der Kranken mit Nahrungsmitteln oder Geld wegen der Armut der Stadt unmöglich ist,

und in der ich, so schließt Szalai, nicht die Macht habe, auch nur einen einzigen Fall in einem Sanatorium unterzubringen.«

Trotzdem war es möglich, diesen außerordentlichen immunisatorischen und sozialhygienischen Erfolg zu erzielen, und Szalai hat jetzt, wo er über 18 000 Fälle F.-behandelt hat, Recht behalten mit den Sätzen, die er bereits 1927, damals auf Grund von »nur« 10 000 F.-Fällen veröffentlicht hatte:

1. Ich habe bei den mehr als 10 000 von mir geimpften Kranken durch das Friedmann-Mittel nie eine Schädigung gesehen.

2. Das Friedmann-Mittel ist unvergleichlich sicherer und besserwirkend als andere Tuberkulose-Heilmethoden und erzielt bei mindestens 98% der wirklichen Frühfälle von Lungentuberkulose dauernde klinische Heilung.

3. Das Friedmann-Mittel macht die bisher bestehenden Sanatorien einstweilen nicht überflüssig, denn es gibt Fälle, in denen wegen der herabgesetzten Widerstandskraft neben der Friedmann-Impfung auch Sanatorienbehandlung zwar notwendig ist, aber viel kürzere Zeit erfordert als ohne diese Impfung. In solchen Fällen ist die Sanatoriumsbehandlung allein für Erzielung eines Dauererfolges nicht genügend. Nur beide Methoden zusammen bringen einen Dauererfolg.

4. Die Sanatorienerfolge werden durch die Friedmann-Impfung stabilisiert, und man erlebt bei Kranken, die neben der Sanatorienbehandlung die Friedmann-Impfung rechtzeitig bekommen haben, höchst selten einen Rückfall, was nach Sanatorienbehandlung ohne Friedmann leider nur zu oft der Fall ist.

5. Bei Säuglingstuberkulose, wo die Mortalität nach den Angaben des Brauer-Schröder'schen Handbuches nach Hamburger und Kleinschmidt 77 bis 80% beträgt, nach Professor Bokay-Budapest 98%, nach Professor Oberdorfer-München 1926 eine **fast immer tödliche Erkrankung**

ist, wirkt das Friedmann-Mittel so prompt, daß wir bei einer rechtzeitigen Anwendung **nur hier und da** einen Kranken verlieren. Im Säuglings- und Kindesalter sind mit dem Mittel in vielen Fällen noch gute Erfolge zu erreichen, wo bei Erwachsenen desselben Krankheitsstadiums das Mittel keinen Erfolg mehr bringt. Die Indikation der therapeutischen Friedmann-Impfung ist also im Säuglings- und Kindesalter breiter als bei Erwachsenen.

6. Bei chirurgischer Tuberkulose, hier auch bei scheinbar hoffnungslosen Fällen sieht man nach der Friedmann-Impfung so oft eklatante Besserungen und vollständige Heilung, **daß es in einigen Jahren unbedingt allgemein für einen ärztlichen Kunstfehler gelten wird, wenn eine Amputation, Resektion, Kastration, Nephrektomie wegen tuberkulöser Erkrankung des betreffenden Organes vorgenommen wird.**«

Kürzlich (März 1931) veröffentlichte Medizinalrat Dr. Eugen Szalai in der Ungar. Medizin. Wochenschrift »Gyogyaszat« eine Arbeit mit 138 Krankengeschichten schwerer und mittelschwerer Fälle, die wir hier folgen lassen:

Kann man die Tuberkulose mit dem Friedmann-Mittel heilen?

Von Med.-Rat Dr. Eugen Szalai,
Chefarzt der Städtischen Lungenfürsorgestelle in Pesterzsébet bei Budapest.

Wenn Professor Dr. Löwenstein-Wien kürzlich in der Zeitschrift »Tuberkulosis« sagt: »Wir sind noch weit davon entfernt, daß wir mit sozialhygienischen Maßnahmen, und wenn diese noch so notwendig sind, im Stande wären, die Tuberkulose als Volksseuche wesentlich zu verringern, daher muß die Prophylaxe beim Individuum beginnen, und hier ist wieder nur eine Prophylaxe durch spezifische Behandlung möglich«, und wenn er weiterhin von der »großen Ratlosigkeit, welche bei der Tuberkulose als Volksseuche besteht«, spricht, so bezieht sich dieses Bekenntnis nicht etwa nur auf Österreich, sondern auf den Kampf gegen die Tuberkulose in allen Ländern, so auch in Ungarn, wo bekanntlich viel weniger sozialhygienische Maßnahmen gegen die Tuberkulose, Institute, Sanatorien, Tuberkulose-Krankenhäuser usw. vorhanden sind. Wir wissen, daß selbst in unseren wenigen Sanatorien in Ungarn ein gut Teil Betten, wegen der Armut des Landes-Krankenpflegefonds der Krankenkassen und des herabgekommenen Mittelstandes, leer stehen, da die Wohltätigkeits-Vereine dieselben nicht besetzen können. Und diejenigen, die in den Sanatorien Aufnahme finden, können aus denselben finanziellen Gründen dort nicht so lange bleiben, bis sie — vielleicht! — geheilt sind, sondern nur eine gewisse Zeit lang, durchschnittlich 2—3 Monate. Bekanntlich ist ein so kurzer Zeitraum nicht einmal dazu genügend, eine Anfangs-Tuberkulose zu heilen. Sanatorien zur Behandlung der chirurgischen Tuberkulose besitzen wir in Ungarn überhaupt nicht.

Bei wissenschaftlichen Debatten über das Tuberkuloseproblem hören wir immer wieder von den »altbewährten« Methoden im Kampf gegen die Tuberkulose sprechen. Welches sind diese Methoden? In erster Linie denkt man an die Sanatorium-Behandlung. Diese ist jedoch — da selbst in den reichsten und bestsanierten Staaten viel zu wenig Betten vorhanden sind, um jeden behandlungsbedürftigen Fall bis zur wirklichen Ausheilung internieren zu können, keine rationell durchführbare Methode. Im Übrigen, so viele Lungenfürsorgestellen und Spitals-Abteilungen wir haben, so viele verschiedene »Mittel« werden gegen die Tuberkulose angewendet. Dies spricht auch nicht dafür, daß wir unter den sogenannten »gut bewährten« eine wirklich wirksame und durchführbare Behandlungsmethode besitzen.

Die derzeitige große Tagesmode ist die Lungenchirurgie. Kein Zweifel, daß wir mit der Pneumothorax-Behandlung und dem Nervenschnitt gelegentliche Erfolge erzielen. Aber wenn wir bedenken, daß die Indikation zu diesen Behandlungsarten eng auf die streng einseitigen Fälle begrenzt ist, daß bei der Mehrzahl der geeigneten Fälle wegen Verwachsungen des Rippenfells die Lufteinblasung unausführbar ist, und daß bei den wirklich ausführbaren Fällen nur bei einem verhältnismäßigen geringen Prozentsatz nach 4—5 Jahren ein bleibender Erfolg zu konstatieren ist, so können wir auch diese Methoden nicht für befriedigend halten, abgesehen von der jahrelangen Behandlungsdauer, die eine Qual für Arzt und Patienten ist.

Ich halte es daher für Menschenpflicht, immer und immer wieder darauf hinzuweisen, daß wir in dem Friedmann-Mittel, das jetzt mehr als 400 Ärzte in Ungarn anwenden, eine mächtige Waffe gegen die Tuberkulose in Händen haben, welche wir bei der Bescheidenheit unserer Erfolge mit den anderen Methoden einfach nicht entbehren können. Das Friedmann-Vakzin ist kein Wundermittel, welches alle Grade und Formen der Tuberkulose zu heilen imstande wäre. Hundertprozentige Heilerfolge gibt es bei keinem Mittel und keiner Krankheit. Gegen die Tuberkulose als Volksseuche aber ist das Friedmann-Mittel in unserem Arsenal die wertvollste Waffe, die unentbehrlich bleibt. Im übrigen glaube ich, auch die chirurgischen Eingriffe bei Lungentuberkulose hätten sicher bleibendere Erfolge, wenn man sie mit der Friedmann-Methode verbinden würde.

Im folgenden will ich eine Anzahl größtenteils mittelschwerer und schwerer Fälle von Tuberkulose veröffentlichen, bei denen **nach vorher wirkungslos gebliebener Anwendung aller möglicher anderer Heilmethoden in unseren besten Universitäts-Kliniken und Sanatorien durch das Friedmann-Mittel vollkommene klinische Heilung oder mindestens anhaltende Besserung, mit Arbeitsfähigkeit verbunden, eintrat,**

Ich veröffentliche wegen Raummangels nur Fälle aus einem vielmals größeren gleichartigen Material. Trotzdem halte ich diesen Teil meiner Arbeit gegen die Tuberkulose nicht für den wichtigeren. Die Hauptsache sind **die vielen Tausende von Früh- und Anfangsfällen, die ich durch rechtzeitige Friedmann-Impfung, die in allen diesen Fällen fast hundertprozentig**

heilt, vor dem Martyrium der hier geschilderten mittleren und schweren Stadien dieser Krankheit bewahren konnte.

Sicher bereitet es dem Arzte große Genugtuung, wenn er imstande ist, auch die schweren und mittelschweren Tuberkulosen erfolgreich zu behandeln. Aber im Kampfe gegen die Tuberkulose als Volksseuche dürfen wir nicht auf diesen Punkt das Hauptgewicht legen, sondern auf die rechtzeitige Heilung der Anfangs- und Kindertuberkulose und auf den Schutz der Umgebung der infektionsfähigen Herde. Wegen Raummangels veröffentliche ich nur kurze Auszüge aus den Krankengeschichten, und um niemanden zu verletzen, lasse ich die Namen aller der Universitätskliniken, Sanatorien, Chef-Ärzte, Spezialisten weg, von denen die Kranken früher erfolglos behandelt wurden. Doch stehen die Originalkrankengeschichten und die näheren Details jedem zur Verfügung.

Es ist vielleicht überflüssig zu sagen, daß wir bei der Behandlung der mittelschweren und schweren Fälle oft auch mit dem Friedmann-Mittel keine so schönen Erfolge mehr erzielen können wie die hier beschriebenen; es gibt sogar viele Fälle, wo auch das Friedmann-Mittel genau so wirkungslos ist wie alle bis dahin angewandten Mittel. Aber wenn ein einziger Arzt imstande ist, so vielen seiner leidenden Mitmenschen mit einem einzigen, noch dazu so einfach zu handhabenden Mittel Besserung oder Heilung zu bringen, — ich habe über 18 000 Fälle von Tuberkulose mit dem Friedmann-Mittel behandelt und 98% der Frühfälle geheilt, — dann darf kein Arzt an diesem Mittel vorbeigehen, ohne es im großen Maßstabe anzuwenden.

Bei einigen schwierigen Fällen mag es angezeigt sein, neben der Friedmann-Behandlung Luftveränderung, Sanatorium, Pneumothoraxbehandlung, die Tragung eines Entlastungsapparates usw. anzuempfehlen, aber diese Hilfsmaßnahmen werden unverhältnismäßig kürzere Zeit benötigt, als dies sonst üblich ist. Es tritt dann die Heilung viel rascher und regelmäßiger ein und pflegt dauerhafter zu bleiben als ohne Friedmann-Mittel.

Knochen- und Gelenkstuberkulose.

1. Frau J. Sz. 62 Jahre alt. Seit 2 Jahren Gelenkstuberkulose des rechten Ellbogens. Anfang 1922 in chirurg. Univers.-Klin. Amputation anempfohlen. Nachdem sie nicht eingewilligt, ging sie in eine andere chirurg. Abteilung, wo man sie operierte, aber ohne Erfolg. Ellbogen seitdem immer sehr geschwollen und sehr schmerzhaft, eiternde Fistel. Linke Lungenspitze bis zum 2. Interkostalraum reichend, Rasselgeräusche. Subfebril, schlechter Appetit, Husten, Abmagerung. 9. VI. 1922 Friedmann-Impfung. 22. VI. Verminderte Schmerzen, Fistel sezerniert nur noch seröse Flüssigkeit. 25. XI. Kein Husten, Ellbogen nicht mehr geschwollen, Geschwulst nicht mehr schmerzhaft, Fistel geschlossen, guter Appetit, linke Spitze nur noch rauhes Atmen, 4 kg Gewichtszunahme. 15. I. 1924 Lungen sowie Ellbogen vollkommen geheilt. Seit einem Jahr arbeitet sie mit dem rechten Arm. 16 kg Gewichtszunahme. 25. X. 1930. Vollkommen wohl. Arbeitet mit steifem Ellbogengelenk. 20 kg Gewichtszunahme seit der Friedmann-Impfung.

2. I. B. 46 Jahre alt, Schneider. Vor 14 Jahren durch einen Chirurgie-Professor am rechten Knie wegen Tuberkulose operiert, nach 6 Wochen geheilt, seitdem steifes Kniegelenk. Vor einem halben Jahre Rezidiv am rechten Knie, wegen arger Schmerzen arbeitsunfähig. Auf der chirurgischen Abteilung Gipsverbände, Injektionen, darauf

vermehrten sich seine Schmerzen. Der Professor, der seinerzeit die Operation vornahm, empfiehlt Amputation, ein anderer ebenfalls, 30. V. 1925, Friedmann-Impfung. Nach 5 Monaten vollkommene Heilung. Beide Fisteln geschlossen. 2. X. 1930. Andauernde vollkommene Heilung. Seit 5 Jahren arbeitet er ununterbrochen.

3. M. L. 15 Jahre altes Mädchen. Mutter seit Jahren lungenkrank. 1918 Grippe. Seit Anfang 1921 rechts tuberkulöse Caries an zwei Rippen. Eine Rippe kalter Abszeß, an der anderen eiternde Fistel. Rechtes Knie fungös geschwollen und schmerzhaft. 8. X. 1921 Friedmann-Impfung. 31. III. 1922, Rippen und Knie vollkommen geheilt. Im Frühjahr 1923 trat am Daumen der linken Hand Caries auf, wurde in einer chirurgischen Klinik behandelt, wo man Amputation des Fingers empfahl. Meldet sich zur erneuten Friedmann-Behandlung. 22. V. 1923 Friedmann. Zu dieser Zeit begann die Rippenfistel wieder ein wenig zu sezernieren. 3 Monate nach dieser Friedmann-Injektion Finger und Rippen vollkommen geheilt. 25. VIII. 1930, anhaltende vollkommene Heilung, blühendes Aussehen, 18 kg Gewichtszunahme.

4. I. M. 4 Jahre altes Mädchen. Vater lungenkrank. Seit 10 Monaten wird das rechte Handgelenk wegen Tuberkulose mit Gipsverband, Quarz, Sonnenbädern und Tuberkulin erfolglos behandelt. Sehr große Schmerzhaftigkeit. Seit 5 Monaten aus zwei Fisteln eitriges Sekret. Im Januar 1924 von Chirurgen Amputation empfohlen. 27. I. 1924 Friedmann. Nach 2 Monaten bedeutende Besserung. Die großen Schmerzen hörten auf. 6. IX. Fisteln geschlossen. 4. IX. 1930, anhaltende vollkommene Heilung. Vollkommen normales Fesselgelenk, hinkt nicht, entwickelt sich gut.

5. Frau M. H. 35 Jahre alt. Seit 15 Monaten im rechten Fußgelenk Knochentuberkulose. Im Februar 1921 wurde von chirurg. Universitätsklinik Amputation empfohlen, im März desgleichen vom Krankenhause in Cs. Das rechte Fesselgelenk stark geschwollen, sehr schmerzend, sezerniert aus 4 Fisteln. 16. XII. 21 Friedmann. 2. IX. 1922 alle Fisteln geschlossen, vollkommen funktionsfähiges Fesselgelenk, 3,5 kg Gewichtszunahme. September 1930 16 kg Gewichtszunahme. Normaler Gang. Anhaltende vollkommene Heilung.

6. I. G. 17j. Fabrikarbeiter. Seit einem Jahre rechter Fuß stark geschwollen, schmerzend, sezernierende Fistel, an mehreren chirurgischen Universitätskliniken erfolglos behandelt, die Röntgenaufnahme zeigt die tuberkulöse Erkrankung der Metatarsi. Hustet, Temperatur 37,8, starker Nachtschweiß, Abmagerung. 8. V. 1927 Friedmann. 27. X. Fistel geschlossen. 4. XI. geheilt. 6. IV. 1929, seit 2 Monaten Rezidive. Erneute Friedmann-Impfung. 20. XII. vollkommen geheilt, arbeitet. 28. VIII. 1930 Fesselgelenk vollkommen funktionsfähig. 16 kg Gewichtszunahme. Vollkommene Heilung. Arbeitet in Fabrik.

7. Frau I. L. 38 Jahre alt. Seit 9 Jahren links Ellbogentuberkulose, die bisher einer jeden Behandlung getrotzt. Abgemagert, kein Appetit, T.: 37,4. Der linke Ellbogen rechtwinkelig gebogen, fungös geschwollen, wegen arger Schmerzen kaum bewegbar. Seit 9 Jahren nimmt sie wegen der Schmerzen dauernd Aspirin. Röntgenaufnahme zeigt die tuberkulöse Erkrankung des linken Ellbogengelenkes. 22. 7. 1927 Friedmann. Nach 10 Tagen hören die Schmerzen vollkommen auf, seit dieser Zeit fortschreitende Besserung. 7. XI. 1928 linker Ellbogen völlig geheilt, Gelenk leicht zu bewegen, bis 150 Grad ausstreckbar. 1 VII. 1930 6 kg Gewichtszunahme. Anhaltende vollkommene Heilung.

8. M. A. 4j. Mädchen. Hustet und röchelt seit dem Säuglingsalter. Seit Herbst 1926 links Fußgelenk-Tuberkulose, operiert in Univers.-Kinderklinik, am 22. XII. 1926 und im Juli 1927. Am linken Schenkel 2 riesige, bis zum Knochen reichende sezernierende Fisteln. Große Schmerzen. Das Röntgenbild zeigt die Tbc.-Entzündung des linken Hüftgelenkes, die Knochentuberkulose des oberen Drittels des Schenkels mit Sequester und 4 cm Sequester-Bett, Fisteln bestehen seit der ersten Operation. In der Lunge zeigt das Röntgenbild Hilus-Tuberkulose. Subfebril. Am 7. VIII. 1927 Friedmann. 4. IX. eine Fistel geheilt. Kann gehen. 12. II. 1928 beide Fisteln geheilt. 12. X. 1928 die obere Fistel öffnet sich, ein Sequester entfernt sich. Erneuerung der

Friedmann-Impfung. Rasche Heilung. 10. IX. 1930. Hinkt kaum, hat keine Klagen, 7 kg Gewichtszunahme. Das Sequesterbett ist ausgefüllt. Anhaltende vollkommene Heilung.

9. F. R. 16 j. Lehrbursche. Seit $1^1/_2$ Jahren krank. In der orthopädischen Abteilung eines Budapester Spitals ohne jeden Erfolg behandelt. Zweimal punktiert. Rechtes Fesselgelenk stark geschwollen. Seit 2 Wochen sezernierende Fistel. Röntgendiagnose: Tuberkulose im r. Fesselgelenk. 20. V. 1927 Friedmann. 24. I. 1928 vollkommene Heilung mit steifem Gelenk. Mit Übungen im Gehen verbessert sich allmählich die Funktionsfähigkeit des Gelenkes. 24. IV. 1930. Völlige Heilung mit vollkommener Funktionsfähigkeit des Gelenkes. Hinkt nicht. 8 kg Gewichtszunahme.

10. M. P. 7j. Mädchen. R. Knie seit 8 Monaten fungös geschwollen und sehr schmerzhaft, anhaltend rechtwinkelig eingebogen. Der Umfang um 4 cm größer als der des l. Knies. Auf der Außenseite des Knies sezernierende Fistel. Lungen: Unter dem r. Schlüsselbein dumpfer Perkussionsschall, rauhes Atmen. T.: 38,2. Wurde seit 8 Monaten von chirurg. Professoren erfolglos behandelt. Sehr abgemagert. Gewicht: 13,5 kg. Am 22. IV. 1922 Friedmann. Nach 3 Wochen fieberlos, nach 6 Monaten Fistel geheilt. Sie geht, ohne zu hinken. 8. VIII. 1930. Knie mit vollkommener Funktionsfähigkeit geheilt. Tanzt, spielt Tennis. Gewicht 42 kg.

11. B. U. 6 j. Mädchen. Seit 4 Jahren krank. L. Knie seit $3^1/_2$ J. im Gipsverband mit 2 Fenstern wegen der zahlreichen Fisteln. Auf der rechten Gesichtsseite und unter dem l. Unterkiefer Lupusknoten. Röntgen zeigt eine schwere Kniegelenkstuberkulose, 11 Monate lag sie deswegen auf chirurg. Univers.-Abteilung in Budapest, wo man dann Amputation vorschlug. Am 31. VII. 1925 Friedmann, wonach langsame, aber sichere Besserung eintrat, zum Schluß Genesung. Juni 1930. Kniegelenkstuberkulose vollkommen geheilt, das Gelenk ein wenig steif. Die unzähligen Fisteln geheilt, Lupus ebenfalls. 10 kg Gewichtszunahme. Hinkt ein wenig, doch kann sie gut gehen und herumlaufen.

12. E. S. 2j. Mädchen. Vor 3 Monaten in Provinzspital wegen Tuberkulose des rechten Fesselgelenkes operiert, eitert seitdem. Am Metatarsalknochen der kleinen Zehe des l. Fußes ebenfalls Fisteln, Caries. Am 24. VII. 1924 Friedmann. 28. X. An beiden Füßen ohne weitere Behandlung große Verbesserung, im Mai 1925 vollkommene Heilung. 20. VIII. 1930. Normaler Gang. Entwickelt sich gut. 16 kg Gewichtszunahme. Dauernde Heilung.

13. J. P. 25 j. Mann. Im Juliii921 an chirurg. Univers.-Klinik wegen Caries am rechten Handwurzelgelenk Resektion und Amputation des kleinen Fingers. Seitdem Schmerzen im rechten Fuß. Dieser Fuß wurde ebenfalls wegen Caries im selben Spital im Dezember 1923 unter dem Knie amputiert. Im Frühjahr 1924 Rezidive an der rechten Handwurzel, sezerniert durch eine Fistel. Am 22. VIII. 1924 Friedmann. 4. X. Fisteln geschlossen. 18. IX. 1930. Anhaltende vollkommene Heilung. 9 kg Gewichtszunahme.

14. B. K. 13 j. Knabe. Vor $2^1/_2$ Jahren begann am linken Fuß eine tuberkulöse Erkrankung des Fesselgelenkes, welche in einem Provinzspital operiert wurde. Nach einem halben Jahre Rezidiv. Bildung einer sezernierenden Fistel, zu derselben Zeit begann am oberen Drittel des rechten Schenkels Knochentuberkulose, welche aus 5 Fisteln eiterte. Behandlung in einem Kinderspital mit Salzbädern und Salben. Am 12. IV. 1924. Friedmann. Am 9. XI. Das linke Fesselgelenk seit Mai geheilt, am rechten Schenkel noch eine Fistel offen. 10. XII. Sämtliche Fisteln geheilt. 5 kg Gewichtszunahme. Im Frühjahr 1925 öffnete sich die eine Fistel, schloß sich aber nach einer erneuerten Friedmann-Impfung im Juli endgültig. 18. IX. 1930. Anhaltende vollkommene Heilung. Bei der ersten Impfung Gewicht: 38 kg, gegenwärtig 70 kg.

15. E. K. 14j. Mädchen. Seit 2 Jahren an Rippen und Sternum Caries multiplex, mit enorm großen sezernierenden Fisteln. Seit 8 Monaten in Spitalsbehandlung. Im November 1926 operiert. T.: 37,8. In derart herabgekommenem und geschwächtem Zustand, daß man mich mit dem Beichtvater zugleich gerufen hatte, bekam sie am 1. II. 1927 Friedmann. 23. III. Seit einer Woche fieberfrei, große Besserung. Kommt

selbst zur Ambulanz. Im April wieder bis 38 Fieber. Am 3. V. zweite Friedmann-Impfung. Nach 10 Tagen fieberfrei, nachher trat rasche Besserung ein und dann vollkommene Genesung. 13. IX. 1930. Sämtliche Fisteln am linken Brustkasten vorn und rückwärts mit kolossalen Narben vollkommen geheilt. Blühendes Aussehen. Klagenfrei. 21 kg Gewichtszunahme.

16. T. H. 22j. Mann. Die große Zehe des linken Fußes und der Metatarsalknochen sezernieren aus 2 Fisteln. Die bisherige Behandlung der Caries war erfolglos, so daß man auf der Univers.-Kinderklinik und später in der chirurg. Spitalsabteilung Amputation vorgeschlagen. Am 24. VI. 1925 Friedmann. 29. X. Bedeutende Besserung, viel weniger Eiter. Nach der zweiten Friedmann-Impfung nach einigen Monaten endgültige vollkommene Heilung. 28. VIII. 1930. 5 kg Gewichtszunahme. Anhaltende vollkommene Heilung.

17. Frau I. H. 36 Jahre alt. Seit 1 Jahr wegen Tub. des r. Kniegelenkes mit Gipsverband behandelt, seitdem arbeitsunfähig. Kann ohne Stütze nicht gehen. Das Knie geschwollen, sehr schmerzhaft. Am 18. XII. 1926. Friedmann. 3. IV. Große Besserung, kann gut gehen. 23. VIII. 1930. Geht gut. Näht mit der Maschine den ganzen Tag. Hat keine Klagen. Vollständige Heilung.

18. J. K. 15j. Mädchen. Magert seit 2 Monaten ab, sehr blaß, hustet. Seit 1 Monat schmerzhaftes geschwollenes rechtes Knie. 3. IV. 1922. Budapester chirurg. Professor konstatierte Lungenspitzenkatarrh und Kniegelenkstuberkulose und sandte sie in die Poliklinik, wo der Röntgenbefund die Diagnose bestätigte. Sie bekam Gipsverband und man stellte ihr in Aussicht, daß sie später lange Zeit einen Entlastungsapparat tragen müsse. Keine Besserung. Am 29. IV. 1922. Das Knie ist zu dieser Zeit um 3 cm stärker als das gesunde und sehr schmerzhaft. Erhält jetzt Friedmann und liegt ohne Gips zu Bett. 20. VI. 1922. Schmerzen haben ganz aufgehört, vollkommen funktionsfähiges Gelenk, noch 1 cm Umfangdifferenz, hinkt nicht. 26. VIII. 1922. In jeder Beziehung vollkommen geheilt. 4 kg Gewichtszunahme. 17. IX. 1930. Trotz fortwährender Arbeit in dienender Stellung Heilung von vollkommenem Bestand.

19. Gy. M. 3½ j. Knabe, außerordentlich abgemagert, sehr blaß. Seit 1½ Jahren krank. Die rechte Fessel sehr aufgedunsen und schmerzhaft. Aus einer Fistel kommt sehr reichlich übelriechendes Sekret. T.: 37,6°. Röntgen zeigt Tuberkulose der Knochen des linken Fesselgelenkes. 2. II. 1929. Friedmann. Schon nach einigen Tagen trat vollkommene Umstimmung ein. 10. X. Völlige Heilung. Das Fesselgelenk funktioniert gut. Gute Gesichtsfarbe. Kann gehen. 3,5 kg Gewichtszunahme. 1. VIII. 1930. Keine Klagen. Anhaltende vollkommene Heilung.

20. J. K. 26j. Metzgergehilfe. Seit Juli 1927 tuberkulöse Entzündung des linken Kniegelenkes. Trotz fachgemäßer Behandlung von 2 Budapester Chirurgie-Professoren keine Besserung. Linkes Knie geschwollen. Auf der Außenseite sezernierende Fistel. Am 30. IX. 1929 Friedmann. Dezember 1929 Fisteln geheilt, Knie nicht mehr geschwollen. 28. VIII. 1930. Vollkommene Heilung.

21. J. S. 40j. Beamter. Seit 22 Jahren beide Knie geschwollen, in der letzten Zeit ungeheuer (45 cm Umfang) und sehr schmerzhaft. Wurde 4 Monate lang nach Anweisungen eines Chirurgie-Professors .behandelt, aber darauf trat keine Besserung ein, sondern Verschlechterung. Am 13. IX. 1923 Friedmann. Nach 2 Wochen Knieumfang an beiden Knien um 2 cm geringer, Schmerzen nur noch minimal. Die übrigen toxischen Klagen (Appetitlosigkeit, Müdigkeit, Niedergeschlagenheit usw.) haben aufgehört. 25. VIII. 1930. Die Knie sind zwar noch etwas geschwollen, kann aber ohne Schmerzen leicht gehen und fühlt sich vollkommen gesund. 16 kg Gewichtszunahme.

22. Frau K. T. 22 Jahre alt. Im Frühjahr 1925 Brustfellexsudat-Punktion. Im Mai 1925 wegen Bauchfelltuberkulose an der chirurgischen Abteilung eines Spitals operiert, nachher Röntgenbehandlung, aber rechts vom Nabel blieb eine handgroße, schmerzhafte Resistenz. Gleichzeitig bildete sich auf der 2. linken Rippe vorn tub. Caries mit Abszeß, welcher seit Juni 1925 wöchentlich einmal punktiert wird. Urin trüb, subfebril. Unter dem linken Schlüsselbein Knarren. 1926, 12. II. Friedmann. Nach 6 Wochen keine Schmerzen im Bauch, Resistenz verschwunden. Der kariöse

sich der Zustand nicht. 8. IX. 1928. Friedmann. 11. XI. Geht, ohne Apparat und ohne Schmerzen. 13. I. 1929. Geheilt. Vollkommen guter Gang. Klagenlos. 27. VIII. 1930. Anhaltende völlige Heilung.

28. L. K. Gewerbelehrling. Seit einem Jahr wegen Tuberkulose des linken Fesselgelenkes behandelt, vor 3 Monaten in einem Provinzspital operiert, seit dieser Zeit sezerniert eine 4 cm lange Fistel, sehr schmerzhaft, so daß man dort zuletzt eine Amputation anempfiehlt. Nachtschweiß, sehr blaß, abgemagert. Am 10. IX. 1928 Röntgenbefund der Poliklinik: »Der Spalt im Fesselgelenk ist bedeutend verengert, die umgebenden Knochen sind diffus dekalziniert. Im Talus intensive Rarifikation, mit verschwindendem Rand, nahe beim Gelenkspalt. Hinter der Tuberosität, im Kalkaneuskörper 3—4 erbsengroße Rarifikationen. Radiologisch: Tub. Karies im Fesselgelenk und im Kalkaneus.« 11. IX. 1928 Friedmann. Nach 3 Monaten ohne Klagen, guter Gang, nur noch wenig Sekret. Nach 10 Monaten vollkommene Heilung. September 1930. Anhaltende völlige Heilung mit vollkommener Funktionsfähigkeit des Fesselgelenkes. 13 kg Gewichtszunahme.

29. J. F. 28j. Universitätsassistent. Vergrößerte Halsdrüsen im Jahre 1924, die sich innerhalb 4 Monaten »verteilt« haben. 1925 Lungenspitzenkatarrh — »geheilt« —. Im August 1925. Am sternokostalen Ende der linken 8. Rippe kariöser Abszeß. Einige Male Punktion, Quarzbehandlung, Sonnenbäder — »geheilt« —. Rezidiv, nach sechs Röntgenbehandlungen im Januar 1927 wieder »geheilt«. Im Oktober 1927 trat im linken Hoden Tuberkulose auf, im Juli 1928 auch im rechten Hoden. Am 30. VI. wurde in chirurg. Univers.-Klinik der ganze linke Hoden und ein Teil des rechten Nebenhodens entfernt. Nach der Operation trat an der 2. linken Rippe Knochentub. auf. Nun sandte ihn der behandelnde Arzt zur Friedmann-Impfung. Während der langen Krankheitsdauer bekam er außer den hier genannten Methoden 120 verschiedene anderweitige Injektionen und war 5 Monate lang in Arosa. 13. X. 1928 Friedmann. 13. I. 1929 Rippenkaries geheilt. Lebenslust zurückgekehrt. 4. IX. 1930. Fühlt sich vollkommen wohl. 3 kg Gewichtszunahme. Betreibt viel Sport neben seiner Arbeit. Dauernde Heilung. Seit der Friedmann-Injektion keinerlei tub. Herde mehr.

30. J. Sz. 9j. Mädchen. Mutter tuberkulös. Vor 2 Monaten wurde tuberkulöse Synovialentzündung des Kniegelenkes in einem Provinzspital festgestellt und Gipsverband angewendet. Knie geschwollen, schmerzend. Schlechter Appetit, blaß, Nachtschweiß. Am 9. XI. 1928 Friedmann. 16. IV. Ohne jede weitere Behandlung vollkommen funktionsfähiges Kniegelenk, geheilt. 27. VIII. 1930. Ihr Vater schreibt, daß sie seit der Friedmann-Injektion vollkommen gesund ist, sich vorzüglich entwickelt. 10 kg Gewichtszunahme.

31. K. E. 5j. Mädchen. Schwester an tuberkulöser Gehirnhautentzündung verstorben. Seit einem Jahr Schmerzen im linken Knie, trotzdem sie in zwei Univers.-Kinderabteilungen mit Liegekur, Quarzlicht, Lebertran u. a. m. behandelt wurde, nahmen ihre Schmerzen nur zu. Sehr blaß, Nachtschweiß, subfebril bis 38 Grad, schlechter Appetit. Kann nur mit schmerzstillenden Mitteln schlafen. Am 21. X. 1927 Friedmann. Nach einem halben Jahr vollkommene Heilung. 27. IX. Ohne Klagen. Entwickelt sich gut, blühendes Aussehen. 10 kg Gewichtszunahme.

32. L. K. 22j. Mädchen. Vor 5 Jahren begannen Schmerzen im rechten Hüftgelenk. Lag 20 Monate lang in einem Sanatorium wegen tuberkulöser Hüftgelenksentzündung, 8 Monate in Gips. Vor 2 Monaten bekam sie einen Entlastungsapparat, doch kann sie ihn nicht tragen, da sie wegen der Schmerzen nicht imstande ist, aufzustehen. Subfebril bis zu 37,6 Grad. Am 22. VIII. 1928 Friedmann. 2 Monate darauf beginnt sie, im Zimmer herumzugehen. 3. IV. 1929. Geht gut ohne Apparat, mit Hilfe eines Stockes. November 1929. Vollkommene Heilung, ebenfalls nach dem Röntgenbild und dem Gutachten durch einen Orthopäd.-Professor. 4. IX. 1930. Anhaltende vollkommene Genesung. Keine Klagen.

33. G. P. 19j. Mädchen. Seit einem Jahr Schmerzen im Kreuz und linksseitig im Hüftgelenk. Vor 8 Monaten zeigte Röntgenbild im Kreuzbein einen, ein Markstück großen kariösen Prozeß. Zwei Chirurgieprofessoren haben Gipsverband oder Aufenthalt

sich der Zustand nicht. 8. IX. 1928. Friedmann. 11. XI. Geht, ohne Apparat und ohne Schmerzen. 13. I. 1929. Geheilt. Vollkommen guter Gang. Klagenlos. 27. VIII. 1930. Anhaltende völlige Heilung.

28. L. K. Gewerbelehrling. Seit einem Jahr wegen Tuberkulose des linken Fesselgelenkes behandelt, vor 3 Monaten in einem Provinzspital operiert, seit dieser Zeit sezerniert eine 4 cm lange Fistel, sehr schmerzhaft, so daß man dort zuletzt eine Amputation anempfiehlt. Nachtschweiß, sehr blaß, abgemagert. Am 10. IX. 1928 Röntgenbefund der Poliklinik: »Der Spalt im Fesselgelenk ist bedeutend verengert, die umgebenden Knochen sind diffus dekalziniert. Im Talus intensive Rarifikation, mit verschwindendem Rand, nahe beim Gelenkspalt. Hinter der Tuberosität, im Kalkaneuskörper 3—4 erbsengroße Rarifikationen. Radiologisch: Tub. Karies im Fesselgelenk und im Kalkaneus.« 11. IX. 1928 Friedmann. Nach 3 Monaten ohne Klagen, guter Gang, nur noch wenig Sekret. Nach 10 Monaten vollkommene Heilung. September 1930. Anhaltende völlige Heilung mit vollkommener Funktionsfähigkeit des Fesselgelenkes. 13 kg Gewichtszunahme.

29. J. F. 28j. Universitätsassistent. Vergrößerte Halsdrüsen im Jahre 1924, die sich innerhalb 4 Monaten »verteilt« haben. 1925 Lungenspitzenkatarrh — »geheilt« —. Im August 1925. Am sternokostalen Ende der linken 8. Rippe kariöser Abszeß. Einige Male Punktion, Quarzbehandlung, Sonnenbäder — »geheilt« —. Rezidiv, nach sechs Röntgenbehandlungen im Januar 1927 wieder »geheilt«. Im Oktober 1927 trat im linken Hoden Tuberkulose auf, im Juli 1928 auch im rechten Hoden. Am 30. VI. wurde in chirurg. Univers.-Klinik der ganze linke Hoden und ein Teil des rechten Nebenhodens entfernt. Nach der Operation trat an der 2. linken Rippe Knochentub. auf. Nun sandte ihn der behandelnde Arzt zur Friedmann-Impfung. Während der langen Krankheitsdauer bekam er außer den hier genannten Methoden 120 verschiedene anderweitige Injektionen und war 5 Monate lang in Arosa. 13. X. 1928 Friedmann. 13. I. 1929 Rippenkaries geheilt. Lebenslust zurückgekehrt. 4. IX. 1930. Fühlt sich vollkommen wohl. 3 kg Gewichtszunahme. Betreibt viel Sport neben seiner Arbeit. Dauernde Heilung. Seit der Friedmann-Injektion keinerlei tub. Herde mehr.

30. J. Sz. 9j. Mädchen. Mutter tuberkulös. Vor 2 Monaten wurde tuberkulöse Synovialentzündung des Kniegelenkes in einem Provinzspital festgestellt und Gipsverband angewendet. Knie geschwollen, schmerzend. Schlechter Appetit, blaß, Nachtschweiß. Am 9. XI. 1928 Friedmann. 16. IV. Ohne jede weitere Behandlung vollkommen funktionsfähiges Kniegelenk, geheilt. 27. VIII. 1930. Ihr Vater schreibt, daß sie seit der Friedmann-Injektion vollkommen gesund ist, sich vorzüglich entwickelt. 10 kg Gewichtszunahme.

31. K. E. 5j. Mädchen. Schwester an tuberkulöser Gehirnhautentzündung verstorben. Seit einem Jahr Schmerzen im linken Knie, trotzdem sie in zwei Univers.-Kinderabteilungen mit Liegekur, Quarzlicht, Lebertran u. a. m. behandelt wurde, nahmen ihre Schmerzen nur zu. Sehr blaß, Nachtschweiß, subfebril bis 38 Grad, schlechter Appetit. Kann nur mit schmerzstillenden Mitteln schlafen. Am 21. X. 1927 Friedmann. Nach einem halben Jahr vollkommene Heilung. 27. IX. Ohne Klagen. Entwickelt sich gut, blühendes Aussehen. 10 kg Gewichtszunahme.

32. L. K. 22j. Mädchen. Vor 5 Jahren begannen Schmerzen im rechten Hüftgelenk. Lag 20 Monate lang in einem Sanatorium wegen tuberkulöser Hüftgelenksentzündung, 8 Monate in Gips. Vor 2 Monaten bekam sie einen Entlastungsapparat, doch kann sie ihn nicht tragen, da sie wegen der Schmerzen nicht imstande ist, aufzustehen. Subfebril bis zu 37,6 Grad. Am 22. VIII. 1928 Friedmann. 2 Monate darauf beginnt sie, im Zimmer herumzugehen. 3. IV. 1929. Geht gut ohne Apparat, mit Hilfe eines Stockes. November 1929. Vollkommene Heilung, ebenfalls nach dem Röntgenbild und dem Gutachten durch einen Orthopäd.-Professor. 4. IX. 1930. Anhaltende vollkommene Genesung. Keine Klagen.

33. G. P. 19j. Mädchen. Seit einem Jahr Schmerzen im Kreuz und linksseitig im Hüftgelenk. Vor 8 Monaten zeigte Röntgenbild im Kreuzbein einen, ein Markstück großen kariösen Prozeß. Zwei Chirurgieprofessoren haben Gipsverband oder Aufenthalt

in Leysin empfohlen. Da letzteres unausführbar, so verbrachte sie in einem hiesigen Sanatorium 5 Monate, aber das Leiden besserte sich nicht. Patientin liegt auch weiter mit großen Schmerzen zu Bett. Am 19. IX. 1928 Friedmann. 15. V. 1929. Geht vollkommen gut, keinerlei Klagen mehr. 1. X. 1930. Anhaltende vollkommene Genesung.

34. Frau I. D. 26j. Leidet seit Sommer 1922 an Halswirbelsäulentuberkulose (Spondylitis cervicalis). Seit Februar 1923 an beiden Seiten des Halses aus Fisteln sehr reichlich Eiter. Die üblichen Behandlungsmethoden waren vollkommen erfolglos. Seit 2 Jahren ist sie nicht mehr imstande, sich im Bett aufzusetzen, unfähig, den Kopf zu wenden. Sehr abgemagert (32 kg), sehr blaß. Am 15. IX. 1925 Friedmann. Von dieser Zeit langsame, aber stetig fortschreitende Besserung. Nach 4 Monaten kann sie aufstehen. 17. IX. 1927. Ist den ganzen Tag auf, geht täglich 3—4 Stunden herum. Kann den Kopf nach allen Richtungen leicht wenden. 23. I. 1928 Fistel an der rechten Seite vollkommen geschlossen. 30. IX. 1930. Sehr gute Gesichtsfarbe, links am Halse eine kleine nadelstichgroße Fistel mit etwas wässerigem Sekret, die noch Friedmann-Nachimpfung erfordert. Die rechtsseitige Fistel anhaltend geheilt. 32 kg Gewichtszunahme. Gegenwärtig 64 kg. Bald darauf hat sich die linksseitige Fistel auch geschlossen.

35. J. G. 21j. Arbeiter. Im Mai 1923 wurde im St. Stefansspital röntgenologisch tuberkulöse Halswirbelentzündung festgestellt. Vom 11. V. bis 30. VII. im Spital, später durch die Krankenkasse behandelt. Seit August 1923 trägt er ein Korsett. Nachdem nach einem Jahr keine Besserung aufzuweisen war, sandte ihn der behandelnde Kassenarzt zur Friedmann-Behandlung. Wegen den argen Schmerzen ist er nicht imstande, den Kopf nach irgendeiner Richtung zu bewegen oder zu beugen, unfähig, den Rumpf vorwärts zu beugen. 23. VII. 1924 Friedmann. 11. IX. Bewegt den Kopf, kann sich ein wenig vorbeugen. 4 kg Gewichtszunahme. 13. X. Seit einer Woche ohne Apparat. Hals schmerzlos, aber die Bewegung noch nicht ganz frei. 2. I. 1925. Vollkommene Heilung, arbeitet, 9 kg Gewichtszunahme. Im September 1930: Trotz fortwährender Arbeit anhaltende vollkommene Heilung.

36. K. W. 51 Jahre alt, Schuldirektor. Eine Schwester an Tuberkulose gestorben. Anfang 1924 der rechte Daumen wegen Karies dreimal operiert, endlich in einer chirurg. Univ.-Klinik amputiert. Sodann seit April wegen tuberkulöser Wirbelentzündung behandelt. Riesige Schmerzen. 20 kg Gewichtsverlust. Abmagerung. Schlechter Appetit, Nachtschweiß, subfebril. Muß zu Bette liegen. Am 25. VII. 1924 Friedmann. Bis zum Frühjahr 1925 ohne irgendeine andere Behandlung vollkommene Heilung. 28. VIII. 1930. Anhaltende völlige Heilung. 20 kg Gewichtszunahme.

37. P. P. 40j. Schlossergehilfe. Die Tuberkulose des 2. Rückenwirbels besteht, trotz der üblichen Behandlung, seit 4 Jahren. Dem entsprechen an der rechten Seite der Wirbelsäule sezernierende Fisteln. T.: 37,7. Am 3. III. 1926 Friedmann. Nach 9 Monaten vollkommene Heilung. Juni 1930. Anhaltende völlige Heilung.

38. K. H. 31j. Seit einem Jahr krank. Im Juli und August 1928 haben zwei Orthopädieprofessoren einstimmig Wirbelsäulentuberkulose festgestellt. Ihren Rat befolgend trägt er seit August ein Korsett, doch die Schmerzen vergrößerten sich. Am 13. XII. 1928 Friedmann. 8. VII. 1929. Seit Januar ohne Korsett. Schmerzen verschwunden, höchstens bei Wetterwechsel. 6 kg Gewichtszunahme. 25. VIII. 1930. Sein Zustand ist ständig vollkommen normal.

39. G. T. 11j. Mädchen. Seit ihrem 3. Jahre tuberkulöse Hüftgelenksentzündung rechts. 2 Jahre im Gipsverband, und 2 Jahre trug sie einen Entlastungsapparat, aber erfolglos, ist unfähig zu gehen. 1925 Friedmann-Behandlung, nach der sie bald vollkommen gut gehen konnte. Im Herbst 1927 bildete sich am rechten Schenkel aus einem der alten Herde ein kalter Abszeß, und seitdem kann sie sich kaum bewegen. 27. II. 1928. Erneuerte Friedmann-Behandlung. Die Besserung trat rasch ein. 14. XII. 1928. Keine Schmerzen, guter Gang, trägt keinerlei Apparat mehr. 28. IV. 1930. Vollkommene Heilung, kann sehr gut gehen, Hinken kaum zu bemerken. In 2 Jahren 7 kg Gewichtszunahme. Keine Klagen.

Drüsentuberkulose.

40. E. R. 23j. Mädchen. Seit 3 Jahren auf beiden Seiten des Halses zahlreiche bis zu Taubeneigröße geschwollene tuberkulöse Drüsen, welche die Form des Halses vollkommen verunstalten. Am 31. III. 1922 Friedmann. 31. VII. Die Drüsen bis zur Hälfte verkleinert. 3. IV. 1924. Sie meldet sich wieder, da die Drüsen wieder angeschwollen sind. Erneuerte Friedmann-Impfung. 17. IX. 1924. Hals vollkommen normal, beim Betasten des Halses fühlt man linsengroße harte kleine Knötchen. 1. IX. 1930. Anhaltende vollkommene Heilung.

41. I. K. 17j. Mädchen. Seit 5 Jahren in der rechten Achselhöhle nußgroßes Drüsenpaket. Hüstelt, Nachtschweiß, kein Appetit, sehr blaß. Fieber bis zu 38,6 Grad. Trotz fortwährender Behandlung keine Besserung. In eine Operation willigt sie nicht ein. Rechts handbreites pleuritisches Exsudat. Am 14. III. 1922 Friedmann. Schon 2 Wochen nach der Impfung trat Fieberlosigkeit ein. 25. VII. Achseldrüse ist nur noch bohnengroß. Exsudat hat sich vollkommen aufgesogen. 6 kg Gewichtszunahme. 7. IX. 1922. Drüse vollkommen verschwunden. 30. VIII. 1930. Anhaltende völlige Heilung. Blühendes Aussehen. 18 kg Gewichtszunahme.

42. E. H. 14j. Mädchen. Seit 8 Jahren taubeneigroße fistelnde Drüse links unter dem Kinn. Wurde in chirurg. Univers.-Klinik öfters punktiert und mit Ponndorf-Tuberkulin behandelt. Erfolglos. Am 10. IX. 1924 Friedmann. 23. XII. 1924. Fisteln haben sich geschlossen. Vollkommene Heilung. September 1930. Sie schreibt, daß sie ununterbrochen als Lehrerin tätig und vollkommen gesund ist.

43. Frau K. P. 23j. Seit 1½ Jahren an der l. Seite des Halses taubeneigroße Drüse, welche einer jeden bisherigen Behandlung getrotzt hat. Da die Drüse fluktuiert hat, wurde sie zweimal punktiert. Am 28. I. 1928 Friedmann, worauf die Drüse bis zum September desselben Jahres vollkommen verschwand. Anhaltende vollkommene Heilung, September 1930. Dauernde Heilung und 7 kg Gewichtszunahme.

44. Frau J. Cz. 43j. Ein Kind an Tuberkulose verstorben. Seit 1½ Jahrzehnten an beiden Seiten des Halses zahlreiche kleinere und größere Drüsen. Aus drei Fisteln eitern dieselben seit 12 Jahren. T.: 37,5 Grad. Im Mai 1927 Friedmann. 27. VIII. 1927. Sämtliche Fisteln geschlossen. Drüsen geheilt. 30. VIII. 1930. Anhaltende Heilung, fieberfrei, 4 kg Gewichtszunahme.

45. F. M. 6j. Knabe. Seit 2 Monaten an dem rechten Winkel des Kinnes aus mehreren taubeneigroßen Drüsen bestehendes Paket. Am linken Kinnwinkel zwei nußgroße Drüsen, welche aus Fisteln eitern. Am 21. XII. 1921 Friedmann. Juni 1922. Drüsen vollkommen verschwunden, Fisteln geheilt. 2. IX. 1930. Anhaltende, vollkommene Heilung, Knabe sehr gut entwickelt. 55,5 kg Gewicht.

46. E. G. 24j. Lehrjunge. Seit 10 Jahren Halsdrüsen, linksseitig sezernierende Fistel. Am 26. II. 1926 Friedmann. 23. IX. 1927. Meldete sich wieder, da neben vollkommen geheilten Halsdrüsen, am rechten Ellbogen sich ein tuberkulöser Prozeß mit zahlreichen, sezernierenden Fisteln gebildet hatte, welche man in einem Spital operierte, doch ohne Erfolg. Zweite Friedmann-Impfung. Wegen der kontraindizierten Operation nur langsame, aber fortschreitende Besserung, bis zur vollkommenen Heilung. Juni 1930. Sämtliche Halsdrüsen sowie das rechte Ellbogengelenk vollkommene Dauerheilung. Ausgezeichnete Entwickelung und Gesichtsfarbe.

47. I. R. 11 Monate alter Knabe. Seit 6 Monaten krank. Schwester an Tuberkulose gestorben. Vollkommen atrophisiert. Im Verhältnis zum Alter sehr schlecht entwickelter Säugling. Häufiger schleimiger Stuhl. Fühlbare Hals-, Achsel- und Inguinaldrüsen. Am Peritoneum stecknadelkopfgroße Knötchen. Gewicht: 3,5 kg. T.: 37,3 Grad. Husten, schlechter Appetit, Nachtschweiß. Am 20. IX. 1925. Friedmann. Nach einem Jahr vollkommene Heilung. Gewicht: 10 kg. Juni 1930. Vollkommene Dauer-Heilung. Ausgezeichnete Entwickelung und Gesichtsfarbe.

48. I. P. 26j. Mann. Eine Schwester an Tuberkulose gestorben. Seit ¾ Jahren vergrößerte Halsdrüsen, welche in einem Spital fünfmal mit Röntgenbestrahlungen, in Mezötur mit Quarzlicht, Sonnenbädern und Elarsonpillen behandelt wurden. Auf der rechten Seite des Halses ist eine talergroße, vor dem Aufbrechen stehende fluk-

tuierende Drüse. 6. IX. 1925 Friedmann. Die Drüse ist nach einigen Tagen aufgebrochen. 18. I. 1926. An der Stelle der Drüse linsengroßes, hartes Knötchen. Fisteln geheilt. 25. VIII. 1930. Anhaltende vollkommene Heilung.

49. K. G. 34 Jahre alt, in einem Budapester Spital angestellte Frau. An der rechten Seite des Halses seit ihrer Kindheit eine Narbe, daneben eine seit 1½ Jahren fluktuierende, haselnußgroße Drüse, welche auf Ponndorf-Tuberkulinbehandlung und auf Sonnenbäder nicht heilte. 30. I. 1927. Friedmann. 3. III. Fluktuation verschwunden, erbsengroße, feste Drüse. 24. IV. Rezidive mit Aufbruch. Wiederholung der Friedmann-Impfung. Nach dieser bis August vollkommene Heilung. 22. IX. 1930. Anhaltende völlige Heilung. 3 kg. Gewichtszunahme. Gutes Allgemeinbeffinden.

Peritoneal- (Bauchfell-)Tuberkulose.

50. Frau J. G. 29j. Seit 10 Monaten ist der Bauch geschwollen, sie magert ab. 31. III. 1925. Wurde an einer Universitäts-Frauenklinik (Buchnummer 196, Seite 306) Bauchfelltuberkulose konstatiert. Umfang des Bauches 86 cm. Im Bauch Flüssigkeit zu fühlen, welche auf 10 Liter geschätzt wird. Auf Sonnenbäder keinerlei Besserung. 13. V. 1925. Friedmann. 20. X. Freie Abdominalflüssigkeit des Bauches ist verschwunden. Bauch noch aufgedunsen, Umfang 81 cm. 17. IV. 1926. Bauchumfang 77 cm. 26. I. 1929. Keine Klagen, gute Gesichtsfarbe. Bauchumfang 72 cm. September 1930. Anhaltende vollkommene Heilung. Trotz des Verschwindens von 10 Liter Abdominalflüssigkeit, 3 kg Gewichtszunahme.

51. Frau L. I. 33 j., wurde im Januar 1924 in chirurg. Universitätsklinik wegen Bauchfelltuberkulose operiert, nachher Röntgenbehandlung. Keine Besserung. Liegt fortwährend mit argen Schmerzen zu Bett. Bauch aufgedunsen, rechts vom Nabel handgroße, beim Betasten sehr schmerzhafte Resistenz. Am 10. III. 1924 Friedmann. 13. IV. Bauchumfang ist um 3 cm geringer. Schmerzhaftigkeit hat aufgehört, Resistenz verschwunden. Seit 2 Wochen hat sie das Bett verlassen. 22. VIII. 1924. Vollkommen arbeitsfähig. September 1930. Anhaltende vollkommene Heilung. Trotz anstrengender Arbeit 17 kg Gewichtszunahme.

52. G. R. 19 Jahre altes Mädchen. Schwester an Tuberkulose gestorben. Wurde in einer Provinzstadt durch 2 Jahre wegen Bauchfelltuberkulose mit Quarzlicht, Injektionen, Sonnenbädern behandelt. Seitdem in Pesterzsébet Kassenbehandlung. Ist sehr blaß, mager, klagt über Magenbeschwerden. T.: 37,9°. Bauch stark aufgedunsen, hart, das Betasten verursacht Schmerzen. Umfang in Nabelhöhe gemessen, 80 cm. Flüssigkeit im Bauch ist beim Betasten zu fühlen. Auf Rat des Kassenarztes meldete sie sich zur Friedmann-Impfung, welche sie am 19. IX. 1928 das erstemal bekam. Nach einer Woche ist sie fieberfrei. Bedeutende, schnell fortschreitende Besserung. 5. VI. 1929 Bauchumfang ist 74 cm. Im Bauch keine Flüssigkeit mehr zu finden. Bauch ist noch etwas gedunsen und fest. 8. X. 1929. Vollkommene Heilung. Bauch normal. Gute Gesichtsfarbe. Vollkommen gutes Allgemeinbefinden. September 1930. Anhaltende vollkommene Heilung.

53. Frau J. R. 20 Jahre alt. 26. VI. 1929 wegen Lungenspitzenkatarrhs Friedmann-Impfung. Besserung. 18. IV. 1930. Meldet sich wieder, sagte, daß ihr Bauch seit November 1929 geschwollen sei und daß man in einem Spital wegen Bauchfelltuberkulose Laparatomie gemacht habe, doch habe sich ihr Zustand nicht verbessert. Vom Nabel nach links ist eine faustgroße Geschwulst zu fühlen, der ganze Bauch ist hart, beim Betasten sehr schmerzhaft. Nachdem ihr Zustand nach erneuerter Friedmann-Subkutanimpfung nicht besser wurde, bekam sie Mitte Mai 1930 die Friedmannsche Simultanimpfung. Am 24. VI. war der Tumor schon kaum noch zu fühlen, und die Schmerzen hatten abgenommen. 5. VIII. Keine Klagen, vollständige Heilung. Seit der Friedmann-Simultanimpfung 6 kg Gewichtszunahme. Blühendes Aussehen.

54. I. N. 17 j. Mädchen. Seit 3 Monaten krank, hustet, magert ab, sehr blaß. Beiderseitig leichter Lungenspitzenkatarrh. Am 9. VI. 1926 Friedmann. 12. VIII. 1927. Meldet sich wieder und sagt, sie sei im Herbst 1926 wegen Magenleiden in der Poliklinik behandelt, nachher 1 Monat lang im Spital und 2 Wochen in einer anderen

urologischen Abteilung in Budapest mit Bauchfelltuberkulose gelegen, wo man sie laparotomisieren wollte. Hat bis 38,8° Fieber. Der ganze Bauch ist schmerzhaft, bretthart anzufühlen, ein wenig aufgedunsen. Beim Urinieren Schmerzen. Brechreiz, Durchfall. Außerordentlich herabgekommen. Gewicht: 31 kg. Sehr blaß. Wiederholung der Friedmann-Impfung. Nach einem Monat ist sie fieberfrei, nach 2 Monaten sind die Schmerzen verschwunden. Bauch normal anzufühlen. 18. VIII. 1930. Keine Klagen. 13 kg Gewichtszunahme. Gute Gesichtsfarbe.

55. Frau J. T. 21 Jahre alt. Wird seit einem Jahr wegen Bauchfelltuberkulose behandelt. November 1927 in Budapester chirurgische Universitätsklinik Laparotomie, aber trotz dieser nach 3 Wochen noch immer starke Krämpfe im Bauch. Fortwährendes Erbrechen und Schlucken. 2 Morphiuminjektionen täglich. Auf der Linea alba eine rote Narbenlinie. Der Bauch bretthart, ungeheuer schmerzhaft beim Antasten. Sehr blasses Aussehen, ganz appetitlos. Am 22. November 1927 Friedmann. Schon nach 4 Tagen hören die Schmerzen auf, ebenso das Erbrechen, nur noch alle 2 Stunden ein Schlucken. Fängt zu essen an. 10. XII. Keine Klagen; Bauch weich und nicht mehr schmerzhaft. 3,3 kg Gewichtszunahme. 24. VIII. 1930. Vollkommen ohne jede Klage. Normaler Bauch. 10 kg. Gewichtszunahme. Sehr gute Gesichtsfarbe.

56. J. K. 16 j. Mädchen. Seit einem Jahr kränkelt sie, liegt seit 2 Monaten mit über 39° Fieber zu Bett. Schlechter Appetit, starker Nachtschweiß. Rückenschmerzen. Bauch sehr aufgedunsen, bretthart und außerordentlich schmerzend. In Universitätsklinik wurde schwere Bauchfelltuberkulose festgestellt. Es wurde hier, ebenso wie von allen ihren behandelnden Ärzten, eine hoffnungslose Prognose aufgestellt. Von 54 kg magerte sie bis zu 35 kg ab. Sehr blaß. Am 5. IV. 1924 Friedmann-Impfung. Nach 2 Monaten subfebril, nach 4 Monaten vollkommen ohne Fieber. 16. IX. 1924. Fieberlos, vorzügliche Gesichtsfarbe, guter Appetit. Im Bauch treten zweiwöchentlich noch Schmerzen auf. Der Bauch ist weich anzufühlen und schmerzt beim Druck nur mäßig. Verrichtet die häuslichen Arbeiten. September 1930. Vollkommene Genesung. Blühendes, gesundes Mädchen. Bauch vollkommen normal. Gewicht: 60 kg.

57. J. M. 10 j. Knabe. Seit Dezember 1924 ist der Bauch geschwollen. Er wurde in der Universitäts-Kinderklinik im April 1924 wegen Bauchfelltuberkulose operiert, dortselbst hat man ihn am 17. V. noehmals operiert, nachher dort Quarzbehandlung. Es wurde ihm noch eine dritte Operation in Aussicht gestellt. Aufgedunsen, harter Bauch, beim Anfühlen mäßige Schmerzen. Nachtschweiß, blaß, aber fieberfrei. Nimmt nicht zu. 29. IV. 1925. Friedmann. 15. XI. Bauchumfang um 2 cm geringer, Bauch weich anzufühlen, und jetzt ist die freie Abdominalflüssigkeit entschieden zu fühlen. Zweite Friedmann-Impfung. 5. III. 1926. Vollkommene Heilung. Im Bauch normale Verhältnisse. 26. VIII. 1930. Trotzdem er sehr viel arbeitet, blühendes Aussehen. Anhaltende vollkommene Heilung. 16 kg Gewichtszunahme.

58. M. Sz. 13 j. Mädchen. Eine Schwester an Tuberkulose verstorben. Im Mai 1924 in der Universitäts-Kinderklinik wegen tuberkulöser Bauchfellentzünaung operiert. Der Bauch ist seitdem geschwollen (76 cm), hart. Nachtschweiß, sehr blaß, schlechte Laune. Temperaturerhöhung bis zu 37,8°. Vor 2 Wochen Lungenblutung. An der linken Lungenspitze rauhes Ein- und lautes verlängertes Ausatmen. 13. VII. 1926. Friedmann-Impfung. 9. VIII. Bauch weniger gedunsen, Umfang um 4 cm geringer, fieberfrei. 9. XI. Bauch normal, Umfang um 8 cm geringer. Gutes Allgemeinbefinden. Anhaltend fieberfrei. 8. II. 1927. Vollkommene Heilung. Bauchumfang 64 cm. 23. VIII. 1930. Vollkommen gesund, lebenslustig, keine Klagen, gute Gesichtsfarbe. 15 kg Gewichtszunahme.

Urogenital-Tuberkulose.

59. K. Sch. 18 j. Mädchen. Seit Monaten arge Bauchschmerzen. Vor 3 Wochen ist in der Vagina und am Perineum je eine tuberkulöse Fistel durchgebrochen, durch welche Eiter fließt. Nach gynäkologischem Befund ist links ein apfelgroßer Adnextumor zu fühlen, welcher durch die 2 Fisteln Eiter sezerniert. Der behandelnde Frauen-

arzt diagnostiziert Adnex-Tuberkulose und sendet sie zur Friedmann-Impfung. Nachtschweiß, Abmagerung, Fieber bis zu 38°. Am 9. VIII. 1927 Friedmann. 7. IX. Geschwulst nur noch nußgroß. Schmerzen sind noch vorhanden, doch bedeutend geringer, Temperaturerhöhungen ebenfalls viel geringer. Am 5. I. 1928 Geschwulst nicht mehr zu fühlen, Fisteln vollkommen geheilt. Schmerzen, Fieber, Nachtschweiß hörten auf. 3. IX. 1930. Anhaltende vollkommene Heilung. Gutes Allgemeinbefinden. 6 kg Gewichtszunahme.

60. Frau I. T. 37 Jahre alt. Hüstelt seit Jahren, magert seit 2 Monaten ab, müde, Rückenschmerzen, subfebril, schlechter Appetit, Urin trüb, blutig und oft. Medizin. Universitätsklinik stellt Anfang Juli 1924 Nierentuberkulose fest. Man empfiehlt die Entfernung der linken Niere, doch Patientin willigt nicht ein. Am 9. VII. 1924 kam sie zur Friedmann-Impfung. Im selben Jahre haben alle ihre Klagen aufgehört, der Urin wurde vollkommen rein und frei von Tuberkelbazillen. 5. X. 1930. Keine Klagen. 10 kg Gewichtszunahme. Ganz gesund.

61. E. G. 19 j. Hochschüler. Vater an Tuberkulose gestorben. Seit Oktober 1929 blutiger Urin, Schmerzen in der Blase, häufiges Urinieren. An interner Provinz-Universitätsklinik 1 Monat lang behandelt, nachher chirurgische Universitätsklinik. Da der Urin Tuberkelbazillen enthielt, hat man dort zuerst die Entfernung der rechten Niere anempfohlen, doch nach einer erneuten Blasenspiegel-Untersuchung wurde hiervon abgesehen, da man beide Nieren tuberkulös infiziert gefunden hatte. Man hat daher Sanatorium empfohlen. Er kam in ein Provinz-Sanatorium. Schmerzen in der Nieren- und Blasengegend, häufiges Urinieren, der Urin ist sehr trüb, oft blutig. Nachtschweiß. Am 19. XII. 1929 Friedmann. Keinerlei andere Behandlung. 6. II. 1930. Weder Nieren- noch Blasenschmerzen. Schwitzt nachts nicht. Urin bedeutend reiner, Urinieren leicht. 23. IV. Wöchentlich ist der Urin ein- bis zweimal nachts trüb. 15. IX. Urin ist rein. Gutes Allgemeinbefinden. 3 kg Gewichtszunahme. Bei der Überprüfung an derselben Abteilung der Universitätsklinik wurde im Juni große Besserung konstatiert. Weitere Kontrolle und Wiederholung der Friedmann-Injektion.

62. F. K. 18 j. Arbeiter. Vater an Tuberkulose verstorben. Am 8. V. 1922 wurde in einem Budapester Spital der linke Hoden wegen Tuberkulose entfernt, nach der Operation 2 eiternde Fisteln. Der andere Hoden erkrankte ebenfalls an Tuberkulose, der Chirurg empfahl dortselbst die Entfernung auch dieses r. Hodens. Ferner unter dem Kinn nußgroße Drüse. 7. VI. 1922 Friedmann. Am 10. IX. die linksseitigen Hodenfisteln sowie der rechte Hoden geheilt. 19. VII. 1923. Im rechten Hoden wieder etwas Schmerzen. Erneuerung der Friedmann-Impfung. Seitdem vollkommen gesund. August 1930. Anhaltende vollkommene Heilung. Hat seinen Hoden behalten. 13 kg Gewichtszunahme. Verrichtet schwere Arbeit.

63. J. K. 20 j. Universitätshörer. Der rechte Hoden wurde im Frühjahr 1918 in einem Spital wegen Tuberkulose entfernt. Nach 4 Monaten wurde der linke Hoden tuberkulös. 2 Fisteln. Gleichzeitig rechtsseitiger Lungenspitzenkatarrh. Über dem Schlüsselbein Knattern. Am 20. VI. 1921 Friedmann. 24. X. Fisteln vollkommen geheilt, auf der linken Lungenspitze ist bloß rauhes Atmen zu hören. Juli 1930. In jeder Beziehung anhaltende vollkommene Heilung.

64. J. W. 29 Jahre alt, Kaufmann. 1922 Brustfellexsudat-Punktion. 1924 10. XII. In einem Provinzspital Kastration des linken Hodens wegen Tuberkulose, doch blieb sezernierende Fistel zurück. Beiderseitiger Lungenspitzenkatarrh. 22. IV. 1925 Friedmann. Nach 2 Monaten Fisteln geheilt, doch erkrankte — wie häufig nach blutigen Eingriffen an tuberkulösen Organen — nun der rechte Hoden. Von demselben Provinzspital wurde die Kastration auch dieses Hodens dortselbst angeraten, vom Pat. abgelehnt. Auf eine erneute Friedmann-Impfung ist der rechte Hoden vollkommen geheilt. 29. VIII. 1930. Anhaltende völlige Heilung. Gesunde Lungen. Trotz anstrengender Arbeit 3 kg Gewichtszunahme.

65. K. M. 31 Jahre alt. Während des Krieges Lungenblutung. 1919 8 Monate lang Brustfellexsudat, zu gleicher Zeit begann die Tuberkulose des rechten Hodens, dieser wurde in der chirurg. Universitätsklinik im Jahre 1920 kastriert. Nach einigen

Monaten erkrankte der linke Hoden an Tuberkulose, mit einer Fistel, welche seitdem eitert. 4. IV. 1925 Friedmann. Langsame, aber anhaltende Besserung und nach 2 Jahren vollkommene Heilung, welche auch im September 1930 besteht.

66. N. W. 46 Jahre alt, Beamter. Vor 10 Jahren Brustfellexsudat, seitdem Lungenspitzenkatarrh. Seit Mai 1921 linksseitige Hodentuberkulose. Wurde in einem Provinzspital kastriert. Vor einem Monat trat am rechten Hoden ebenfalls Tuberkulose auf, gänseeigroßer, sehr schmerzhafter Tumor. An beiden Lungenspitzen ist rauhes Atmen zu hören, Knattern über dem rechten Schlüsselbein. 10. VII. 1922 Friedmann-Injektion. Bald nachher brach der Hoden auf und eitert aus einer Fistel. 19. VII. Zweite Friedmann-Impfung. Hierauf trat bis November vollkommene Heilung ein. Über den Lungen keine Geräusche mehr zu hören. Im Sept. 1930 schreibt er, daß der Hoden vollkommen gesund ist, »mit vollkommener Potenz, trotz der 54 Jahre«.

Augen-Tuberkulose.

67. I. Sz. 20 j. Mädchen. Mutter und Stiefmutter an Tbk. verstorben. Seit 18 Jahren am rechten Auge schwerste tuberkulöse Keratoconjunctivitis, welche bisher der Behandlung aller Augenärzte und Universitätskliniken getrotzt hat. Seit langer Zeit sieht sie auf diesem Auge nur noch den Lichtschein, doch Gegenstände nicht. Vor 2 Wochen begann am linken Auge, unter sehr heftigen Symptomen, ebenfalls Keratoconjunctivitis mit starker Lichtscheu. 24. III. 1924 Friedmann. Aufhören jeder anderen Behandlung. Beide Augen sind frei von Entzündung, linkes Auge vollkommen geheilt. 20. VIII. Kann jetzt auch mit dem rechten Auge großgedruckte Buchstaben lesen. 28. IX. 1924. Das rechte Auge ist ebenfalls vollkommen geheilt, mit einer kleinen, glänzenden Macula. Liest mit der Maschine geschriebene Buchstaben. Seit 3 Monaten arbeitet sie in einer Emailfabrik. September 1930. An beiden Augen anhaltende vollkommene Heilung.

68. J. A. 4 j. Knabe. Seit 1½ Jahren an beiden Augen schwere tuberkulöse Keratoconjunctivitis, welche bisher einer jeden anderen Behandlung getrotzt hat. Wegen starker Lichtscheu sieht er nicht. Um die Nasenlöcher und an den Ohren Ekzema. Schlecht entwickelt. Sehr blaß. Am 25. IV. 1924 Friedmann. Die Lichtscheu verschwindet nach einem Monat. Er sieht jetzt gut. Sept. 1924. Vollkommene Heilung. Am 23. IX. 1930 vorzügliche Gesichtsfarbe. Gute Entwicklung. 31 kg Körpergewicht. Dauernde Heilung.

69. I. B. 7 j. Mädchen. Seit Dez. 1928 an beiden Augen Keratoconjunctivitis. Trotz fortwährender klinischer Behandlung keine Besserung. Am 11. III. 1929 Friedmann. Ohne jede andere örtliche Behandlung am 10. IV. 1929 vollkommene Heilung. 23. IV. 1930. Anhaltende Heilung. Klagenfrei.

70. V. A. 15 Monate altes Mädchen. Schwester leidet an Knochentuberkulose. Seit 3 Monaten wird das Auge in der Universitäts-Kinderklinik täglich oder Tag um Tag behandelt, doch ohne Erfolg. Schwere skroph. Hornhautentzündung. Am 22. VI. 1928 Friedmann und Weglassung einer jeden örtlichen oder sonstigen Behandlung. 30. XI. 1928. Vollkommene Heilung. 4. VII. 1930. Anhaltende vollkommene Heilung. 6 kg Gewichtszunahme. Blühende Gesichtsfarbe.

71. E. K. 16 j. Mädchen. 4 Geschwister an Tub. gestorben. Hat seit 7 Jahren, neben leichtem rechtsseitigen Lungenspitzenkatarrh, am rechten Auge eine schwere Keratoconjunctivitis, welche trotz fortwährender Behandlung in der Universitäts-Augenklinik besteht. Am 2. XII. 1921 Friedmann. In 2 Monaten, ohne jede andere örtliche Behandlung, vollständige Heilung. Oktober 1930. Vollkommene Heilung, nur an der Hornhaut sieht man noch eine kleine, glänzende Macula.

Lungen-Tuberkulose der Erwachsenen.

72. K. B. 30 Jahre alt. Instrumentenmacher. Vater lungenkrank. Seit 4 Jahren Lungentuberkulose. In einer Lungenfürsorgestelle und von Fachärzten behandelt, bekam 40 Arsen- und 30 Tuberkulin-Injektionen. Müde, hustet. Der Röntgenbefund

des Spitales der ung. Staatsbahnen vom 29. V. 1923 lautet: »Die oberen Hälften der beiden Lungen sind unregelmäßig gefleckt. Hili ausgesprochen erweitert, drüsig. Die Beweglichkeit des Zwerchfells beiderseits beschränkt.« 30. VI. 1922 Friedmann. Gleich im ersten Monat begann die Besserung nach allen Richtungen. Der Röntgenbefund des Spitales der ung. Staatsbahnen vom 1. X. 1929 lautet: »Hili ausgebreitet und reichen mit feinen Ästen in die rechte Apikalgegend, in ihnen einige erbsengroße, teilweise verkalkte Herde.« 11 kg Gewichtszunahme. Klagenfrei. 25. VIII. 1930. Vollständige klinische Heilung. Bei fortwährender anstrengender Arbeit 16 kg Gewichtszunahme.

73. M. P. 32 Jahre alt. Postsekretär. Er erkrankte am 8. IX. 1922 an einer 2 Wochen anhaltenden Lungenblutung. Der Röntgenbefund von Dr. Kenéz vom 4. X. 1922 lautet: »Rechte Spitze getrübt, in der Mitte des linken Lungenfeldes und abwärts sich ausbreitend, einheitliche Verschattung, welche sich am Rande des Zwerchfells aufhellt. Die Bewegung der Zwerchfellkuppen ist träge, unterscheidbar. Im linken oberen Lappen ein lichteres reineres Feld.« Im Auswurf Tuberkelbazillen in großer Zahl. Rückwärts an der linken Seite durchaus Knattern. Subfebril. Der Direktor eines großen Sanatoriums hat eine vollkommen schlechte Prognose gestellt. 9. X. 1922 Friedmann. 18. XI. Fieberfrei. Hustenreiz beginnt aufzuhören. Linksseitig von dem V. Wirbel abwärts Knattern. 18. III. 1925. Geräusche nicht mehr zu hören. Keine Bazillen mehr. 1. X. 1930. Vollkommen einwandlos gutes Allgemeinbefinden. Vollkommene klinische Heilung. 22 kg Gewichtszunahme.

74. K. H. 23 j. Arbeiter. Mutter an Tbk. gestorben. Er hustet in den letzten Monaten. 8 kg Abmagerung. Schlechter Appetit. Der Röntgenbefund der Arbeiterversicherungs-Kasse Nr. 1698 vom 17. II. 1925 lautet: »Linke Lungenspitze und die obere Hälfte der rechten Lunge beschattet, mit zahlreichen Flecken. In der linken Lunge, unter der Clavicula, einige Herdschatten.« Vor 2 Wochen Lungenblutung. 22. II. 1925 Friedmann. Am 19. IV. Besseres Allgemeinbefinden. 4 kg Gewichtszunahme. 7. VI. Arbeitet seit einem Monat und fühlt sich wohl. Klinische Heilung. 21. VIII. 1930. Schreibt, daß er vollkommen gesund ist und 18 kg zugenommen hat.

75. Frau Gy. B. 23 Jahre alt. 1919 Grippe, nachher tuberkulöser Lungenspitzenkatarrh. Seit Dez. 1928 hustet sie neuerdings. Lungenblutung im Jan. 1929. Wegen dieser lag sie vom 12. I. bis 16. III. in der mediz. Universitätsklinik, wo sie anfangs 5 Kalzium-Injektionen bekam, später, nachdem die Blutung aufgehört hatte, wurde sie mit Medikamenten, außerdem mit Insulin-Injektionen behandelt, aber statt Besserung magerte sie dort um 4 kg ab und kam mit beständigem Fieber bis zu 37,9° von dort heraus. Nachtschweiß, Auswurf. Aus der Klinik kam sie mit folgendem Befund heraus: »Frau Gy. B. leidet an einer progredierenden Lungentuberkulose, welche einen Übergang vom acino-nodosen zum fibrinösen Charakter zeigt und im rechten Apex, Subapex und linken Apex lokalisiert ist.« An beiden Lungenspitzen und bis zur Mitte des interskapularen Raumes rauhes Atmen, nach dem Aufhusten leises Knattern. Am 16. III. 1929 Friedmann. 16. VII. 1929. Fieberlos. 13 kg Gewichtszunahme. Viel weniger Knattern. Am 3. X. 1930. Kein Husten, kein Knattern, klagenfrei, blühendes Aussehen. 20 kg Gewichtszunahme. Da sie seit 6 Wochen schwanger ist, so gab die Universitätsklinik bezüglich des event. künstlichen Abortus folgendes Urteil ab: »2. X. 1930. Frau Gy. B. haben wir untersucht und haben bei ihr Spuren eines alten, geheilten rechtsseitigen Apikal-Prozesses vorgefunden. Nach unserer Ansicht ist die Schwangerschaft ohne Besorgnis zu Ende zu führen.« Vollkommene klinische Heilung.

76. I. Zs. 23 j. Hörer der Medizin. Im Jahre 1923 Pleuritis, seitdem ständig Fieber, hustet, Brechreiz, Abmagerung. 2 Monate lang in einem Sanatorium, bekam dort 50 Karyon-Injektionen und im ganzen 80 verschiedene andere Injektionen, trotzdem ist sein Zustand unverändert und fiebernd. Im August 1925 lautete der Röntgenbefund Dr. Gárdis: »Die rechte Lunge ist gleichmäßig beschattet, bis unter die Clavicula, gleichmäßig beiderseits vergrößerte Hili-Zeichnung. Das Diaphragma rechts flach. Sinus fixiert.« 10. VIII. 1925 Friedmann. 23. XII. Noch subfebril, aber sonst keine Klagen. 6. II. 1926. Fieberfrei. 30. IX. 1930. Klagenfrei. 10 kg Gewichts-

zunahme. Röntgenbefund Dr. Gárdis, datiert von demselben Tage, lautet: »Im rechten Oberlappen der Lunge und in dem Lungenfelde, im Drittel, nahe dem Mediastinum, ist ein bis zum Zwerchfell reichender homogener Schatten sichtbar (Pleuraschwarte). Links verdickter Hilus, in demselben und in der Lunge einige harte Herdschatten. Linke Hilus verdichtet. Im linken Hilus und in der Lungenspitze einige harte Herdschatten.

77. K. F. 15 j. Schüler. Mutter an tuberkulöser Gehirnhautentzündung gestorben. Vor 5 Jahren wegen Tub. des Knie- und Fesselgelenkes operiert, geheilt, doch mit steifem Kniegelenk. Seit 2 Wochen bis zu 38° ansteigendes Fieber. Hustet, magert ab. Röntgenbefund der Kinderschutz-Liga von Mitte Juni 1927 lautet: »Das obere Drittel der rechten Lunge mit fleckigen Herdschatten bedeckt. Im linken Apex und auf der linken infraklavikularen Gegend sind ebenfalls mehrere kleine transparente Herde, mit verwachsenem Rand zu sehen. Hili stark verdickt, aus denselben kommen reichliche Stränge. Am Medialteil des linken Zwerchfells ist eine kleine Unebenheit zu sehen.« Am 18. VII. 1927 Friedmann. 19. IX. Fieberfrei, hustet nicht, 6 kg Gewichtszunahme. 19. II. 1928. Keine Klagen. Geht seit September in die Schule. 1. IX. 1930. Anhaltende vollkommene Heilung. 9 kg Gewichtszunahme.

78. Frau B. K. 27 Jahre alt. 1920 Lungenspitzenkatarrh, 1927 Grippe, seitdem fiebernd. Man empfiehlt ihr im März wegen ihrem Lungenleiden in der mediz. Universitätsklinik und in einer Budapester Spitalsabteilung einstimmig das Sanatorium. Sie wird in einem Sanatorium vom 28. III. bis 8. VII. behandelt. Pneumothorax versucht, nicht gelungen, daraufhin am 19. V. Phrenicus-Operation. Trotz alledem magerte sie im Sanatorium um 3 kg ab und hat bis zu 37,6° Fieber. Als Frau eines kleinen Beamten nicht mehr imstande, die Sanatoriumkosten zu bestreiten, verließ sie dasselbe und kam zur Friedmann-Impfung. Damals hatte sie 37,6° Fieber, Husten, schlechten Appetit, Nachtschweiß, trübe Gemütsstimmung, Abmagerung. Bis zum rechtsseitigen VI. Wirbel leises Knistern. Am 15. VII. 1927 Friedmann. 18. VIII. Fieberfrei, gutes Allgemeinbefinden, 3 kg Gewichtszunahme. 10. XI. Klagenlos. 7 kg Gewichtszunahme. An der rechten Spitze nur nach dem Aufhusten leise Krepation. 2. IV. 1930. Unterrichtet als Lehrerin seit September 1928. Selbst nach dem Aufhusten keine Krepitation zu hören. Hustet nicht, vollkommen gutes Befinden. 24. VIII. 1930. Vollständig gesund und klagenfrei. 12 kg Gewichtszunahme.

79. E. G. 18 j. Mädchen. Hustet, Rückenschmerzen, schlechter Appetit, Abmagerung, subfebril. Vor 2 Tagen Lungenblutung, Über der rechten Clavicula und rückwärts bis zur Mitte des Schulterblattes leises Knattern. 11. II. 1927 Friedmann. Am 18. XII. keine Geräusche, keine Klagen. 4,5 kg Gewichtszunahme. 10. IV. 1930. Befindet sich wohl, hat sich verheiratet. 25. VIII. 1930. Vollkommen gesund, keine Klagen. 9 kg Gewichtszunahme.

80. J. M. 17 Jahre alt, Lehrling. Seit einem Jahr lungenkrank. Im Juli 1926 wurde er in med. Universitätsklinik behandelt. Von 27. XII. 1926 bis Februar 1927 Quarzbehandlung. Von 12. III. bis 5. IV. 1927 lag er im Spital, seitdem bis zu 38° Fieber. Husten Abmagerung, sehr blaß, kein Appetit. Röntgenbefund des Röntgenologen Dr. Schulhof vom 28. V. 1927 lautet positiv für Tuberkulose. Über der linken Lunge, vorn und rückwärts, von oben bis unten leises Knistern. Am 31. V. 1927. Friedmann. 5. VIII. Fieberfrei. Guter Appetit. 15 kg Gewichtszunahme. Weniger Geräusche. 3. V. 1928. Anhaltend fieberlos, klagenfrei, gute Gesichtsfarbe. Bis zum III. Rückenwirbel Knattern. 14 kg Gewichtszunahme. Röntgenbefund desselben Röntgenologen vom 4. V. 1928 stellt überall Vernarbung fest. 25. VI. 1929. Keine Geräusche. Keine Klagen. 21 kg Gewichtszunahme. 25. VI. 1930. Vollkommen gesund, arbeitet. 26,5 kg Gewichtszunahme.

81. L. P. 15 j. Mädchen. Seit Anfang 1927 hat sie fortwährend bis zu 38—39° Fieber, hustet, sehr abgemagert. Man hat sie in einem Sanatorium 6 Wochen lang behandelt und am 13. V. ihrem Vater als unrettbar übergeben. Röntgenbild zeigt beiderseits, besonders in der linken Lunge, sehr schwere exsudative Herde. Knistern über dem linken Oberlappen. 15. V. 1927 Friedmann. Das Fieber fiel nach einer Woche

bis unter 38°. 15. VII. fieberfrei. 5 kg Gewichtszunahme. Besserung in jeder Beziehung. 27. IV. 1929. Ständig fieberfrei, hustet nicht, keine Geräusche. Röntgenbild zeigt kolossale Verbesserung. 12 kg. Gewichtszunahme. 15. IX. 1930. Über 3 Jahre fieberfrei, ausgezeichnete Gesichtsfarbe, keine Klagen, kein Husten, keine Geräusche, 15 kg Gewichtszunahme. Steht unter weiterer Beobachtung.

82. F. K. 27 j. Detektiv. Schwester an Tub. verstorben. Hat seit Jahren sich wiederholende Lungenblutungen. Schmerzen in der Brust, Kopfschmerzen, starken Schwindel, müde, ungeheuer verstimmt. Am 4. V. 1922 Friedmann. Von dieser Zeit an blieben die Lungenblutungen fort. Außerordentliche Kräftezunahme. Sämtliche Klagen aufgehört. Vollkommen gesunde Lunge, 5. X. 1930. 20 kg Gewichtszunahme. Um weiterer Gewichtszunahme vorzubeugen, betreibt er seit Jahren viel Sport: Fechten, Schwimmen, Rudern.

83. Frau F. I. 28 j. Seit 2 Jahren Lungentub. Seit 4 Monaten bis zu 38° Fieber. Hustet, blaß, magert ab, kein Appetit. Rechtsseitig von oben bis unten Knistern. 24. V. 1927 Friedmann. Am 23. IX. Seit einem Monat vollkommen fieberfrei, fühlt sich in jeder Beziehung viel besser. 3,5 kg Gewichtszunahme. 13. III. 29. Anhaltend fieberfrei, hustet nur in der Frühe. Im rechten intraskapularen Raum nach dem Aufhusten leise Krepitation. 25. III. 1930. Schreibt, daß sie vollkommen wohl ist, nicht hustet, arbeitet und 16 kg zugenommen hat.

84. Frau B. D. 35 j. Vor 3 Jahren Lungenblutung. Seither Lungentub. War 2 Monate in einem Provinzsanatorium (1923), seitdem in ständiger Kassenbehandlung. Hustet, magert ab, Nachtschweiß, subfebril. An den Lungenspitzen verkürzter Perkussionsschall und Knattern. Röntgenbild zeigt unter dem linken Schlüsselbein eine nußgroße Kaverne. Am 15. X. 1926 Friedmann. Nach einem Jahr alle Symptome verschwunden. 28. V. 1930. Anhaltende vollkommene klinische Heilung. Kaverne verschwunden.

85. A. R. 61 j. Arbeiter. Sohn an Tub. gestorben. Seit 4 Monaten arbeitsunfähig, magert ab, hustet. Röntgenbefund der Krankenkasse, Nr. 3017, vom 21. IV. 1925 lautet positiv für Tuberkulose. R. Spitze vorn und rückwärts Knistern. Am 7. V. 1925 Friedmann. Am 8. VIII.. Seit einem Monat arbeitsfähig und arbeitet seit dieser Zeit. Keine Geräusche, nur an der rechten Spitze rauhes Atmen. Trotz der Arbeit 2 kg Gewichtszunahme. 30. VIII. 1930. Hustet nicht, fühlt sich vollkommen wohl, arbeitet ständig. Vollkommene klinische Heilung. 6 kg Gewichtszunahme.

86. Frau A. B. 27 j. Seit einem Jahr hustet sie. Gestern hat man an einer internen Universitätsklinik beiderseitigen Lungenspitzenprozeß festgestellt und empfahl Sanatorium. Rauhes Atmen an den Spitzen. An der rechten Spitze Knattern. Sehr schlecht entwickelter Brustkasten, sehr mager, blaß. 2. X. 1928 Friedmann. 14. XI. Morgens ein wenig Husten, gutes Allgemeinbefinden, gar kein Knattern, 2 kg Gewichtszunahme. 30. VIII. 1930. Schreibt, daß sie vollkommen gesund ist, nicht hustet und 5 kg zugenommen hat.

87. F. Z. 37 j. Lehrer und Kantor. Nimmt seit einem Jahre ab, hustet und fiebert. 20. II. 1929. Klinik Lungentuberkulose festgestellt, Pyramidon und Kreosot. Vorn links bis zum III. Interkostalraum und rückwärts bis zum IV. Wirbel Knistern. 15. V. 1929 Friedmann. 22. VIII. Fieberfrei, weniger Husten, weniger Geräusche. 20. II. 1930. Hustet nicht. Keine Klagen. Normaler Lungenbefund, 10 kg Gewichtszunahme. 25. VIII. 1930. Sehr gutes Befinden. Seit 1. März arbeitet er als Lehrer und Kantor. Hustet nicht. 14 kg Gewichtszunahme.

88. Frau A. F. 56 j. Seit 1½ Jahren 20 kg Gewichtsabnahme, seitdem hustet sie, Nachtschweiß, subfebril, schlechter Appetit, in der letzten Zeit Lungenblutung. Röntgenbefund des III. Honvéd-Spitales vom 30. V. 1929 lautet positiv für Tuberkulose. R. Spitze gedämpfter Perkussionsschall. Im II. Interkostalraum Krepitation. Linksseitig vorn vom II. Interkostalraum herunter Krepitation. Am 28. V. 1824 Friedmann. 25. IX. Hustet kaum, schwitzt nicht, fieberfrei, gutes Allgemeinbefinden. Keine Geräusche. 9 kg Gewichtszunahme. 10. X. 1930. Vollkommen gesund, 20 kg Gewichtszunahme. Keine Klagen. Normaler Lungenbefund.

89. Sz. S. 35 j. Mädchen. Mutter an Tub. gestorben. Hustet seit Kindheit. 1923. Lag 5 Monate lang in Lungensanatorium. Öfter Lungenblutung. Auswurf mit Tuberkelbazillen. Im Sanatorium hat man Thorakoplastik anempfohlen. Linksseitig von oben bis unten Knistern. 11. V. 1929 Friedmann. 30. X. Weniger Husten. Positives Sputum wurde negativ. Arbeitet viel. In der Gegend des linken Interskapularraumes, wo ihre Kavernen sind, hört man nach dem Aufhusten leises Knattern. 5 kg Gewichtszunahme.

90. Frau M. B. 29 j. 1916 lange Zeit in Lungenfürsorgestelle behandelt, in den Jahren 1917 und 1918 behandelte sie der Lungenfürsorge-Chefarzt ständig. Seitdem medikamentöse Behandlung. Starker Husten, grünlicher Auswurf, schlechter Appetit. Fieber bis zu 37,8°. Klagt über Magenbeschwerden, sehr mißgestimmt. Bis zur Mitte der rechten Skapula und an der linken Spitze Knattern. 28. IV. 1922 Friedmann. Am 30. V. Fieberfrei, Symptome haben sich vermindert. 22. VII. Nur noch über dem rechten Schlüsselbein Knattern. 18. IV. 1924. Knattern nicht mehr zu hören. Kein Husten, gutes Allgemeinbefinden. 25. VIII. 1930. Seit 6 Jahren vollkommene klinische Heilung. Vorzügliches Allgemeinbefinden, ausgezeichneter Appetit. Arbeitet ständig sehr angestrengt. 4 kg Gewichtszunahme.

91. F. J. 29 j. Beamter. Seit 6 Jahren öfter im Jahre sich wiederholende starke Lungenblutungen. Letzte Blutung vor einem halben Jahr. Obere Hälfte des rechten Oberlappens gedämpfter Perkussionsschall. Rauhes Atmen. Unter dem Schlüsselbein Knistern. Seit Jahren arbeitsunfähig, trotz sorgfältiger Behandlung durch Fachärzte. 24. VII. 1921 Friedmann. Am 6. X. keine Klagen. Knistern nicht mehr zu hören. Fängt zu arbeiten an. 12. IX. 1930. Bei fortwährender Arbeit vollkommen gesund.

92. Gy. K. 35 j. Postbeamter. Seit einem Jahr in Sanatoriumsbehandlung. In dem einen Sanatorium Tuberkulin-Injektionen, in dem anderen zweimal Pneumothorax, doch keine Besserung. Schlechter Appetet, hustet, fiebert bis zu 37,8°. Vor 2 Wochen Lungenblutung. Im Sputum wurden in der Lungenfürsorgestelle sowie in Spitalsabteilung Tuberkelbazillen gefunden. Seit 10 Monaten heiser. Über rechtem Oberlappen gedämpfter Perkussionsschall. Sehr rauhes Atmen. Über beiden Spitzen vorn und rückwärts trockene Rasselgeräusche. 20. XII. 1921. Friedmann. 22. III. 1922. Stimme vollkommen rein, fieberfrei, gutes Allgemeinbefinden. 6 kg Gewichtszunahme. Hustet in der Frühe ein wenig, mit geringem Auswurf. Geräusche nicht mehr zu hören. 16. XII. 1928. Trotz ständiger Arbeit 16 kg Gewichtszunahme. Gutes Befinden. Dämpfung verschwunden. Vollkommene klinische Heilung. 14. IX. 1930. Zustand unverändert gut. 16 kg Gewichtszunahme, welche unverändert besteht. Auswurf bazillenfrei.

93. A. P. 33 j. Ingenieur. Vor 5 J. starke Lungenblutung, seitdem öfter wiederholt. 1920 und 1921 verbrachte er 6 Monate in Lungensanatorium. L. Spitze rauhes Atmen, r. Spitze bis unter das Schlüsselbein sich ausbreitend trockene Rasselgeräusche. T.: 37,6°. Am 10. IX. 1921 Friedmann. 18. V. 1922. Fieberfrei. Keine Geräusche mehr, nur rauhes Atmen. Besseres Befinden. Nach 2½ Jahren der Arbeitsunfähigkeit arbeitet er wieder. 23. VIII. 1930. Vollständige anhaltende klinische Heilung. Ohne Symptome und Klagen. 5 kg Gewichtszunahme.

94. Frau Gy. P. 29 j. Vater an Tub. gestorben. 1918 Grippe, seitdem krank. 1918 Lungenblutung. Von dieser Zeit an hustet und spuckt sie. Auswurf mit Tuberkelbazillen. Rückenschmerzen, blaß, schwach, so daß sie nicht einmal häusliche Arbeiten verrichten kann. Linker Oberlappen kleinblasig feuchte, Unterlappen trockene Rasselgeräusche. 2. II. 1922 Friedmann. Nach einem Monat ist sie imstande, häusliche Arbeiten zu verrichten, und unter weiterer Friedmann-Behandlung stehend, langsame, fortschreitende Besserung. September 1930. Seit der ersten Impfung arbeitet sie im Hause, hustet nur morgens ein wenig. 5 kg Gewichtszunahme. Linksseitig bis zur Spitze der Scapula ein wenig leise Krepitation. Vorzügliches Allgemeinbefinden. Gute Gesichtsfarbe. Tuberkelbazillen verschwunden.

95. M. V. 33 j. Mädchen. Vater und 4 Geschwister an Tub. verstorben. 1916 Grippe. Seit dieser Zeit krank. 3 Jahre lang von Dr. Holländer mit Injektionen

behandelt. Sie hat sich danach ein Jahr lang wohl gefühlt, wurde dann rezidiv. 1922 2 Monate lang in Provinzsanatorium, wo sie 1 kg zunahm, doch verließ sie dasselbe mit Lungenblutung und magerte rasch wieder ab. Seitdem Behandlung in Budapester Fürsorgestelle, aber Zustand besserte sich nicht. Am 4. IV. 1923 über beiden Spitzen rückwärts Knistern. Friedmann. 24. IX. 1924. Nach anhaltender Besserung Heilung. Knistern ganz verschwunden. 19. IX. 1930. Bei ständiger physischer Arbeit vollkommene Heilung. 11 kg Gewichtszunahme.

96. R. J. 26 j. Mädchen. 1921 Pleura-Exsudat. Seit Mai 1923 wegen Lungenspitzenkatarrh behandelt. Nahm 5 kg ab, kein Appetit, niedergeschlagen, hustet. Vor einem Monat ca. 1 l Lungenblutung. Infiltration des rechten oberen Lungenlappens. Am 28. IX. 1930 Friedmann. 17. III. 1924 Klagenfrei, 6 kg Gewichtszunahme. 11. IX. 1924. Normaler Lungenbefund. Vollkommene Heilung. 19 kg Gewichtszunahme. September 1930. Hat sich in dieser Zeit verheiratet, ist gesund, hat ein sehr starkes, 14 Monate altes Kind. Dasselbe Gewicht behalten. Keine Klagen.

97. Frau J. Sch. 22 j. Seit 2 Jahren lungenkrank. Vor 9 Monaten Lungenblutung. Hustet, schlechter Appetit, Rückenschmerzen. T.: 37,7°. Röntgen: Rechter Oberlappen mit Schattenflecken. Unter dem rechten Schlüsselbein nußgroße Kaverne. Über dem rechten Oberlappen Knistern. Steht in Kassenbehandlung. Am 10. IV. 1929 Friedmann. Nach 2 Monaten fieberfrei und arbeitsfähig. 3 kg Gewichtszunahme. Am 19. IX. 1930. Bis zur Mitte der rechten Scapula sehr leise Krepitation. Guter Appetit, 13 kg Gewichtszunahme, ständig arbeitsfähig und fieberfrei.

98. A. F. 21 j. Fabrikarbeiterin. 2 ihrer Geschwister leiden an schwerer Lungentuberkulose. Seit 1/2 Jahr krank, hustet, schweres Atmen, 11 kg Gewichtsabnahme, Rückenschmerzen. Steht in Kassenbehandlung. Über dem linken Oberlappen Knattern. Röntgenbefund: »Der obere linke Lappen ist fleckig, herdweise beschattet. Die rechte Lungenspitze getrübt. Tuberkelbazillen im Auswurf.« T.: 38,5° Am 23. VIII. 1929 Friedmann. Nach einem Monat ist sie subfebril, nach 5 Monaten vollkommen fieberfrei und nahm 7 kg zu. 19. IX. 1930. Seit 4 Monaten arbeitet sie. Morgens ein wenig Husten, ständig fieberlos. Über dem linken Oberlappen nach dem Aufhusten sehr leise Krepitation. 15 kg Gewichtszunahme. Bazillen verschwunden.

99. V. F. 24 j. Schneiderin. 2 Geschwister leiden an Lungentuberkulose. Seit 2 Monaten krank. Bisher in Budapester Lungen-Ambulanz behandelt. Hustet, schweres Atmen, Nachtschweiß, 8 kg Gewichtsabnahme. Bis zu 38,5° ansteigendes Fieber. R. Spitze rückwärts und rechtsseitig rückwärts, über dem Diaphragma, Knattern. Röntgenbefund: »Rechte Spitze getrübt, am rechten Unterlappen nußgroße Kaverne.« Am 26. IV. 1929 Friedmann. Nach 2 Monaten vollkommen fieberfrei. Am 5. IX. Kein Husten, keine Klagen, keine Geräusche. 7 kg Gewichtszunahme. 10. III. 1930. Das kontrollierende Röntgenbild zeigt vollkommene Aufhellung, an Stelle der Kaverne bohnengroßen Herdschatten. 10. IX. 1930. Vollkommene Heilung. 12 kg Gewichtszunahme.

100. Frau J. T. 47 j. Seit 2 Jahren in Lungenfürsorgestelle behandelt, wo sie 90 Guajacol-Injektionen bekam, aber da sie hustet, subfebril bleibt, morgens Auswurf hat, Rückenschmerzen und Nachtschweiß, kam sie zur Friedmann-Impfung. Rechts; seitig bis zum zum IV. Wirbel Knistern. 27. VIII. 1927 Friedmann. 20. XII. Fieberfrei, kein Nachtschweiß, sehr gutes Allgemeinbefinden. Arbeitet viel, an der linken Spitze ist noch Knistern zu hören. 4. II. 1928 Kein Knistern mehr zu hören. Am 29. VIII 1930. Seit einem Jahr hustet sie nicht, vollkommen gutes Allgemeinbefinden. Klagenfrei. 3 kg Gewichtszunahme.

101. Frau I. K. 39 j. Seit 2 Monaten krank, seitdem um 9 kg abgemagert. Starker Husten, Nachtschweiß, Rückenschmerzen. T.: 38,1°. Rechtsseitig von oben bis unten Knistern. Röntgenbild zeigt nußgroße Kaverne unter dem rechten Schlüsselbein. Am 8. IV. 1929 Friedmann. Am 13. V. nur an der Spitze Knistern, subfebril. 22. VII. Kein Husten, fieberfrei. Leises Knattern unter dem rechten Schlüsselbein. 25. II. 1930. Kontroll-Röntgenbild zeigt keine Kaverne. Knistern nicht mehr zu hören. Keine Klagen. 11 kg Gewichtszunahme. Im August 1930 vollkommen gesund.

102. Gy. Sch. 26 j. Mechaniker. Vor 4 Wochen Lungenblutung. Seitdem 2,5 kg Gewichtsabnahme, starker Nachtschweiß, Husten usw. T.: 38°. Sehr reichlicher übelriechender Auswurf mit Tuberkelbazillen. Über der rechten Lungenhälfte verkürzter Perkussionsschall. Scharfes lautes Atmen. Von der Mitte der Scapula bis zur Spitze der Scapula trockene Rasselgeräusche. Röntgenbefund: »In der rechten Hilusgegend talergroßer Schatten und interlobuläres Exsudat.« Am 23. III. 1926 Friedmann. In einem Jahr vollkommene klinische Heilung. Juni 1930. Arbeitsfähigkeit und Heilung anhaltend. 5 kg Gewichtszunahme. Bazillen verschwunden.

103. M. S. 16 j. Mädchen. Schwester an Tub. gestorben. Seit 3 Monaten lungenkrank. Fieber bis zu 38°, Husten, Auswurf mit Bazillen, Abmagerung. Röntgenbefund des Chefarztes, Röntgenologen Dr. T. Bársony, lautet: »Die Exkursion des rechten Diaphragma hat sich verringert. Im Mittelfelde ein handflächengroßer, sehr intensiver homogener Schatten, über welchen, bis zu den Spitzen reichend, linsen- und erbsengroß, ein teilweise zusammenfließender Herdschatten. Der homogene Schatten ist herunterzu von scharfer Linie.« Rechtsseitig rückwärts, von oben bis unten, Knistern. 15. XI. 1927 Friedmann. 2. I. 1928. Seit einer Woche nach der Impfung dauernd fieberfrei. Nur nach tiefem Einatmen leises Knattern. 5 kg Gewichtszunahme. 15. IX. 1930. Gutes Allgemeinbefinden. Guter Appetit, 19 kg Gewichtszunahme, aber am Ende des tiefen Einatmens ist noch immer rechtsseitig leise Krepitation. Auswurf bazillenfrei.

104. K. L. 17 j. Malerlehrling. Seit 3 Monaten krank. Husten, schweres Atmen, Nachtschweiß, 10 kg Abmagerung. T.: 38,1°. L. Lunge von oben bis unten dumpfer Perkussionsschall. Atmung rauh, verschärft. Über dem linken Unterlappen sowie rechts unten kleinbläsige feuchte Geräusche. Röntgen: »Linke Lunge im ganzen gleichmäßig getrübt; Bewegung der Diaphragma behindert. Im rechten Hilus einige erbsengroße Herde. »Am 14. VIII. 1925 Friedmann. Nach 4 Monaten vollkommene klinische Heilung. Juni 1930. Vollkommene klinische Heilung anhaltend. 11 kg Gewichtszunahme.

105. Frau F. M. 24 j. Hat mit einem Offenlungentuberkulösen in derselben Wohnung gewohnt. Wegen ihrer erstgradigen Lungentub. am 7. XII. 1925 Friedmann. Trotz dieser zeigt das Röntgenbild vom 5. XI. 1929: »Linksseitig unter der Clavicula eine nußgroße Kaverne.« Nach erneuter Friedmann-Behandlung vollkommene klinische Heilung. 15 kg Gewichtszunahme. Im Juni 1930. Klagenfrei. Köntgen: Kaverne verschwunden. Anhaltende klinische Heilung. Dasselbe Gewicht.

106. Frau F. P. 32 j. Seit 1921 krank. In diesem Jahre bekam sie die erste Friedmann-Impfung. Hustet, magert ab, schweres Atmen, schlechter Appetit, 38° Fieber. Über dem rechten Oberlappen pfeifende und knisternde Geräusche. Über dem Unterlappen Dämpfung, geschwächtes Atmen. Röntgenbefund: »Zeigt im beiderseitigen Oberlappen fleckig herdige Schatten und in der äußeren Partie des rechten Diaphragma etwas Exsudat. 15. X. 1926. Zweite Friedmann-Impfung und am 11. II. 1927 eine dritte Friedmann-Impfung. 21. V. 1927. Keine Geräusche, 9 kg. Gewichtszunahme. Fieberfrei. 30. VI. 1930. Anhaltende klinische Heilung. Keine Klagen. 15 kg Gewichtszunahme.

107. Frau S. Sz. 43 j. Seit einem Jahr in Kassenbehandlung. Hustet, schweres Atmen, Nachtschweiß, 10 kg Abmagerung. Fieberfrei, Schmerzen im Brustkasten. An der rechten Seite, von oben bis unten trockene Geräusche. Röntgen: »Rechte Seite von oben bis unten fleckig beschattet. Über dem Diaphragma ein zweifingergroßes Exsudat.« Tuberkelbazillen im Auswurf. Am 8. X. 1926 Friedmann. 8. I. 1927. Keine Geräusche, abgeschwächtes Atmen. 26. VI. 1930. Normaler Lungenbefund. Keine Klagen. 5 kg Gewichtszunahme. Keine Tuberkelbazillen.

108. G. H. 26 j. Wagnergehilfe. 2 Geschwister an Tub. gestorben. Vor 2 Jahren Lungenblutung, seitdem in Kassenbehandlung. Schmerzen im Brustkasten. Hustet. T.: 37,8°. Linksseitig, bis zur Mitte der Scapula gedämpfter Perkussionsschall. Trockene Geräusche. Über dem Diaphragma leises Knistern. Röntgenbefund: »Linker Oberlappen fleckig, in Herden getrübt, das Diaphragma fixiert, über demselben Trübung.« 7. I. 1927 Friedmann. 29. XI. 1927. Keine Geräusche, hustet nicht, fieberfrei.

29. IX. 1930. Vollkommene klinische Heilung. Klagenfrei. 8 kg Gewichtszunahme. Röntgen: Deutliche Aufhellung.

109. S. E. Bäckergehilfe. Ein Bruder an Tub. gestorben. Seit 3 Monaten krank. An interner Universitätsklinik erfolglos behandelt. Hustet, schweres Atmen. Nachtschweiß, Abmagerung. T.: 38,1°. R. Lunge. Knacken. Röntgenbild: »Exsudativer Prozeß, auf Kaverne verdächtig.« Am 25. VI. 1926 Friedmann. Nach 5 Monaten keine Geräusche, fieberfrei, arbeitet, 4 kg Gewichtszunahme. 4. VII. 1930. Vollkommene klinische Heilung. Dasselbe Gewicht trotz anstrengender Arbeit.

110. R. K. 16 j. Mädchen. Im März 1928 eine 5 Tage anhaltende Lungenblutung. Fieber zwischen 38—39°. Hustet. Röntgenbefund: »Zwischen dem rechten Ober- und Mittellappen mäßiges Exsudat. Fleckige herdige Schattierung, welche von da an bis zur Clavicula reicht. «Am 17. III. 1928 Friedmann. Am 25. IX. vollkommen fieberfrei. Im Dezember 1928 zwei Wochen lang über 38° Fieber. Am rechten Scapula-Rand, in der Nähe des V. und VI. Wirbels leises Knattern. Erneute Friedmann-Impfung, nach dieser rasche Besserung und Fieberlosigkeit. 19. III. 1929. Kein Husten, keine Geräusche. 11. VI. 1930. Klagenfrei. Röntgen zeigt vollkommene Klärung. 7 kg Gewichtszunahme.

111. Frau R. T. 27 j. Seit einem Jahr krank. Trotz fortwährender fachärztlicher Behandlung kein Erfolg, sondern Verschlechterung. Hustet, schweres Atmen, kein Appetit, Schmerzen im Brustkasten, Abmagerung. Tuberkelbazillen im Auswurf. Vor einer Woche Lungenblutung. Über dem linken Oberlappen trockene Rasselgeräusche und Knacken. Röntgenbefund: »Der linke Oberlappen ist fleckig herdig beschattet.« T.: 37,5°. Seit 2 Monaten schwanger. Am 26. VIII. 1927 Friedmann. 4. X. Keine Geräusche, klagenfrei. 23. VI. 1930. Anhaltende vollkommene klinische Heilung. 10 kg Gewichtszunahme. Röntgen: Herde resorbiert.

112. F. Z. 24 j. Feldarbeiter. Magert in den letzten Monaten ab, hat bis zu 38° Fieber, Husten, Brustschmerzen. Vor einer Woche Lungenblutung. Kein Appetit. An der linken Spitze rauhes Atmen. Links von oben bis unten Knistern. Auswurf mit Bazillen. 3. V. 1926. Friedmann. Am 1. XI. hustet nicht, fieberfrei, 11 kg Gewichtszunahme. Kein Knistern. 11. XI. 1930. Schreibt, daß er seitdem vollständig gesund ist, arbeitet und seine Gewichtszunahme behalten hat. Kein Auswurf mehr.

113. L. B. 18 j. Wagnergehilfe. Seit 2 Monaten starke Abmagerung, Nachtschweiß, schlechter Appetit, hustet. Abends bis zu 39° Fieber. Bis zur Mitte der linken Scapula und vorn im III. Interkostalraum leises Knistern. Am 11. XI. 1928 Friedmann. 8. I. 1829. Kein Nachtschweiß, kein Husten, guter Appetit, kein Knistern. 9 kg Gewichtszunahme. 31. VIII. 1930. Schreibt, daß er vollkommen gesund ist und 15 kg zugenommen hat.

114. I. Sch. 22 j. Mädchen. 2 Geschwister an Tub. gestorben. Seit 3 Jahren lungenkrank. Vor 3 Wochen starke Lungenblutung. Husten, grüner Auswurf mit Bazillen, nimmt ab, Nachtschweiß, schlechter Appetit, subfebril bis zu 37,6°. Bisherige Behandlung erfolglos. Sie meldet sich auf Anraten ihres behandelnden Arztes zur Friedmann-Impfung. Über dem rechten Oberlappen Knistern. 2. II. 1927. Friedmann. 29. V. Hustet nicht mehr, fieberfrei. 9 kg Gewichtszunahme. Viel besseres Allgemeinbefinden. Am 24. VIII. Keine Geräusche, keine Klagen. 14. XI. 1930. Befindet sich ständig vollkommen wohl. 12 kg Gewichtszunahme. Auswurf verschwunden.

115. P. J. 28 j. Geistlicher. Schwester lungenkrank. Winter 1920—21 war er wegen Lungenleiden 5 Monate in Provinzialsanatorium, wo er 40 Tuberkulin-Injektionen bekam. Seit dieser Zeit steht er unter medikamentöser Behandlung und bekam 20 Guajacol-Injektionen. Husten, Abmagerung, subfebril, sehr blaß, schwach und müde. Über beiden Lungenspitzen rauhes Atmen. Trockene Geräusche. Am 8. III. 1924 Friedmann. 17. VI. Kein Husten, fieberfrei, gutes Allgemeinbefinden. 15. IX. Vollkommene klinische Heilung. 24. VIII. 1930. Befindet sich wohl, 18 kg Gewichtszunahme.

116. Frau I. Cs. 33 j. Vater an Tub. gestorben. In 7 Jahren magerte sie um 17 kg ab. Vor 2 Wochen hat sie das Bett verlassen nach Pleuritis. Über beiden Lungenspitzen

rauhes Atmen, Knistern. Bazillen positiv. Dr. Gárdis Röntgenbefund: »Lungenspitzen verminderten Luftgehalt. Vergrößerte Hiluszeichnung, in ihnen erbsengroße intensive Herdschatten. Über dem Diaphragma verdickte Stränge aus dem Hilus. Diaphragma fixiert. Über demselben handflächengroßer homogener Schatten sichtbar. (Pleuraschwarte).« 3. V. 1926 Friedmann. 3. IX. Nur beim Seufzen Stiche, sonst keine Klagen, kein Husten. 3 kg Gewichtszunahme. Keine Geräusche. 31. VIII. 1930. Schreibt, daß sie sich vollkommen wohl fühlt. Keinerlei Beschwerden mehr. Bazillen negativ. 14 kg Gewichtszunahme.

117. Frau B. Ch. 24 Jahre alt. Am 25. X. 1921 Partus. Schon einige Wochen vor der Entbindung Nachtschweiß, Husten, müde und schwach. Die Klagen haben sich nach der Entbindung rasch vermehrt und das Fieber stieg bis zu 37,8°. L. Spitze, unter der Clavicula, gedämpfter Perkussionsschall. Leises Knistern. Tuberkelbazillen positiv. Am 23. XI. 1921 Friedmann. 10 Tage nach dieser fieberfrei, hustet weniger. 22. I. 1922. Kein Husten, keine Klagen. Die Dämpfung ist vollkommen aufgehellt. Atmung nur ein wenig rauh. Nimmt zu. 15. XI. 1930. Anhaltende Vollkommene Heilung. 15 kg Gewichtszunahme. Bazillen negativ.

118. Frau A. K. 45 j. Gatte an Tuberkulose gestorben. Seit 10 Monaten von der Krankenkasse erfolglos behandelt. Hustet, schweres Atmen, Nachtschweiße, Fieber bis zu 39°. 5 kg Gewichtsabnahme. Vor 2 Wochen Lungenblutung. Bis zur Mitte des rechten Interskapularraumes trockene Rasselgeräusche. Auswurf: Koch Tuberkelbazillen positiv. Am 8. IV. 1927 Friedmann. Am 28. II. 1928 keine Rasselgeräusche kein Husten, kein Auswurf, kein Fieber, keine Nachtschweiße. Ausgezeichnetes Allgemein befinden. Auswurf: Koch Tuberkelbazillen negativ. Am 10. IX. 1930: Andauernde vollständige klinische Heilung. 15 kg Gewichtszunahme.

119. E. Sch. 32 Jahre alt, Mutter an Tuberkulose gestorben. Vor 11 Jahren hat seine Krankheit mit Hämoptoe angefangen, die sich seit der Zeit öfters wiederholt haben, zuletzt vor 3 Monaten. Subfebril, 37,4. Sein Sputum seit einem Jahr immer Koch positiv. Hustet viel, hat Rückenschmerzen, gelbes Sputum, sehr deprimiert. 78,5 kg. Über der rechten Lungenspitze und im 2. Interkostalraum verkürzter Perkussionsschall, rauhes Atmen, Knistern. Auf der linken Lungenspitze rauhes Atmen. Am 18. V. 1922 Friedmann-Impfung. Am 9. VII. 1922. Temperaturerhöhungen, die seit 2 Jahren beständig waren, haben ganz aufgehört. Patient fühlt sich wesentlich besser, Husten wenig. Am 8. IX. 1922 Gewicht 83,5 kg, fieberlos, kein Husten, Sputum früh 1—2 mal weiß. Auf der rechten Lungenspitze verlängertes Ausatmen, ohne Knistern, vollständiges Wohlbefinden. Am 17. XI. 1922 Sputumbefund: negativ. Am 12. II. 1923 Gewicht 83,9 kg. Sputum wieder negativ, vollständiges Wohlbefinden. Klinisch geheilt. Am 29. I. 1924 gesund. Dauernde Heilung.

120. A. S. 26 Jahre alt, Fabrikarbeiterin, ihr Gatte an Tuberkulose gestorben, hustet, Mattigkeit, schweres Atmen, Abmagerung, Rückenschmerzen, subfebril, viel Auswurf, arbeitsunfähig. An beiden Lungenspitzen und rechts bis zur Mitte der Scapula gedämpfter Perkussionsschall, rauhes Atmen, trockne Rasselgeräusche. Röntgen: Vergrößerte Hilusdrüsen beiderseits, am rechten, oberen Lungenlappen großfleckiger Schatten, Auswurf: Koch positiv. Am 6. VI. 1924 Friedmann-Impfung. Am 2. XII. 1924 fieberlos, Wohlbefinden, keine Rasselgeräusche, arbeitet. Auswurf: Koch negativ. Juni 1926. Vollständiges Wohlbefinden. Dauernde Heilung.

121. A. K. 13 Jahre alt. Tochter eines Zigeuners, hustet, starke Nachtschweiße, Rückenschmerzen, febril. Über beiden Lungenspitzen trockene Rasselgeräusche. Röntgenbefund: Linker oberer Lungenlappen fleckig, schattig, dichtere Hiluszeichnung, 33,6 kg. Auswurf: Koch positiv. Am 2. VII. 1924 Friedmann-Impfung. Am 28. XI. 1924 keine Klage, fieberlos. Gewicht 42,5 kg. Auswurf kaum noch etwas; Koch negativ. Dauernde Heilung.

122. O. B. 34 Jahre alt, Dienstbote, seit einigen Monaten krank, hustet, Mattigkeit, kein Appetit, Nachtschweiße, subfebril, Abmagerung, Rückenschmerzen. An beiden Lungenspitzen rauhes Ein-, lautes, verlängertes Ausatmen, links kleinblasige Rasselgeräusche. Röntgenbefund: Hiluszeichnung dichter mit vergrößerten Drüsen.

In der linken Lungenspitze haselnußgroße Schatten. T.: 37,5. Auswurf: Koch positiv. Am 11. VI. 1924 Friedmann-Impfung. Am 30. XI. 1924 fieberlos, wesentliche Besserung, Auswurf: Koch negativ. Am 1. II. 1926 klinisch geheilt, arbeitet, keine Klagen. Auswurf: Koch negativ. Dauernde Heilung.

Lungentuberkulose der Kinder.

123. G. Ch. 2 Monate alt. Knabe. Sohn der im Fall 117 beschriebenen Kranken. Schon im Alter von 2 Wochen Nachtschweiß, später Husten, Temperaturerhöhung, appetitlos, nimmt ab, entwickelt sich sehr schlecht. Über der linken Lungenhälfte rückwärts, von oben bis unten, und an der rechten Seite unten rückwärts Knistern. Am 21. XII. 1921 Friedmann. 21. I. 1922. Fieberfrei, vorzüglicher Appetit, kein Nachtschweiß, viel besseres Aussehen, weniger Geräusche. 15. VII. 1922. An den Lungen alle Krankheitserscheinungen verschwunden. 15. IX. 1930. Prächtig entwickelter Knabe, vorzügliche Gesichtsfarbe. Normaler Lungenbefund. Röntgenbild: »Die beiden Seiten der Lunge, aber besonders linksseitig, mit verkalkten Herden vollgestreut.«

124. B. L. 2½ j. Knabe. Vater tuberkulös. Der behandelnde Arzt Dr. R., der ihn durch ½ Jahr erfolglos behandelt hatte, sandte ihn zur Friedmann-Impfung. Seit 6 Monaten Fieber, Husten, starke Abmagerung, Appetitlosigkeit. Über der ganzen linken Lunge gedämpfter Perkussionsschall, rauhes Atmen, leises Knattern, gedunsener Bauch, außerordentlich blaß. 9 kg Gewicht. Am 15. III. 1922. Friedmann. 14. V. fieberfrei, nachts noch Husten, guter Appetit, viel bessere Gesichtsfarbe, 12 kg Gewicht. 2. VI. Die Dämpfung vollkommen aufgehellt. Kein Husten, blühende Gesichtsfarbe. Bauch nicht mehr aufgedunsen. August 1930. Anhaltende vollkommene klinische Heilung. Röntgenbild: In der Lunge sehr zahlreiche kleinere und größere verkalkte Herde. Sehr gut entwickelt.

125. S. V. 4 j. Knabe. Sohn eines Polizisten. Vater lungenkrank. Erkältet sich leicht, hustet, Nachtschweiß, schlechter Appetit, mißgestimmt, sehr blaß. Im Jahre 1925 stellte man an Universitäts-Kinderklinik Lungentuberkulose »mit sehr schlechter Prognose« fest. Rauhes Atmen, von oben bis unten, an der linken Lunge und leises Knistern. Am 16. I. 1925 Friedmann. 5 Wochen nach dieser hat das Knistern aufgehört, vollkommene Umstimmung. 19. IX. 1930. Entwickelt sich seit der ersten Friedmann-Impfung sehr gut. Gesunde Gesichtsfarbe, klagenfrei, 12 kg Gewichtszunahme. Vollkommen normaler Lungenbefund.

126. A. V. 7 j. Mädchen. Seit 2 Jahren müde, schlechter Appetit, abends Temperaturerhöhung, Nachtschweiß. Röntgenbefund Nr. 6383, 1924 der Stefanie-Kinderklinik lautet: »Beide Hili sind verstärkt, in denselben verstreut einige erbsengroße Drüsen.« Diagnose: Hypertrophia gland. peribronch. Am 22. V. 1924 Friedmann. Gewicht: 28.5 kg. Am 7. VII. Sämtliche Klagen haben aufgehört. September 1930. Anhaltende vollkommene Heilung. Gewicht: 79 kg.

127. M. B. 11 Jahre altes Mädchen. Mutter an Tuberkulose gestorben. Seit 10 Jahren kränklich, hustet, schwerer Atem, schlechter Appetit, Nachtschweiß, blaß, magert ab. T.: 38,5 Grad. Über der rechten Lunge von oben bis unten Pfeifen, von der Mitte der Scapula herunter Knistern. Röntgenbild: Gegend des linken Hilus und über dem Diaphragma fleckige Schattierung. 24. III. 1926 Friedmann. Einen Monat nach dieser fieberfrei. Nach 6 Monaten haben alle Geräusche aufgehört. Nach einem Jahr klagenfrei. Gutes Aussehen. 3. V. 1930. Vollkommene anhaltende klinische Heilung. 18 kg Gewichtszunahme.

128. K. H. 3 j. Mädchen. Eine Schwester tuberkulös. Seit 5 Monaten krank. In der Mittelgegend des Interscapularraumes Knattern. Röntgenbild: Vom rechten Hilus ausgehende, talergroße Verschattung. T.: 38,6 Grad. Gewicht: 11 kg. Am 28. VI. 1925. Friedmann. 26. XI. Fieberfrei, Knattern aufgehört. 1,5 kg Gewichtszunahme. 22. I. 1926. Nach der zweiten Friedmann-Impfung trat vollkommene Heilung ein. Vorzügliche Entwickelung, sehr gute Gesichtsfarbe. Juni 1930. Anhaltende Heilung. Gewicht: 25 kg.

129. B. S. 10 j. Knabe. Hustet seit 6 Monaten, schwitzt in der Nacht. T.: 37,4 Grad. Magert ab. Röntgen: Rechte Lungenspitze bis zur 3. Rippe homogen getrübt. An der rechten Lungenspitze bis zum 2. Intercostalraum gedämpfter Perkussionsschall. Am 12. II. 1926 Friedmann. 6 Monate nach dieser zeigt das Röntgenbild vollkommene Aufhellung. Im Juni 1930. Anhaltende vollkommene klinische Heilung. 23 kg Gewichtszunahme.

130. F. B. 6 j. Knabe. Vater an Tuberkulose gestorben. Seit 2 Monaten krank. Bisherige Behandlung erfolglos. Hustet, Nachtschweiß, schweres Atmen, Abmagerung, subfebril, müde, wechselnder Appetit. Rechte Lunge von oben bis unten Pfeifen. Unten rückwärts trockene Rasselgeräusche. Röntgen: Unter dem rechten Schlüsselbein talergroße, fleckige Verschattung. Am 14. V. 1926 Friedmann. 2. VIII. Klagenfrei, keine Geräusche. 28. VIII. 1930. Gut entwickelt, gute Gesichtsfarbe. Klagenfrei. Normaler Lungenbefund. 9 kg Gewichtszunahme.

131. F. B. 11 j. Knabe. Seit einem Monat krank. Hustet. Appetitlos, Nachtschweiß, subfebril, magert ab. An beiden Seiten des Halses nußgroße Drüsen. In der Gegend des interscapularen Raumes rechts gedämpfter Perkussionsschall und Pfeifen. Röntgen: R. Hilusgegend talergroße fleckige Beschattung. Am 7. V. 1926 Friedmann. 25. IX. Fieberfrei, normaler Lungenbefund. Drüsen verschwunden. 4 kg Gewichtszunahme. 8. V. 1930. Vollkommene klinische Heilung. 13 kg Gewichtszunahme. Röntgen zeigt vollkommene Aufhellung.

132. E. P. 6 j. Mädchen. Seit 1½ Jahren kränklich. Mißgestimmt. Magert ab, hustet, Nachtschweiß, schlechter Appetit. T.: 39,2 Grad. Gewicht: 11,5 kg. An der linken Spitze rauhes Atmen. Über dem rechten Unterlappen gedämpfter Perkussionsschall. Geräusche mit reichlicher Krepitation. Sehr blaß, vergrößerte Halsdrüsen. Röntgen: »R. Unterlappen ausgebreitete Trübung. Diaphragma rechts, im inneren Drittel fixiert.« 8. X. 1927. Friedmann. 5. XI. Gut gelaunt, kein Husten, keine Geräusche, fieberfrei, Gewicht: 19,5 kg. 20. VI. 1930. Gute Gesichtsfarbe, vollkommene klinische Heilung. Röntgen zeigt vollkommene Aufhellung und einige kleine verkalkte Herde. Gewicht: 24,5 kg.

133. A. Sz. 6 j. Knabe. Hustet seit 4 Monaten. Nachtschweiß, Abmagerung, sehr blaß. Fieber bis zu 37,9 Grad. Am linken Oberlappen gedämpfter Perkussionsschall. Rauhes Atmen, rückwärts unten an beiden Seiten Knistern. Röntgen: »Linke Oberlappen homogen getrübt.« Am 16. XII. 1926 Friedmann. 12. II. 1927. Vorzügliche Gesichtsfarbe. Dämpfung vollkommen verschwunden. Klagenfrei. Am 9. IV. Röntgenbild zeigt vollkommene Aufhellung. Mai 1930. Anhaltende vollkommene klinische Heilung.

134. J. H. 3 j. Knabe. Seit 3 Monaten krank. Hustet, schlechter Appetit, Nachtschweiß, rapide Gewichtsabnahme. Rechtsseitig von oben bis unten Knistern. Röntgen: »Rechts reichliche Hilusverästelung, bis zur rechten Clavicula reichend. R. Unterlappen über talergroße intensive Trübung.« Am 20. V. 1927. Friedmann. 7. VIII. 1927. Keine Geräusche, kein Husten, keine Klagen. 2. VII. 1930. Ununterbrochen gesund, gut entwickelt, gesunde Gesichtsfarbe. Röntgen: normal.

135. Gy. T. 3 j. Knabe. Wurde 1928 an der Universitäts-Kinderklinik wegen Lungentuberkulose behandelt: Röntgen: »Um den rechten Hilus handflächengroße homogene Beschattung sichtbar.« T.: 37,4 Grad. Am 10. IV. 1929 Friedmann. 24. VI. 1930. Das Kontrollröntgenbild zeigt vollkommene Aufhellung. Vollständige klinische Heilung.

136. I. K. 9 j. Mädchen. Vater lungenkrank. An der Universitäts-Kinderklinik wurde sie wegen Lungentub. behandelt. Über dem linken Unterlappen dumpfer Perkussionsschall, Knistern. Sehr herabgekommen und mager. Hustet, schweres Atmen, Nachtschweiß. T.: 38,7 Grad. Röntgen: »Linke Unterlappen fleckig beschattet.« Am 16. VII. 1928. Friedmann. Einen Monat nach der Impfung ist sie fieberfrei, guter Appetit. Fortschreitende Besserung, bis zur vollkommenen Heilung. 22. IV. 1930. Keine Klagen, über den Lungen keine Geräusche zu hören. 4 kg Gewichtszunahme.

137. I. H. 1½ j. Knabe. Seit einem halben Jahr nimmt er nicht zu, schlechter Appetit,

hustet, auffallend blaß, subfebril. Wurde im Kinderspital behandelt, zuletzt Luftveränderung als einzige Hilfe empfohlen. Da die Eltern dies nicht ausführen konnten, wandten sie sich an einen anderen Facharzt, dieser empfahl Pneumothoraxbehandlung. Röntgenbefund des »Weißen-Kreuz«-Kinderspitales in Budapest vom 5. IV. 1922 lautet: »Rechts zwischen dem Hilus und dem Zwerchfell apfelgroßer, nicht scharf begrenzter, intensiver Schatten. Zwerchfell bewegt sich kaum. Rechtsseitige Lungentuberkulose und Hilusinfiltration.« Am 11. IV. 1922 Friedmann. 20. V. Kein Husten, fieberfrei, guter Appetit. Am 15. IX. Dämpfung vollkommen verschwunden. Vollkommen wohl. 28. IX. 1930. Klagenfrei, vollkommene klinische Heilung. Gute Gesichtsfarbe. Prächtig entwickelt, 36 kg Gewicht.

138. I. P. 5 j. Mädchen. Ihre Mutter Lungentuberkulose. Hustet, subfebril, Nachtschweiß, Abmagerung. Röntgenbild des Bródy-Krankenhauses vom 5. VI. 1924 zeigt: »Hili stark verdichtet. Im Zusammenhang mit ihnen mehrere Herde in den infraklavikularen Gegenden. Am Diaphragma Fixationen.« Bisher erfolglose Behandlung. R. Lungenspitze, über dem rechten Unterlappen und hinten links unten Knattern. Am 4. XII. 1924 Friedmann. 14. I. 1925 Fieberfrei. 1½ kg Gewichtszunahme. Bedeutende Besserung. Am 28. VIII kein Husten, vollkommene klinische Heilung. 30. VIII. 1930. Ständig völlig gesund. 16 kg Gewichtszunahme.

Zum Schluß möchte ich nochmals hervorheben, daß alle hier angeführten Patienten von ihren vorbehandelnden Ärzten und Instituten nach dem Stand der heutigen Wissenschaft, ihrem besten Können gemäß und mit größter Gewissenhaftigkeit behandelt worden waren, **mit dem einzigen Erfolg unaufhaltsam fortschreitender Verschlechterung,** während ich mit Hilfe der so einfachen Friedmann-Methode bei denselben Kranken höchst befriedigende, ja bei vielen Fällen schnelle, vollkommene Dauerheil-Erfolge erzielen konnte.

Dies sind Tatsachen, an denen ein Arzt, zumal wenn er die Tuberkulose der armen Volksklassen und des herabgekommenen Mittelstandes zu behandeln berufen ist, **nicht vorbeigehen darf. Kann das für weniger bemittelte Patienten unbezahlbar teure Leysin bei chirurgischer Tuberkulose etwa bessere oder auch nur annähernd solche Erfolge zeigen**? Die Kranken werden dort durch 1—4 Jahre behalten. Aber es kommen aus der Schweiz trotz der enormen pekuniären Opfer die Mehrzahl ungeheilt zurück. Und schließlich, wie viele chirurgisch tuberkulöse Kranke haben die Möglichkeit, sich in Leysin oder in ähnlichen Kurorten jahrelang behandeln zu lassen?

Wenn wir speziell die Friedmann-Erfolge bei Lungentuberkulose der Kinder betrachten, so müssen wir daran denken, wie rat- und tatlos die öffentlichen Fürsorgestellen der konstatierten Kindertuberkulose gegenüberstehen. Man versieht die Eltern gewöhnlich **mit dem stereotypen Rat: »Gute Ernährung, viel an der frischen Luft sein, gesunde sonnige Wohnung und Luftveränderung usw.«** Aber die armen Volksklassen, — von der Masse der Arbeitslosen gar nicht zu reden — können diese guten Ratschläge nicht befolgen! Und selbst diejenigen, die in bescheidenem Maßstab imstande sind, diese Ratschläge zu befolgen, wissen, **wie jämmerlich im Grunde genommen die Resultate sind!** In Budapest allein haben z. B. die Schulärzte in den Schulen bei nahezu 9000 Kindern Tuberkulose festgestellt.

Aus finanziellen Gründen stehen wir dieser kindlichen Lungentuberkulose machtlos gegenüber. **Sollen wir da das Friedmann-Mittel nicht in**

weitestem Maßstab anwenden? Wir erreichen doch in den allermeisten Fällen bei rechtzeitiger Anwendung ebenso schöne Erfolge wie bei den hier beispielsweise publizierten. Die unzähligen, durch die Hilus-Tuberkulose in der Entwickelung zurückgebliebenen schwachen Wesen können wir mittels 1—2 Friedmann-Impfungen nach wenigen Monaten in lebhafte, sich gut entwickelnde Kinder mit gutem Appetit und gesunder Gesichtsfarbe verwandeln. Aber auch beim Kampfe gegen die Tuberkulose als Volksseuche, müssen wir grade im Kindesalter, im sogenannten prätuberkulösen Stadium, den Kampf beginnen. Aus diesen Hiluserkrankungen werden gewöhnlich im heranwachsenden Alter, oder auch später, die sogenannten sub-apikalen »Frühinfiltrate«, aus deren unermeßlich hoher Zahl sich das große Heer der aktiv Tuberkulösen sowie der 18 000 jährlich in Ungarn an Tuberkulose Sterbenden immer von neuem rekrutiert und ergänzt. Für die wohlhabenden Klassen, welche jahrelang in Sanatorien und klimatischen Kurorten leben können, ist die Tuberkulose kein **so** katastrophales Problem wie für den verarmten Mittelstand und die Arbeiter, die eben nicht imstande sind, sich lang andauernden Kuren zu unterwerfen. Um das zu erreichen, müßte die soziale Fürsorge ihre an sich schon aufs höchste angespannten Leistungen vervielfachen. Darum ist es dringend erforderlich, daß immer mehr Ärzte die einfache billige Friedmann-Methode der großen Masse zugute kommen lassen, denn aus Mittelstand und Proletariat rekrutieren sich die meisten Tuberkulose-Todesfälle.

Bisher befassen sich etwa 400 ungarische Ärzte mit der Friedmann-Methode [1]). Ich veröffentliche meinen Artikel mit der Absicht, daß sich dieses Lager zum Segen der Kranken vergrößern möchte! **Dadurch wird ungezählten Kranken geholfen werden.**

Jeder Arzt, der die richtige Indikation und die Anwendungsmethode einhält, der vor allem seine Tuberkulösen möglichst frühzeitig der Heilimpfung unterzieht, wird sich davon überzeugen, daß beim Kampf gegen die Tuberkulose mit dem Friedmann-Mittel **unvergleichlich mehr Erfolge erzielt werden können als mit allen anderen Behandlungsmethoden zusammengenommen.**«

---

[1]) So berichtet Chefarzt Dr. Stefan Sandor vom Karolyi-Krankenhaus in Ujpest auf Grund eigener tausendfältiger Anwendung über »so eklatante Erfolge, daß über die Frage, ob man das Mittel anwenden müsse oder nicht, schon längst nicht mehr zu streiten ist«; S. hat »schon seit Jahren seit der Anwendung des Friedmann-Mittels keine Amputationen oder Resektionen wegen Tuberkulose mehr vorgenommen«. Analoge Heilerfolge bei Lungen- und chirurgischer Tuberkulose berichteten u. v. a. Dr. Josef Badics (852 Fälle), Dr. Gyula Beczassy (134 Fälle, darunter 2 chirurgische Tuberkulosen geheilt, von 129 bginnenden Lungentuberkulosen mit positivem Röntgen und z. T. positivem Sputumbefund 125 geheilt, 4 gebessert), Dr. Tibor Gundhardt, Ujpest (1100 Fälle), Dr. Imre Kaufmann, Szeged (über 1000 Fälle), Dr. Miksa Klein (230 Fälle), Dr. Gyula Partos (100 Fälle), Dr. Laszlo Polgár (120 Fälle), Chefarzt Dr. Steiner, Sopron (1102 Fälle), Dr. Kalman Szentpetery (97 Fälle), Dr. Pal Toth, Mitglied des Ungarischen Reichstags (90 Fälle), Dr. Zala (230 Fälle) usw. usw.

Original-Bericht aus der Tschecho-Slowakai.

Von Dr. Robert Pollák, Facharzt für Tuberkulose, Zilina, Tschecho-Slowakei, ul. M. M. Hodzn, roh Mydlárskej, ul. 2. Zilina, 15. Juni 1931.

»Ich halte meine Ansichten über die Resultate der Friedmann-Therapie schon darum für kompetent und unbefangen, weil ich nicht nur mit dem Friedmannschen Mittel, sondern auch mit Pneumothorax, Thorakokaustik usw. Tuberkulosefälle behandele und weil ich ferner vorher jahrelang mit den üblichen Injektionsserien sowie mit physikalisch-hydrotherapeutischen Methoden das tückische Tuberkulose-Leiden zu beeinflussen versucht hatte.

Insgesamt sind es 757 Fälle, die ich bisher mit dem Friedmannschen Mittel geimpft habe. Bezüglich Dosis und Injektionstechnik hielt ich mich strikte an die Vorschriften Professor Friedmann's, nur habe ich in ca. 400 Fällen die Patienten vor der Friedmann-Therapie mit je zehnmal verabreichter Höhensonne und warmen Moorpackungen lokal behandelt, und zwar wurden die entsprechenden Fälle — es waren alles Lungenfälle — zwei- bis dreimal täglich 3—10 Minuten lang an Brust und Rücken bestrahlt und danach 30 Minuten lang in Moor gepackt. Das Friedmann-Mittel wurde nach der letzten solchen Behandlung injiziert. Zwar erreichte ich schon in der Zeit, als ich die Friedmann-Behandlung noch nicht kannte, ganz gute Erfolge mit obiger Therapie, doch waren die Resultate insofern nicht befriedigend, weil **nach vorübergehender Besserung plötzlich wieder Verschlimmerung** eintrat. Um den Erfolg dauernd zu gestalten, gab ich am Ende dieser Serienbehandlung die Friedmann-Injektion, und zwar mit so durchschlagendem Erfolg, daß seit dieser Zeit, 1925, ich garnicht mehr auf die Friedmann-Injektion verzichten kann.

So wurden mindestens 200 Fälle von Lungentuberkulose ausschließlich mit Friedmann behandelt. Ich könnte nicht behaupten, daß die Resultate bei denen, die vorher mit Bestrahlungen behandelt waren, besser gewesen wären als die nur mit der Friedmann-Impfung behandelten; vielmehr genügte die Friedmann-Injektion allein zur Heilung der Tuberkulose. In den restlichen ca. 150 Fällen handelte es sich um Tuberkulose der Knochen, Genitalorgane, Nieren, der Haut und Drüsen, sowie um prophylaktisch geimpfte Patienten.

Einige interessantere Fälle möchte ich kurz anführen:

Gendarmeriefeldwebelsgattin N.: Liegt seit Jahren an beiderseitiger Tuberkulose der Lungenspitzen, wurde lange Zeit mit allen möglichen Methoden ohne Erfolg behandelt, so daß von dem Hausarzt gegen die zur Zeit bestehende Gravidität die Indikation des Abortus artificialis gestellt wurde. Nach der im Juli 1925 verabfolgten Friedmann-Impfung kam Patientin im September wieder zu mir. Sie hatte 40 Pfund zugenommen, so daß ich sie nach ihrem Namen fragte, weil ich sie überhaupt nicht wiedererkannte. Sie hatte sämtliche Symptome verloren und war glücklich bis auf den Umstand, daß sie sich sämtliche Kleider umändern mußte.

Friseurin A.: 16 Jahre alt, wurde wegen Peritonitis tuberculosa (Bauchfelltuberkulose) in der Krankenkasse behandelt und zwecks Laparotomie ins Krankenhaus empfohlen. Patientin wollte aber vorher die Friedmann-Impfung versuchen, von der sie, wie sie sich ausdrückte, **in der Tschechoslowakei Wunder gehört hatte.** Im September 1925 wurde sie mit Friedmann geimpft, und schon einige Tage danach verließ sie das Bett. Der Bauchumfang, welcher vor der Impfung dem einer neunmonatigen Schwangerschaft entsprochen hatte, nahm innerhalb einer Woche um ca. 50% ab. In diesem Zustand war sie in der Lage, ihren Beruf als Friseurin auszuüben. Sie ist bis heute gesund und arbeitet dauernd.

Kaufmannsgattin F.: 23 Jahre alt, wurde wegen Lungentuberkulose in der Tatra behandelt. Als sie im siebenten Monat schwanger war, hatte sie blutigen Auswurf und reichliche Tuberkelbazillen im Sputum. Sie magerte innerhalb eines Monats um 10 Pfund ab. Im Juni 1926 Friedmann-Impfung. Nach einem Monat wurde sie beschwerdefrei, hat einen gesunden Knaben geboren und ist bis heute völlig gesund.

Vertretersgattin F.: 20 Jahre alt. Seit 2 Jahren verheiratet, der Mann will die Ehe wegen Kinderlosigkeit scheiden lassen. Starke Abmagerung. Die Lungenröntgenaufnahme zeigt viele alte Herde in den Spitzen. Die gynäkologische Untersuchung ergibt beiderseits vergrößerte derbe Eierstöcke und verdicktes Parametrium. Im Juli 1927 wurde sie mit Friedmann geimpft, im Oktober wurde sie bereits schwanger. Die Geburt verlief ohne Beschwerden, ja sie überstand sogar 4 Monate später eine Gallenblasenoperation. Sie fühlt sich gesund und hat über 5 kg zugenommen.

Schneiderin C.: 21 Jahre alt, ließ mich in der Nacht wegen plötzlichen Bluturinierens wecken. Der sofort von mir vorgenommene Ureteren-Katheterismus ergab als Quelle der Blutung die linke Niere. Am folgenden Tage war kein Blut mehr im Urin makroskopisch sichtbar. Jedoch konnten im Urinsediment Tuberkelbazillen nachgewiesen werden. Patientin gestand auch jetzt, als Kind bereits an Ascites abdominalis gelitten zu haben, was sie bis dahin vor ihrem Ehemann verheimlicht hatte. Im Juli 1930 bekam sie die Friedmannsche Simultaninjektion. Der Urin wurde daraufhin schon nach einigen Tagen klar, ohne jede andere Medikation, und im Urinsediment konnten nach einem weiteren Monat keine Tuberkelbazillen mehr nachgewiesen werden. Patientin ist seit damals dauernd gesund.

Landwirtschaftlersgattin S.: Kam mit beiderseitiger exsudativer Lungentuberkulose zwecks Pneumothoraxbehandlung zu mir. Im Juni 1930 wurde die Kollapstherapie eingeleitet, jedoch wegen beiderseitiger Verwachsungen, die nicht mehr als je 50 ccm Luft einströmen ließen, nach mehrmaligen Versuchen abgebrochen. Im Oktober entschloß sich Patientin zur Friedmann-Injektion. Hiernach besserte sich ihr Zustand rapide. Schon nach 2 Monaten verlor sie die Tuberkelbazillen aus dem Sputum. Infolge der großen Entfernung ihres Wohnorts und ihrer Armut kam sie dann nicht mehr zur Kontrolle, jedoch teilten mir ihre Landsleute mit, daß sie bereits wieder schwere Landarbeit ausübe und vollkommen genesen sei.

Wenn irgend jemand, so habe ich die Gelegenheit, alle möglichen Behandlungen gegen die Tuberkulose auszuüben. Es ist nicht zu verwundern, wenn Kollegen in den heutigen schweren Zeiten die Tuberkulose luxuriöser behandeln, als dies die Friedmannsche Methode bietet, da diese komplizierten Methoden scheinbar mehr Gewinn bringen. Tatsächlich ist diese

Auffassung ein Irrtum. Ein Patient, der sich nicht bessert, redet vielen anderen ab, zu dem betreffenden Arzt zu gehen, wohingegen ein, noch dazu für so wenig Geld geheilter Fall von Tuberkulose eine lebendige Reklame ist, wie sie sich ähnlich kein Arzt leisten kann. Ich verdanke mindestens 50% meiner Praxis der Friedmannschen Methode und benutze diese Gelegenheit, um Herrn Professor Friedmann sowohl in meinem wie im Namen meiner Patienten den innigsten Dank auszudrücken."

Bulgarien. Erfahrungen mit dem Friedmannschen Tuberkuloseheilmittel.

Bericht von Dr. Simeonow, Chirurgischem Chefarzt am Staatsspital I. Ranges zu Schumen (Bulgarien), jetzt Spitalsdirektor.

»In meiner mehr als 25 jährigen Tätigkeit als Chirurg an verschiedenen Krankenhäusern **Rußlands und Bulgariens,** früher Chefarzt der Chirurgischen Abteilungen an den Staatsspitälern I. Ranges in St. Zagora und Widin, habe ich viel zu oft bei verschiedenartigen Fällen sogenannter chirurgischer Tuberkulose ganz machtlos dagestanden. Ich habe alles ausprobiert, was uns an ärztlichen Methoden zur Verfügung stand und was mir durch das Schrifttum zuteil wurde. So ging es, bis ich im Jahre 1921 zum ersten Male Friedmanns Heilmittel anwandte.

Es handelte sich um eine ganz deutliche, typische, tuberkulöse Peritonitis (durch den Tierversuch gesicherte Diagnose) bei einem 12 jährigen Jungen, bei dem 6 Tage nach vollzogener sogenannter kurativer Laparotomie das Bild einer Basismeningitis zum Vorschein kam. Der Knabe schien absolut verloren, und ich brachte den Mut auf, das Friedmannsche Mittel anzuwenden, trotz der großen Skepsis, die gegen dieses Mittel damals herrschte. Schon 4 Tage nach der Injektion schwand der Opisthotonus, und im Laufe noch einiger Tage waren sämtliche meningealen Erscheinungen vollständig zurückgegangen, **ein unerhörtes Resultat. Der Erfolg war so glänzend, daß alle Kollegen im Spital (St.-Zagora) ganz verblüfft waren.** Einen dem beschriebenen Fall ähnlichen behandelte ich mit ebenso großartigem Erfolg anno 1925 in der Privatklinik von Dr. I. v. Koschucharoff in Sofia, wo ich eine Zeitlang die Chirurgische Abteilung leitete. Hier handelte es sich um einen 16 jährigen Burschen.

Der Fall (in St.-Zagora) gab keinen Anlaß zu Klügeleien; es war kein Zweifel, daß wir dadurch das Kind gerettet hatten. Unter andern hat auch Prof. Vogel (M. m. W. 1918 Nr. 28) die gleichen Erfolge bei durch Laparotomie erwiesener Peritonealtuberkulose durch Friedmanns Mittel erzielt.

Von dem Moment an begann ich dieses Mittel sowohl bei geeigneten Lungenfällen (21 Fälle), vor allem aber in allen Fällen der chirurgischen Tuberkulose, ohne Ausnahme anzuwenden. Bis jetzt habe ich 1300 Injektionen bei 1275 Patienten ausgeführt (davon waren 670 Knochentuberkulosen, 21 Lungentuberkulosen, 205 Drüsentuberkulosen, 107 Hoden- und Harnblasentuberkulosen, 176 Gelenktuberkulosen und 96 Peritonealtuberkulosen) und das kann ich schon gleich zuvor sagen, daß ich fast nur Heilungen, in keinem einzigen Falle aber Verschlimmerung gesehen habe. Das Mittel wurde auch bei Patienten angewendet, die leicht fieberten, d. h., die eine Abendtemperatur von nicht mehr als 38° zeigten.

Die Injektionen wurden stets intramuskulär in der Glutäalgegend ausgeführt. Ich habe alle Stärken dieses Mittels ausprobiert und bin seit 4 Jahren bei der Stärke »schwach« stehengeblieben. In einer verschwindend kleinen Zahl der Fälle gab es geringe Allgemeinreaktion, die sich in leichtestem Unbehagen und Temperatursteigerung nicht höher als 38,3° äußerte; diese Reaktion hielt in keinem Falle mehr als 10—14 Stunden nach der Einspritzung an. Reaktionen in loco der Einspritzung hatte ich unter meinen vielen Fällen nicht mehr als 15mal; dieselben äußerten sich nach 15—18 Tagen in einer Erweichung und Verflüssigung des Gewebes, die nur in einem einzigen Falle (es handelte sich um eine 30 jährige Lehrerin mit enormen Paketen von Lymphomata tuberculosa colli) eine zirkumskripte Gangrän des erweichten Gewebes zutage förderte. Trotz dieser unangenehmen Komplikation verschwanden die tuberkulösen Lymphdrüsenpakete innerhalb eines Monats vollständig. Ich habe sowohl den Eiter wie auch Gewebestückchen am Pathologischen Institut der Universität zu Sofia durch den Assistenten Dr. Löbel untersuchen lassen, und es zeigte sich, daß dieselben steril gewesen sind. Ob hier irgendein Verstoß gegen die Asepsis gemacht wurde, lasse ich dahingestellt, denn diese Einspritzung wurde von einer der Krankenschwestern ausgeführt, die mir jedoch versicherte, alles lege artis gemacht zu haben. Aus Obigem erhellt die sehr wichtige Tatsache, daß schon ein 18 tägiges Verbleiben des Friedmann-Depots im Körper vollständig ausreichen kann, um seine höchste Heilwirkung auf das tuberkulöse Gewebe auszuüben!

Ich habe parallele Versuche angestellt, indem ich manche Fälle nach vollführten Auskratzungen, Sequestrotomien, Abszeßexstirpationen (ich exstirpiere kalte Abszesse radikal in Fällen natürlich nur da, wo es geht), Lymphomexstirpationen, kurativen Laparotomien, nicht gespritzt und dann wieder ebensolche Fälle — bald nach der Operation — gespritzt habe. Bei diesen Fällen hatte ich nur in einer verschwindend geringen Zahl Rezidive, die jedoch nach einer erneuten Einspritzung (die ich nie vor 2 Monaten nach der ersten mache) glatt heilten; während die nicht gespritzten Fälle nicht heilten, vielmehr in mehr als 60% rezidivierten! Sobald ich diese letzteren mit dem Friedmann-Mittel gespritzt hatte, beobachtete ich in ziemlich kurzer Zeit bedeutende Besserung und in mindestens 45% der Fälle — Heilung.

Fisteln, an die infolge ihrer besonderen Lage schwer heranzukommen ist, z. B. solche, die zum Wirbelkörper gehen oder tief ins Becken hineinreichen, habe ich schon seit 3 Jahren chirurgisch gar nicht mehr angegriffen — solche Fisteln behandle ich jetzt nur mit einer oder zwei Friedmann-Injektionen und bin mit den Resultaten mehr als zufrieden. Was die tuberkulösen Peritonitiden anbelangt, so muß ich hier eine Zweiteilung machen: Trockene Formen mit geringem oder gar keinem Exsudat behandle ich prinzipiell nur mit Friedmann-Einspritzung; während ich die humiden Fälle zuvor einer kurativen Lapoartomie unterziehe und sie dann impfe.

Bis jetzt hatte ich bei dieser Anordnung der Behandlung unter 96 Fällen nur zwei Versager.

In dem einen Falle hatten wir es zugleich mit Genitaltuberkulose zu tun (Mann von 46 Jahren), der erst nach 4 Einspritzungen im Laufe von 17 Monaten glatt abheilte. Der 2. Fall betraf einen Jungen von 16 Jahren, der bei der Laparotomie 15 Liter Flüssigkeit gab — dieser vom Anfang an verlorene Fall hat vollständig jeder Behandlung getrotzt und ist im Laufe von 5 Monaten zugrunde gegangen.

Von den vielen Heilerfolgen, die ich mit der Friedmann-Methode zu verzeichnen habe, muß ich noch einen Fall etwas genauer beschreiben: Er ist der besonderen Besprechung wert, weil das Resultat dermaßen in die Augen springt, daß der größte Skeptiker sein Haupt neigen mußte.

Es handelte sich um ein 21 jähriges Fräulein (Tochter eines reichen Kaufmanns), das im Februar 1927 nach einer Grippe an einer tuberkulösen Polyserositis erkrankte. Der behandelnde, sehr erfahrene Kollege Dr. Smedowsky (Schumen) stellte die Diagnose auf Pleuritis und Peritonitis tuberculosa. Im Laufe der Zeit wurde bei dem Mädchen alles ausprobiert. Im Juli 1927 wurde es nach Varna (Seekurort am Schwarzen Meere) behufs Sonnenbädern transportiert. Dort verschlimmerte sich der Zustand zusehends, sie bekam ein unstillbares Erbrechen, das die Patientin so weit herunterbrachte, daß sie absolut nichts per os einnehmen konnte. Nährklysmen, Glukoseeinspritzungen u. dgl. hatten keine Wirkung. Das Körpergewicht sank bis 24 kg herab! ... Als ich Ende August 1927 die Patientin sah, stellte sie nichts anderes dar als ein **Reliquium eines Heiligen; sie konnte kaum sprechen, vom Bewegen und Aufsitzen war keine Rede, alle Gewebe waren ganz ausgetrocknet; man palpierte in der Bauchhöhle einzelne Knoten verschiedener Größe.** Dieser Fall war mehr als desolat. Hier wollte ich das Heilmittel nicht kompromittieren, aber die Eltern hörten andernorts von Heilungen mit dem Friedmann-Mittel und baten mich ausdrücklich, es anzuwenden. Da ich nichts verlieren konnte, machte ich ihr Anfang September eine Einspritzung; schon 9 Tage nach derselben hörte das Erbrechen vollständig auf, die Patientin begann von Tag zu Tag, sogar von Stunde zu Stunde, sich besser zu fühlen, und nach 1 Monat hatte sie schon ein Körpergewicht von 41 kg erreicht, aß alles, was ich ihr erlaubte. Anfangs Oktober habe ich ihr die 2. Injektion gemacht, bis Ende Oktober war **Patientin vollkommen geheilt; sie war direkt auferstanden!** Ich sehe sie hier täglich, sie ist seither vollkommen gesund, hat keinerlei andere Behandlung außer der Friedmann-Impfung erhalten und wiegt momentan 61 kg; niemand möchte glauben, daß sie sich in einem solchen hoffnungslosen Zustand befunden hatte.

Mein interner Kollege, der vorher kein Anhänger dieses Mittels war, wendet es seither auf seiner Abteilung im Staatsspital als ein anerkannt gutes Mittel an.

In Bulgarien wenden außer den praktischen Ärzten auch Fachkollegen das Mittel an, so z. B. Prof. P. Stojanoff, Direktor der I. Chirurgischen Universitätsklinik; Dr. Dschakoff in Weliko Tirnovo; Dr. Wofwodoff in Philippopel, Dr. Allgermissen in Widin; letzterer Kollege ist Spezialarzt für Hautkrankheiten und hat eine reiche Erfahrung und glänzende Erfolge mit dem Friedmann-Mittel bei Hauttuberkulose zu verzeichnen. Die benannten Ärzte wenden das Mittel in großem Maße an.

Ehrlich muß ich bekennen, daß wir in dem Friedmannschen Tuberkuloseheilmittel ein Mittel besitzen, das, zusammen mit unseren chirurgischen Eingriffen, oder in manchen Fällen ohne die letzteren, den großen Menschenfeind, die chirurgische Tuberkulose, glänzend bekämpft. In solchen Fällen, die so markante, oft mit den Augen schrittweise verfolgbare Heilungen immer wieder aufweisen, kann von Zufällen, wie man bisweilen noch einwenden hört, gar keine Rede sein. In meinen 1275 Fällen von Tuberkulose habe ich rund genommen 88% glatte, schöne Heilungen erzielt, ein Resultat, das wir bis dato mit keinem anderen von den angepriesenen Mitteln erreicht haben! Ich setzte bereits in meiner früheren Arbeit über »Ergebnisse mit dem Friedmannschen Tuberkulosemittel« ((Medizinsko Spissanje Nr. 2 — April 1924 — bulgarisch) auseinander, daß die jetzigen Methoden der Behandlung der chirurgischen Tuberkulose den Erfordernissen des Arztes und des Kranken nicht genügen, weder die der ultrakonservativen Schule mit Bier, Ménard, Rollier, Iselin an der Spitze, noch die nicht in allen Fällen konservative Therapie von Garrè, Enderlen, Riedel, Schmieden, König, Borchardt, noch endlich die amerikanische Schule, welche unveränderlich die chirurgische Tuberkulose mit dem Messer behandelt.

Versager in zu schweren Fällen sind bedeutungslos und dürfen uns von einem großartigen Mittel, das Unzähligen Heilung bringt, nicht abschrecken.

Solche Ärzte, die die Waffen gegen dieses Mittel strecken, nur weil sie in einem oder ein paar Fällen keinen Erfolg hatten, dürfen nicht berücksichtigt werden, auch ein oder selbst einige beklagenswerte Eisenbahnunglücksfälle werden die tägliche Beförderung von Millionen von Menschen nicht hindern.

Vor 4 Monaten hatte ich einen verschleppten Fall von Lupus erythematodes nasi in Behandlung, von Prof. Stojanoff übermittelt bekommen. Er bat mich den Fall zu übernehmen, da er über meine reiche Erfahrung mit dem Friedmann-Mittel Bescheid wußte. Nach einer einzigen Einspritzung reinigte sich die Nase vollständig, und Patient ist überglücklich mit diesem Erfolg. Ob letzterer von dauernder Wirkung sein wird, lasse ich vorläufig dahingestellt, die Zeit ist noch zu kurz — ich muß jedoch offenen Herzens mitteilen, daß noch vor 3 Wochen mir derselbe Patient einen zweiten sehr dankbaren Brief aus Varna sandte.

Vor all solchen Erfolgen unsere Augen zu schließen und diesem machtvollen Mittel den Rücken zu kehren, hieße **nicht sehen wollen!** Bis jetzt standen wir ja der Tuberkulose fast machtlos gegenüber und unsere heiligste Pflicht ist, das anzuwenden, was besser ist als das bisherige. Was meinen Patienten helfen kann und tatsächlich hilft, darf ich und darf kein Arzt ihnen vorenthalten.«

Auf der Internationalen Tuberkulose-Konferenz in Oslo (August 1930) hat Dr. Simeonow über seine traurigen Erfahrungen mit dem Calmetteschen B. C. G. berichtet, und war dabei in der Lage, den Einfluß des Friedmannschen Mittels auf Calmette-vergiftete Kinder zu schildern. Er führte dort Folgendes aus:

»Ich habe 37 Fälle persönlich mit dem B. C. G.-Impfstoff behandelt, den ich **sorgfältig nach den Direktiven angewendet habe, die unserem Hygiene-Institut in Sofia von Professor Dr. Calmette gegeben waren.** Von 34 Fällen ist das Resultat trotz aller Nachforschungen nicht zu ermitteln gewesen. Die kontrollierten Fälle sind nachstehend aufgeführt.

1. Fall: **Neugeborenes gesundes Kind** von Mme. A. (erste Entbindung) wurde am dritten Lebenstage, am 1. Dezember 1929, mit B. C. G. geimpft. **Nach 9 Stunden enormes Erbrechen, scharlachartiger Ausschlag über den ganzen Körper, hohes Fieber, Bewußtseinsverlust während 4 Tagen.** Ich verbot daraufhin die Anwendung der folgenden Impfportionen. Am 3. Januar 1930, also 34 Tage nach der einzigen B. C. G.-Impfung, konsultierte mich die Mutter wegen des Säuglings, und ich stellte rechts eine **enorm geschwollene tuberkulöse Submaxillardrüse** fest. Sie fluktuierte, brach nach 6 Tagen durch und zeigte **typische tuberkulöse Ulzeration.** Da sie in der Folge **keinerlei Heilungstendenz** aufwies, vielmehr dauernd eiterte, wurde ich unruhig und gab dem Kind eine Subkutaninjektion der schwachen Emulsion des Friedmann-Mittels, mit dem ich bei verschiedensten Formen von Lungen- und chirurgischer Tuberkulose sehr günstige Heilerfolge erzielt hatte. **Der Erfolg dieser Friedmann-Injektion war, daß sich die durch die Calmette-Impfung hervorgerufene tuberkulöse Fistel bald schloß und daß das Allgemeinbefinden des Säuglings, der seit der Calmette-Fütterung bis zur Friedmann-Injektion dauernd matt und mager war, sich nach dieser sichtlich erholte und rapid besserte.**

2. Fall: **Neugeborenes gesundes Kind** von Mme. J. P. (dritte Entbindung, **beide nicht mit Calmette geimpften Kinder gesund**) wird am vierten Lebenstage, am 13. Oktober 1929, oral mit B. C. G. geimpft, 3 Tage später vorschriftsmäßig zum zweiten Male. Hiernach trat **enormes Erbrechen auf, nach 7 Stunden pustulöses Exanthem über den ganzen Körper. Nach 2 Tagen Tod. Infolge dieser Fehlresultate erklärte ich unserer Generaldirektion, daß die Calmette-Methode nach unserer Erfahrung schädlich ist, und lehnte die weitere Anwendung ab.**

Mein 3. nachkontrollierter Fall betraf das neugeborene gesunde Kind von Mme. S. **(drei nicht mit Calmette geimpfte Kinder gesund)**. Das Kind wurde am 17. Februar 1930 krank, nachdem es alle drei Portionen des B. C. G. bekommen hatte. In der rechten Axillargegend bildete sich eine nußgroße, **fluktuierende, tuberkulöse Drüsengeschwulst,** desgleichen in der linken Inguinalbeuge eine **tuberkulöse Drüse. Da der Säugling immer mehr abmagerte und der Abszeß sich vergrößerte, schlug ich den Eltern eine Friedmann-Injektion vor. Ende 1930, 2 Monate nach dieser Injektion, waren die tuberkulösen Drüsen resorbiert, sie verschwanden gewissermaßen wie Butter an der Sonne.**«

Original-Bericht aus Alt-Rumänien.

Kurze Zusammenfassung meiner Erfahrungen mit der Friedmann-Impfung.

Von Dr. med. Wilhelm Klein, Facharzt für Tuberkulose und Röntgenologie Bukarest.

»Seit acht Jahren behandele ich Tuberkulose-Erkrankungen mit dem Friedmann-Mittel. Da man bei dieser chronischen Krankheit selten in ganz kurzer Zeit eklatante Heilerfolge sieht, kommt es leicht vor, daß man sich verleiten läßt, auch andere angepriesene Heilmethoden nebenher anzuwenden, ja zeitweise sich auf die letzteren zu beschränken und das Friedmann-Mittel beiseite zu lassen. Dies um so mehr, als ja die Friedmann-Methode noch immer nicht allgemeine Verbreitung gefunden hat, wie sie es verdiente, ja sogar von mancher Seite noch immer bekämpft wird. Die traurigen Mißerfolge, die man mit anderen bei Tuberkulose üblichen Heilmethoden erzielt, lassen den Arzt an einer wirklich erfolgreichen Tuberkulose-Therapie überhaupt verzweifeln, und man begnügt sich dann damit, seinem Kranken verschiedene Linderungsmittel zu verordnen, die ihn aber niemals vor dem sicheren Tode zu retten vermögen. Niederdrückend ist für jeden Arzt **die noch immer weit verbreitete Volksmeinung, daß eine auf Tuberkulose lautende Diagnose für den Patienten ein Todesurteil bedeutet. Wie oft entschließt man sich daher dazu, die Diagnose zu verschweigen, zum Schaden des Patienten und seiner Umgebung.**

Während ich also selbst noch keine Gewißheit über die Heilkraft des Friedmann-Mittels hatte und schwankte, ob ich es weiter anwenden sollte, traten bei meinen früher Friedmann-Geimpften ganz überraschende Heilungen ein, die mich vom Wert der Friedmann-Methode überzeugten und mich dazu bestimmten, jeden Tuberkulösen schon im Anfangsstadium sofort mit dem Friedmann-Mittel zu impfen. Heute kann ich auf Grund meiner Erfahrungen behaupten, **daß wir im Friedmann-Mittel das langgesuchte Heilmittel gegen die Tuberkulose gefunden haben.** Ich verheimliche keinem Kranken eine Tb-Diagnose, verspreche ihm aber zuversichtlich seine Heilung. Wäre die Friedmann-Methode tatsächlich jedem Arzt bekannt und vertraut und würde diese Impfung allgemein angewendet werden, dann kämen mit der Zeit keine vernachlässigten schweren Fälle mehr zur Behandlung und eine günstige Prognose würde in jedem Fall zur Tatsache werden.

Meine Erfahrungen basieren auf 200 Impfungen mit dem Friedmann-Vakzin. Davon sind 42 Schutzimpfungen an schwächlichen Kindern aus verseuchten Familien. Alle diese Kinder haben sich zusehends erholt, gedeihen gut und haben von der Impfung keinen Schaden davongetragen. Mein eigenes Mädel habe ich im Alter von einem Jahr ebenfalls prophylaktisch geimpft. Sie ist jetzt 2½ Jahre alt, entwickelt sich auffallend gut und ist immer gesund. Weiter habe ich fünf Knochentuberkulosen behandelt, die alle geheilt sind. Der Rest meiner Fälle sind tuberkulöse Lungenerkrankungen, von denen nur 11 nicht aufkamen, da sie an weit fortgeschrittener kavernöser Tuberkulose litten, die eigentlich nicht mehr geimpft werden sollten.

Nachstehend kurz einige Fälle:

1. V. I. 3 Jahre alt, 15. April 1925 Karies der Wirbelsäule. Wird von den Eltern getragen, sehr elender, abgemagerter Zustand, große Schmerzen im Rücken, in der Gegend des 8. und 9. Brustwirbels, wo ein **Vorsprung im Rückgrat sichtbar** ist. Seit 8 Monaten trägt das Kind ein orthopädisches Stützkorsett. Friedmann-Impfung schwach. Das Kind wurde nicht mehr vorgestellt, doch erfuhr ich im Dezember von der Mutter des Kindes, daß es vollständig gesund und munter, die **Schwellung an der Wirbelsäule nicht mehr zu sehen sei.**

2. Geldwechseler B. M. Chronische Lungentuberkulose beider Oberlappen, Gelenktuberkulose am rechten Sternoklavikulargelenk. Allgemeine Abmagerung und Husten mit Fieber. Wurde während der deutschen Besetzung Rumäniens von einem deutschen Militärarzt chirurgisch behandelt. Eine eiternde Fistel war zurückgeblieben. Friedmann-Impfung 1923. Die Fistel schloß sich innerhalb 6 Wochen, um sich nicht wieder zu öffnen. Der Husten hat allmählich ganz aufgehört. Der Mann fühlt sich heute nach 8 Jahren besonders arbeitsfähig.

3. P. Stan, 38 Jahre alt, seit 3 Jahren krank, etwas Husten, blaß, blutarm, Brust- und Rückenschmerzen. Röntgenologisch links oben großes Infiltrat. Bluthusten öfters, auch noch einmal nach der am 1. XI. 1930 erfolgten Friedmann-Impfung. Am 4. 2. 31 ist kein Infiltrat mehr nachweisbar, am 4. 5. 31 ist Patientin bei der Kontrolle gesund.

4. G. Jonescu, 38 Jahre alt, seit einigen Monaten krank mit Fieber und Frost, täglich um 1 Uhr mittags auftretendem profusem Schweiß, viel Husten, Brustschmerzen, stark abgemagert. Röntgenologisch rechtes Spitzenfiltrat. 2. 7. 30 Friedmann-Impfung. Ich sehe den Patienten erst am 18. 4. 31 wieder. Er kommt wegen rheumatischer Schmerzen im rechten Deltoideus. Patient hat so bedeutend an Gewicht zugenommen, ist muskulös wie ein Ringer, daß ich ihn nicht mehr wiedererkenne. Patient berichtet, daß er bald nach der Impfung seine Arbeit wieder aufgenommen hat. Er ist über seine Heilung ganz glücklich und überzeugt, daß das Friedmann-Mittel bei ihm Wunder gewirkt habe. Nachuntersuchung: Röntgenologisch beiderseits helle Lungenfelder.

5. M. Bachis, 45 Jahre alt. Seit mehreren Wochen Brust- und Rückenschmerzen Fieber mit viel Schweiß, überaus große Schwäche, obwohl Patient sehr muskulös und kräftig gebaut ist. 28. 4. 30: Röntgenbefund: Infiltrat in der rechten Lungenspitze, bis weit in den Oberlappen nach unten reichend. Dunkle scharfe Linie zwischen Mittel- und Unterlappen zeigt eine alte Pleuritis interlobaris an. Sputum zahlreiche Koch-Bazillen. 6. V. Friedmann-Impfung. Da ich eine ungünstige Prognose gestellt hatte, wurde ich nicht mehr konsultiert. Nach 6 Monaten kamen aber 3 Studenten der Medizin aus einem Lungensanatorium mit dem stürmischen Verlangen, mit dem Friedmann-Mittel behandelt zu werden, da ihnen bekanntgeworden war, daß der eben erwähnte Patient gegen alle Erwartung so glänzend geheilt worden sei. Ich ließ den Patienten dringend bitten, sich bei mir zur Nachuntersuchung vorzustellen, und konnte feststellen, daß er tatsächlich vollkommen geheilt war.

Weitere zahlreiche Fälle beweisen ähnliche Heilungen durch die Friedmann-Impfung. Es ist besonders zu bemerken, daß sich diese Patienten gewöhnlich für längere Zeit meiner Kontrolle entzogen und ihrer Beschäftigung nachgingen, so daß also die Heilung unter normalen Lebensbedingungen und ohne Unterstützung, allein durch das Friedmann-Mittel herbeigeführt worden ist.«

Von den vielen weiteren rumänischen Heilberichten führen wir noch den des Dr. Sandor Gross in Chisineu-Cris vom September 1931 an:

»Bis jetzt habe ich 166 Impfungsfälle mit dem Friedmann-Mittel behandelt. Ich habe sehr gute Erfolge erreicht. Einen eklatanten Fall schließe ich im Auszuge bei:

Nr. 28. Sz. M. 18 J. Seit 1¼ Jahr krank, Rückenschmerzen, überhaupt kein Appetit, schwitzt sehr viel, in den letzten 2 Monaten 5 kg abgemagert, vor 1 Jahr und auch in den letzten Wochen Hämoptoe. 1—2 Koch-Bazillen in jedem Gesichtsfeld. Status praesens: Beide Krönigsche Schallfelder verkürzt, beide Spitzen infiltriert, beide Hili vergrößert, linksseitige Pleuritis tuberculosa, Moro diagn. stark positiv. Röntgen: Starke tuberkulotische Infiltration beider Oberlappen, Hilusvergrößerung. Temp. 38,4° — 39,0° — 39,5°. Nach der Friedmann-Impfung Temperaturen abfallend 37,6—37,0°, dann weiter ohne Fieber. Appetit sehr gut, hat in 3 Wochen 3 kg zugenommen. Sputumuntersuchung 25 Tage nach der Impfung keine Koch-Bazillen vorhanden.

Seit meiner ersten Friedmann-Impfung sind jetzt 7 Jahre vergangen, seit der letzten hier in Betracht gezogenen 4, also ein solcher Zeitraum, aus dem das Heilungsergebnis entschieden festzustellen ist. Von den 166 (64 Männer, 102 Frauen) sind 26 (zur Zeit der Friedmann-Impfung bereits zu weit vorgeschritten gewesene Fälle, 13 Männer, 13 Frauen) gestorben. Geimpft wurden 64 Männer, 102 Frauen. Heute leben 51 Männer, 89 Frauen. Zur Zeit der Impfung waren 20 Männer, 52 Frauen verheiratet, 44 Männer und 50 Frauen ledig. Seit der Impfung heirateten 13 Männer und 18 Frauen, seit der Impfung wurden 41 Kinder geboren in 103 Ehen. 109 Fälle wurden endgültig geheilt, 19 gebessert, 12 blieben im Status quo ante. Insgesamt wurden also (einschl. der schwersten) 65,6% geheilt. Diese Fälle stehen seit Jahren unter meiner Beobachtung, ich komme Tag für Tag mit ihnen zusammen und habe einen beträchtlichen Teil (13,5%) auch an anderen schweren Krankheiten behandelt, die sie gut überstanden, ohne daß ihre Lungentuberkulose etwa wieder aufflackerte.

Bei der Mehrzahl der Fälle waren vorher alle möglichen anderen Behandlungsprozeduren angewandt, ohne Erfolg, bis dann durch die Benützung des Friedmann-Mittels Besserung und Heilung erfolgte. Die Wohnungs- und Lebensverhältnisse der Fälle änderten sich in keiner Weise, so daß die Heilungen und Besserungen nur der Friedmann-Impfung zuzuschreiben sind.«

Original-Bericht aus Neu-Rumänien.

Von Dr. Georg Müller, Komitats-Oberphysikus in Bistrita (Rumänien).

»Am 11. Februar 1930 saß ich im Warteraum eines weltberühmten Chirurgen in Berlin und las, um mir die Zeit zu kürzen, in mehreren illustrierten Zeitschriften die interessanteren Aufsätze. Da stieß ich plötzlich auf einen Aufsatz, der sofort mein intensivstes Interesse erregte. Ich hatte in den medizinischen Fachzeitschriften schon öfters Aufsätze über das Friedmannsche Heilmittel gelesen, aber leider immer nur solche, in denen das Friedmann-Mittel kurzerhand abgetan wurde. Hier im Warteraum des Gelehrten fand ich schwarz auf weiß eine außerordentlich günstige Beurteilung des mir bis dahin in seiner Wirkung völlig unbekannten Mittels, und ich beschloß daher, mich in Zukunft mit der Friedmann-Methode zu befassen. Heute bedauere ich lebhaft, das Friedmannsche Heil- und Schutzmittel nicht schon viel früher kennengelernt zu haben, denn es hat meine Erwartungen in jeder Beziehung weit übertroffen.

21 Jahre habe ich mit den verschiedensten Tuberkulinen — seit 10 Jahren fast ausschließlich mit dem Tuberkulomucin — gearbeitet und auch mit ihnen manchen leichteren und auch schwereren Fall von pulmonaler und extrapulmonaler Tuberkulose weitgehend gebessert, aber der Erfolg war niemals ganz befriedigend. Immer hatte ich das Gefühl, daß eine wirkliche Immunität absolut nicht zu erzielen war, und häufig genug traten dann Rezidive auf. Seitdem ich jedoch mit dem Friedmann-Mittel arbeite, **muß ich jedesmal über die ans Wunderbare grenzende Heilwirkung staunen.** Es ist eigentlich kaum zu verstehen, daß dieses in seiner Wirkung so sichere Tuberkulose-Mittel nicht bereits in der ganzen Welt bei jedem Fall von Tuberkulose das Mittel der Wahl ist. Wäre es das für alle Ärzte, dann könnten die schweren Fälle, bei denen auch das Friedmann-Mittel nicht mehr helfen kann, alle vermieden werden.

Soweit es mir bekannt ist, wenden hier in Neu-Rumänien außer mir noch 7 deutsche Ärzte das Friedmann-Mittel im großen an. Von Dr. Buro, Temeschburg, Dr. Otto Grasser, Mühlbach und mir sind durchweg günstige Berichte über die Friedmann-Methode in der Medizinischen Zeitschrift, Hermannstadt, dem Fachblatt der deutschen Ärzte in Rumänien, in den Jahren 1929, 1930 und 1931 veröffentlicht worden.

Aus diesen Publikationen erwähne ich folgende Fälle:

a) Von mir publizierte Fälle:

Ch. Gregor, 17 Jahre alt, hereditär belastet, seit einem Jahre krank, starker Hustenreiz, stechende Schmerzen zwischen den Schulterblättern, Nachtschweiße, starke Gewichtsabnahme. Seit 3 Monaten tägliche Temperaturerhöhungen bis zu 37,9° und vollkommen arbeitsunfähig. **Im Auswurf zahlreiche Tuberkelbazillen.** Körpergewicht 50 kg. 16 Tage nach der Friedmann-Impfung sichtliche Besserung, Gewichtszunahme 1 kg, Temperatur niemals mehr als 37,4°. Im Auswurf noch Tuberkelbazillen, aber nicht so zahlreich wie früher. 34 Tage nach der F-Impfung schwere Pneumonie. Temperatur 39,3°, Sputum rostbraun. 24 Tage darnach ist der Patient vollkommen fieberfrei, fühlt sich ausgezeichnet und hat noch 1 kg zugenommen. 4 Monate nach der F-Impfung ist der Patient vollkommen gesund und arbeitsfähig. **Im Auswurf keine Tuberkelbazillen mehr.**

Michael L., 16 Jahre alt, Landmannssohn, seit 3 Wochen Seitenstechen rechts, quälender trockener Husten und häufig Atembeschwerden, Temperatur 38,5°. Radioskopisches Bild: Linker Hilus breit und verschwommen, rechts unten hinten bis zur 6. Rippe homogene, dichte Verschattung mit horizontalem beweglichen Spiegel, also eine frische exsudative Pleuritis. Friedmann-Mittel 0,5 ccm schwach. Nach 6 Wochen Schmerzen vollkommen sistiert, Gewichtszunahme 5 kg, röntgenologisch Exsudat nicht mehr nachweisbar, bloß eine ganz leichte Verschleierung der früher dicht verschatteten Thoraxpartie.

Demetrius P., 27 Jahre alt, Polizist, immer Nachtdienst. Seit 2 Jahren schwächlich, appetitlos, vergrößerte Lymphdrüsen am Halse und fortschreitende Gewichtsabnahme. Seit einem Jahre Drüsen am Halse entzündet. Drüsenabszesse am Halse vom Krankenkassenarzt inzidiert, Wunden wollen nicht heilen, an einigen Stellen einige Drüsenabszesse perforiert, Fisteln stark eiternd, beiderseits präaurikulare Drüsenabszesse, die ich inzidierte. 8 Tage nach der Inzision Friedmann 0,5 ccm stark. 1 Monat später Gewichtszunahme 1½ kg, die frischen Wunden fast geheilt, die alten Fisteln sezernieren bedeutend weniger. 2 Monate nach der Friedmann-Impfung sind alle Wunden und Fisteln geheilt. Gewichtszunahme 3½ kg.

b) Spitalsdirektor Dr. Otto Grasser-Mühlbach (Rumänien), berichtet in seiner Publikation in Heft 3/1931 der Medizinischen Zeitschrift über **95% Erfolge seiner Friedmann-Behandlungen.** Über seine eklatanten Heilerfolge schreibt er: »Ich kannte aus jahrelanger Erfahrung den Heilungsverlauf operierter Tuberkulose-Fälle genau und war um so verblüffter von der Wirkung des Friedmann-Mittels. Ich habe gerade auf dem Gebiete der chirurgischen Tuberkulose überraschende Erfolge durch das Friedmann-Mittel erzielt.

Eine schädigende Wirkung kam nie zur Beobachtung und ist, soviel mir bekannt, auch von keiner Seite bisher berichtet worden«. Spitalsdirektor Dr. Grasser schließt folgendermaßen: »Volksheilstätten für Tuberkulose werden wir uns trotz Sammlungen nicht errichten können, dazu sind wir zu verarmt und ausgeblutet. Die Mittel aber für die Impfung im großen könnten gewiß beschafft werden. Freilich würden sich Hindernisse nicht nur materieller Natur in den Weg stellen. Da aber die Unschädlichkeit des Mittels erwiesen, die heilende Wirkung ersichtlich ist, wird es sich Bahn brechen, trotz der nicht zu verkennenden Gegenströmungen. Das Gute setzt sich schließlich überall durch und bleibt bestehen.«

c) Fürsorgearzt Dr. med. Buro in Temeschburg schreibt in der Medizinischen Zeitschrift Heft 5/1929 über das Friedmann-Mittel wörtlich: »Ich halte diesen Weg zur Bekämpfung der Tuberkulose-Volksseuche für einzig richtig, für aussichtsvoll. Die Menschen- und Tierärzte haben im Friedmann-Impfstoff ein einfaches und sicheres Mittel zur allmählichen Ausrottung dieser Seuche in die Hand bekommen.« Buro betont schon 1929, also vor den Calmette-Katastrophen gegenüber dem Calmetteschen Impfstoff die »Natürlichkeit, Unschädlichkeit, Einfachheit und längere Haltbarkeit des Friedmannschen Impfstoffes.«

»Bevor ich nun an die Schilderung einzelner von mir in letzter Zeit behandelter Fälle schreite, möchte ich erwähnen, daß ich selbst hereditär mit Tuberkulose stark belastet bin. Mein Vater und 6 seiner Geschwister sind teils an pulmonaler, teils an chirurgischer Tuberkulose, und 2 Geschwister meiner Mutter an Lungen- bzw. an Darmtuberkulose zugrunde gegangen. Ich selbst war wegen Lungentuberkulose ein ganzes Jahr am Gardasee und habe seit dem Jahre 1906 trotz häufiger Selbstbehandlung mit Tuberkulin dauernd gekränkelt, bis ich mich im Vorjahre mit dem Friedmannschen Mittel geimpft habe. Seither bin ich bedeutend widerstandsfähiger und habe an Körpergewicht 7 kg zugenommen, obwohl ich häufig an Gallensteinanfällen leide. Auch meine Frau und meinen Sohn, die beide kränklich waren und besonders durch die Grippe oft befallen und immer sehr geschwächt wurden, habe ich nach Friedmann geimpft und die große Freude erlebt, daß sie sich beide rasch gekräftigt und vor allem der Grippe gegenüber bedeutend widerstandsfähiger geworden sind.

Seitdem ich mich der Friedmann-Methode zugewandt, habe ich 570 Tuberkulosefälle geimpft, und zwar waren darunter so ziemlich alle Formen der Tuberkulose vertreten. Besonders verblüffend waren die Impferfolge bei mehreren Fällen von kavernöser Lungentuberkulose, von denen ich hier einen schildern will.

1. Erna St., 21 Jahre alt, hereditär belastet, war bis vor 5 Jahren vollkommen gesund, seither häufige Magenbeschwerden, Brennen im Magen, Aufstoßen und Magenschmerzen nach jeder Mahlzeit. Seit mehreren Monaten Husten, seit 2 Monaten ziemlich viel Auswurf, rapide Gewichtsabnahme, Nachtschweiße, hochgradiges Schwächegefühl und tiefblasse Gesichtsfarbe. Perkussions- und Auskultationsbefund negativ, radioskopisches Bild: Linke Lunge o. B., rechts zwischen der 3. und 4. Rippe eine von einem zarten Wall umgebene zweimarkstückgroße Aufhellung, zwischen dem Ober- und Mittellappen ein dichter, streifenförmiger Schatten. **Das Sputum enthielt die Koch-Bazillen in einer Menge, wie sie von mir niemals beobachtet war: jedes Gesichtsfeld war mit Bazillen dicht besät.** Den Leitlinien gemäß heilen diese Frühkavernen meist durch die Friedmann-Behandlung allein, ohne Pneumothorax. Am 8. August bekam die Patientin F. M. 0,5 ganz schwach. Am 10. September Appetit sehr rege, Allgemeinbefinden gut, Auswurf wesentlich geringer, Bazillenzahl stark vermindert. Am 24. September radioskopischer Befund: Um die Aufhellung ist der Wall wesentlich dichter und breiter als bei der ersten Durchleuchtung. Am 24. Dezember hat die Patientin 3,5 kg zugenommen und behauptet, sie sei vollkommen gesund, besser könne sie sich überhaupt nicht fühlen. Im Sputum finden sich noch vereinzelte Bazillen. Am 26. Januar l. J. erhält die Kranke die gleiche Dosis F. M., am 20. April meldet sie sich gesund. hat wieder 2 kg zugenommen und sieht blühend aus. **Keine Bazillen mehr.**

2. Gusti B., Zigeuner, der in ganz ärmlichen Verhältnissen lebt, 27 Jahre alt, familiär belastet, auch ein Bruder gegenwärtig an Tuberkulose erkrankt, 2 Geschwister an Lungentuberkulose gestorben. Seit 10 Monaten krank, 6—7 dünnflüssige Entleerungen täglich, völlige Appetitlosigkeit, hochgradiges Schwächegefühl, Gewichtsabnahme

seit der Erkrankung 12 kg, seit 4 Monaten arbeitsunfähig, seit 2 Wochen bettlägerig, Temperaturen bis 37,9°. Am 18. März 1930 F. M. ganz schwach, nach 3 Wochen Gewichtszunahme $1^1/_2$ kg, Allgemeinbefinden etwas gebessert, 2—3 Stühle täglich, nach 6 Wochen Gewichtszunahme 4 kg, einmal täglich normaler Stuhl, fühlt sich gut, Temperatur normal. Nach abermaligen 6 Wochen 3 kg zugenommen, Patient meldet seine volle Genesung und Arbeitsfähigkeit.

3. Paul S., Landmann, 40 Jahre alt, bis vor 3 Monaten immer gesund, seither äußerst schmerzhafte Schwellung des rechten Kniegelenkes, die ihm das Gehen ganz unmöglich macht. Bei der Durchleuchtung finden sich stark vergrößerte Hilusdrüsen und Verschleierung beider Lungenspitzen, eine Röntgenaufnahme zeigt verschwommene Konturen des rechten Kniegelenkes. Am 13. August F. M. 0,5 stark, am 1. Oktober kommt der Patient ganz ohne zu hinken zu mir, um mir für die rasche und billige Heilung zu danken. Er ist bereits seit 8 Tagen wieder voll arbeitsfähig.

4. Zaharie B., Landmann, 27 Jahre alt, hereditär belastet, negiert Lues und Gonorrhoe, seit 2 Jahren Husten, Auswurf früher gelblichgrün, jetzt fast gar kein Auswurf mehr, seit einem Jahr schmerzhafte Schwellung des rechten Nebenhodens. Physikalischer Thoraxbefund: Schallverkürzung über der linken Lungenspitze, daselbst verschärftes Exspirium, bei der Durchleuchtung linke Lungenspitze verschleiert, Hili betont, linkes Zwerchfell bedeutend weniger beweglich als das rechte. Der rechte Nebenhoden ist stark angeschwollen und druckschmerzhaft. Typische Tuberkulose. Am 1. April F. M. 0,5 schwach. Dann habe ich vom Patienten bis zum 20. Januar nichts mehr gehört. An diesem Tage kommt er zu mir, um mir zu sagen, daß er bereits 3 Monate nach der Impfung vollkommen gesund gewesen sei. Er sieht sehr gut aus, hat 6 kg zugenommen, sein rechter Nebenhoden ist ganz normal.

5. Klothilde K., 36 Jahre alt, hereditär belastet, hat seit 10 Jahren ein Skrophuloderma der linken Wange, das jeder Behandlung getrotzt hat. Ihr erstes Kind starb an tuberkulöser Meningitis, dann wurde sie von mir 2 Jahre hindurch mit Tuberkulomuzin behandelt und schenkte nach dieser Behandlung einem Kinde das Leben, das sich recht gut entwickelt hat, jedoch stets etwas blaß war. Im vorigen Jahre wurde die Patientin wieder gravid und wandte sich abermals an mich mit der Frage, ob ihr drittes Kind auch gesund sein würde, auch wenn sie sich keiner Tuberkulomuzinkur unterziehen würde. Das Gesichtsskrophuloderma habe ich ihr durch Elektrokoagulation geheilt. Da die Patientin wieder schwächer geworden war und sich oft matt fühlte, riet ich ihr zur Friedmann-Injektion, die sie dann im 5. Monat ihrer Schwangerschaft auch erhielt. Vor einem Monat hat sie nun ein Kind geboren, das wesentlich kräftiger ist als sein Vorgänger.

Denselben Erfolg konnte ich übrigens auch bei einer zweiten Frau beobachten; ihr drittes nach der Friedmann-Injektion der Mutter geborenes Kind ist viel kräftiger als die ersten zwei.

Die Apizitiden, Pleuritiden trockener und exsudativer Art, Peritonitiden im Anfangsstadium und beginnende Knochentuberkulose sind unter meinen Friedmann-behandelten Fällen reichlich vertreten, und es ist in der Tat **keine Übertreibung, wenn ich sage, daß das F. M. in allen diesen Fällen wie ein Wundermittel gewirkt hat.** In den meisten Fällen solcher Art habe ich die Patienten nach einer einzigen Impfung vollkommen heilen gesehen, so daß ich dieses hervorragende Heilmittel nicht mehr missen möchte. Es macht die Menschen wieder gesund und lebensfroh.

Im Laufe meiner 25 jährigen Tuberkulosepraxis war ich zu der sicheren Erkenntnis gelangt, daß auch der Basedow auf Tuberkulose beruht, daß die Schädigung der Schilddrüsenfunktion durch die Toxine der Tuberkelbazillen verursacht wird. Erstens habe ich die Hereditätsverhältnisse der

Basedow-Kranken aufmerksam verfolgt und gefunden, daß sämtliche Patienten hereditär belastet waren, und zweitens habe ich bei einzelnen Fällen gleichzeitig auch irgendeine andre Form der Tuberkulose festgestellt. 2 Monate nach Beginn meiner Friedmann-Therapie habe ich auch meine Basedow-Kranken zu impfen angefangen, und ich war absolut nicht erstaunt, als sich alle Erscheinungen der Basedow-Krankheit allmählich besserten, um schließlich nach der zweiten Injektion vollkommen zu schwinden. Im ganzen habe ich bisher **16 Basedow-Kranke mit dem Friedmann-Mittel behandelt, davon sind 9 bereits geheilt, die übrigen befinden sich auf dem sicheren Wege der Besserung.** Um den mir vorgeschriebenen Raum nicht zu überschreiten, will ich hier bloß einen Fall mitteilen.

Daniel W., Landmann, 45 Jahre alt, seine Eltern sind beide an Lungentuberkulose gestorben, er leidet schon seit seiner Kindheit an allgemeiner Körperschwäche, seit mehreren Jahren ist seine Schilddrüse vergrößert und seine Herztätigkeit oft so gesteigert, daß er beim Gehen ganz atemlos wird, doch fühlt er auch beim Ruhen sein Herz häufig stark klopfen. Bei diesem Patienten sind alle Hauptsymptome des Basedow voll entwickelt: Der Exophthalmus ist auffällig, die Schilddrüse mächtig, und die Pulszahl beträgt 126 in der Minute. Außerdem ist Patient körperlich ganz elend, er sieht müde aus und hat fibrilläre Zuckungen im Gesicht. Als er zum erstenmal zu mir kam, war ich mit der Friedmann-Methode noch nicht genügend vertraut und riet ihm, sich von einem Tiefentherapeutiker bestrahlen zu lassen, was er auch tat. Etwa nach 6 Wochen kam er wieder und klagte, die Bestrahlung hätte ihm absolut nichts geholfen, er fühle sich jetzt schlechter als früher. Später gestand er mir, er habe sich bloß je einmal alle 3 Schilddrüsenlappen bestrahlen lassen und könne sich das unmöglich noch zweimal leisten, da er das Geld dazu nicht besitze. Am 6. Mai 1930 F. M. 0,5 ganz schwach, Patient kommt aus seinem Dorfe im Monat einmal zur Kontrolle. Am 3. Juni hat er 3 kg zugenommen, die Pulszahl beträgt 100, er fühlt sich wesentlich besser und hat sogar leichtere Arbeit verrichtet. Als ich ihn bereits verabschieden wollte, zeigte er mir eine Geschwulst an seiner rechten Brustseite, von deren Existenz er mir bis dahin nichts erwähnt hatte. Bei der Untersuchung stellte ich Karies der 5. Rippe fest. Als er am 5. August wieder erschien, meldete er die Perforation der Geschwulst und eine bedeutende Besserung seines Allgemeinbefindens, seine Gewichtszunahme seit der Impfung betrug 7 kg und der Puls war bereits auf 90 zurückgegangen. Nun gab er an, auch schwerere Arbeiten leisten zu können, und machte in der Tat einen sehr beruhigenden Eindruck. Am 19. November kam er direkt mit der Bitte um die zweite Impfung zu mir, obgleich er sich wohl fühle. Er erhielt die gleiche Dosis. Am 17. März des nächsten Jahres meldete er seine volle Genesung und Arbeitsfähigkeit, sein Körpergewicht betrug um 14,5 kg mehr als vor der Friedmann-Kur, seine Pulszahl 60 und seine Rippenkaries war vollkommen geheilt.

Über meine Basedow-Heilungen mit dem Friedmann-Mittel habe ich einen ausführlichen Artikel geschrieben, ihn an zwei der meistgelesenen medizinischen Wochenschriften des Deutschen Reiches gesandt und um seine Veröffentlichung gebeten. **Von beiden Fachblättern wurde die Veröffentlichung meiner Arbeit abgelehnt.** Wer den Kampf für und wider Friedmann genauer kennt, für den ist jeder weitere Kommentar hierzu überflüssig. Eine führende nichtdeutsche medizinische Wochenschrift hat meine Arbeit sofort zur Veröffentlichung angenommen.

Bistrita am 14. Juni 1931. Dr. Georg Müller

Komitats-Oberphysikus A. H.

Original-Bericht aus Polen.

Von Dr. Alexander Kosakewytsch, Facharzt für Tuberkulose, Kolomea.

20. Juni 1931.

»Ich habe in den letzten Jahren 330 Patienten mit dem Friedmann-Mittel behandelt, davon betrafen 90% Impfungen bei Lungentuberkulose, 6% Knochen- und Gelenktuberkulose und ungefähr 4% Schutzimpfungen. Fast alle leichten Fälle von Lungentuberkulose sind mit einmaliger Impfung bereits geheilt und arbeitsfähig geworden. Schon 1926 habe ich mich überzeugt, daß nur bei schweren Lungentuberkulosen sowie bei solchen mittelschweren, welche eine Milzvergrößerung aufweisen, der Impfstoff keine endgültigen Heilungen schafft. Auf Grund meiner vielen Impfungen bin ich zur Überzeugung gekommen, daß der Impfstoff vollkommen unschädlich ist und, wenn er in geeigneten Fällen angewendet wird, absolut heilsam wirkt. Seine Aufnahme als wirksames Bekämpfungsmittel der Tuberkulose in die offiziellen Staatsregister der Arzneien halte ich für direkt menschliche Pflicht und daher unbedingt notwendig und angezeigt. Wenn man andere angebliche Tuberkuloseheilmittel wie Goldpräparate, Angiolymphe, verschiedene Tuberkulinpräparate usw. anzuwenden gestattet, obwohl sie sehr oft auf den kranken Organismus schädlich einwirken, um wieviel mehr überragt sie das Friedmann-Mittel! Es ist verhältnismäßig billig und in der Wirkung sicher. Ich zitiere einen typischen Fall schwerer Wirbelsäulentuberkulose:

Ein Mädchen I. P., 9⅓ Jahre alt, leidet seit 3 Monaten an Tub. des VIII. Brustwirbels. Dabei 37,5°. Das Kind ist abgemagert, Gewicht 27 kg und kann wegen der starken Wirbelschmerzen kaum und nur in nach vorn geneigter Stellung mit gestreckten und auf die Knie gestützten Armen gehen. Ein namhafter Chirurg wollte es operieren, was die Mutter verweigerte. Einmalige Friedmann-Impfung schwach. Nach 4 Monaten geht das Kind aufrecht, hat absolut keine Schmerzen mehr, selbst bei starkem Schlag auf den krank gewesenen Wirbel. Sieht blühend aus. Gewichtszunahme 16 kg. Nach weiteren 4 Monaten hält der gleiche ausgezeichnete Zustand an. Gewicht 45 kg.«

Dr. Alexander Barwinskyj, Tuberkulosearzt in Lemberg (Lwow) hat über seine günstigen Erfahrungen an mehr als 1200 Friedmann-Fällen am 25. Mai 1931 auf dem **Kongreß ukrainischer Ärzte und Naturforscher** in Lemberg einen Vortrag gehalten. Über weitere, in polnischen Klöstern, Erziehungs- und Waisenkinderheimen sowie in stark tuberkuloseverseuchten Dörfern vorgenommenen Massen-Impfungen werden die betr. Ärzte später selbst berichten.

Original-Bericht aus Griechenland.

Das Friedmann-Vakzin in Griechenland.

Von Dr. C. Pouptis, Athen 12, A. Rue Péta (Philellinon).

»Die durch Anwendung des Friedmann-Vakzins in Griechenland während der letzten 9 Monate in mehr als 1000 Fällen von Tuberkulose erzielten Resultate sind ebenso günstige wie die, die von den Ärzten anderer Länder mitgeteilt werden, in denen das Vakzin seit mehreren Jahren in Gebrauch ist. Nach den Vorschriften des gelehrten deutschen Professors angewandt, stellt das Vakzin nicht nur **ein unvergleichlich stärkeres therapeutisches Mittel dar als alle die, die wir bis heute besitzen,** sondern verspricht uns durch seine immunisierenden Kräfte **eine vollständige Lösung des Tuberkulose-Problems.**

In Griechenland ist das Vakzin gerade so wie anderswo einer großen Opposition seitens einer Reihe von Ärzten begegnet, die sich in fünf Kategorien teilen:

1. die, die enttäuscht durch den Bankerott so vieler anderer Mittel gegen die Tuberkulose, sich nicht einmal die Mühe geben, die Friedmann-Frage zu prüfen,
2. diejenigen, die schlecht informiert und daher gutgläubig der vorgefaßten Meinung sind, daß das Vakzin wirkungslos sei oder daß es nur Resultate gäbe, die man auch durch andere Mittel erzielen kann,
3. solche, die nur deduktiv denken und sich nicht die Mühe geben wollen, das Vakzin selbständig zu untersuchen,
4. diejenigen, die aus rein persönlichen Gründen voreingenommen sind,
5. solche, die, nachdem sie es nur ein- oder zweimal in weit vorgeschrittenen Fällen anwandten, nichts Eiligeres zu tun hatten, als eine grundfalsche Meinung zu äußern.

Wenn die Gegner zahlreich waren und es auch noch sind, so bilden doch diejenigen, die einen offenen Geist besitzen und das Vakzin mit einem Eifer und einer Unparteilichkeit geprüft haben, die unserer griechischen Wissenschaft Ehre machen, bereits eine Phalanx: Einige 30 Hospitäler, Dispensaire und Privatkliniken sowie ungefähr 200 Ärzte aus allen Teilen Griechenlands wenden das Vakzin an. Die Schlußfolgerungen derer, die es in einer größeren Zahl von Fällen angewandt haben, gipfeln darin, daß **in den Anfangsfällen der Lungentuberkulose** mit langsamer Entwicklung **der Erfolg nahezu die Regel** ist. Auch bei der **Tuberkulose der Gelenke, der Knochen, der Drüsen,**

des Peritoneums (Bauchfelles), der Nieren, der Hoden, der Ohren usw. erzielt man in weitaus der Mehrzahl der Fälle Heilerfolge. Dagegen sind die Resultate in den Fällen vorgeschrittener Lungen-Tuberkulose weniger sicher, stellen sich nur langsamer ein und zeigen häufig beträchtliche Zickzacklinien.

In den Fällen von **Bazillose, Skrophulose, kümmerlicher Entwicklung der Kinder usw. gibt das Friedmann-Vakzin geradezu staunenswerte Resultate,** die Besserung beginnt schnell und hält fast ohne Unterbrechung bis zum vollständigen Verschwinden der Krankheitssymptome an, außer wenn die Drüsenerkrankung nicht tuberkulösen, sondern syphilitischen oder gemischten Ursprungs ist. Ich möchte einen typischen Fall zitieren. Ein hervorragender Arzt aus Athen, **Patricalakes,** konsultierte mich vor drei Monaten zu einem seiner Kranken, einem 7 jährigen Jungen, der an schwerer Drüsentuberkulose litt, mit geschwollenen und eiternden Hals-Drüsen, Temperaturen von 37,5° und großer Kachexie. Wir gaben ihm eine Friedmann-Injektion am 6. April. Nach 10 Tagen fingen die Halsdrüsen an zu schwinden, die tuberkulöse Drüsen-Eiterung verminderte sich, und der Appetit zeigte deutliche Besserung. In 2½ Monaten waren die Drüsen fast verschwunden, die Fisteln geschlossen, die Temperatur war normal geworden, das Gewicht hatte sich um 5 kg vermehrt, und der kleine Kranke war nicht mehr zum Wiedererkennen in seinem allgemeinen Aussehen.

Angesichts der fast regelmäßigen Heilerfolge des Vakzins in prätuberkulösen Fällen sowie in den Anfangs-Fällen der Lungentuberkulose fragt man sich, ob es nicht besser wäre, die Friedmannbehandlung auf diese Fälle zu beschränken und die Fälle vorgeschrittener Lungentuberkulose ganz auszuschließen, welche eine Verwirrung in der Frage der Wirksamkeit des Vakzins hervorrufen und so denen, die das Heilmittel bekämpfen **wollen,** die größte Waffe in die Hand geben. Die vorgeschrittenen Fälle machen ja alle auch einmal das Anfangsstadium durch, und ich denke, daß, wenn die Frage von Anfang an so gestellt worden wäre, wären die ganzen Verwirrungen vermieden worden, und die konstanten Heilerfolge würden jede Opposition totgemacht haben. Dann hätte trotz des langsamen Tempos, mit dem jede neue Errungenschaft von der Wissenschaft aufgenommen wird, vielleicht die Sache des deutschen Gelehrten schon überall in der Welt triumphiert. Aber ich muß zugeben, daß es sehr schwierig ist, immer das Vakzin zu verweigern bei vorgeschritteneren Lungenfällen mit einer fibrösen Tuberkulose bei langsamer Entwicklung, niedrigen Temperaturen, die häufig überraschende Besserungen und sogar völlige Heilungen aufweisen. Ich möchte nur zwei typische Fälle erwähnen, die ich selbst behandelt habe, und die sich augenblicklich im Sanatorium Sotiria b. Athen befinden.

Mr. G. P., 48 Jahre alt, seit 3 Jahren ausgebreitete Erkrankung der rechten Lunge und des oberen Teiles der linken Lunge. Ausgesprochene Kachexie mit beträchtlicher Dyspnoe. Er hustet und wirft, vor allen Dingen Morgens, enorme Mengen aus. Temperatur nicht über 37,2°, bei der Auskultation subkrepitierende Geräusche über der ganzen rechten Lunge und auch in der kleinen Spitze; unter dem Schlüsselbein Zeichen einer Kaverne. Da dieser Kranke in die Kategorie der Fälle fiel, die von der Friedmann-Behandlung ausgeschlossen werden sollen, verweigerte ich die Impfung, aber der Kranke bestand darauf. Zur Bestärkung brachte er sich als Begleiter einen sehr bekannten Athener Arzt, der sein Vetter ist, mit, der mich ebenfalls bat, ihm doch die Impfung zu geben. Etwa 2 Wochen nach der am 10. November 1930 gemachten Injektion begann sich die Dyspnoe zu vermindern, der Appetit vermehrte sich. Nach einem Monat hatten Husten und Auswurf beträchtlich abgenommen, und die Kräfte des Kranken stellten sich wieder ein. Im Verlauf von 5 Monaten waren die Lungenveränderungen fast vollständig verschwunden. Die Untersuchung des Auswurfs ergab keine Tuberkelbazillen mehr. Sein Gewicht hatte um 5 kg zugenommen, und sein Allgemeinzustand war glänzend. Seit der Zeit befindet er sich sehr gut, obwohl er sich sehr häufig nach der Stadt begibt, um Arbeit zu suchen.

Mr. G. G., 30 Jahre alt, leidet seit 7 Jahren an beiderseitiger Lungentuberkulose und seit 8 Monaten an Darmtuberkulose, mit 10—12 blutigen Stuhlgängen pro Tag. Äußerste Schwäche, Fieber 37,8° und Dyspnoe. Auf Drängen seiner Familie gab ich ihm eine ganz schwache Injektion am 18. III. 1931. Nach einem Monat waren die Stuhlgänge reduziert auf 4—5 pro Tag und enthielten kein Blut mehr, sondern hatten fast normale Beschaffenheit. Gleichzeitig beträchtliche Verminderung von Husten und Auswurf. Nach 2 Monaten Sinken der Temperatur auf 37,2°, Appetit glänzend, Gewichtszunahme 4 kg. Zurzeit hält diese Besserung voll an, und der Kranke erwartet ungeduldig eine zweite Injektion.

Der hervorragende Athener Tuberkulose-Arzt Dr. Chr. Apostolides, **der Chefarzt zweier Sanatorien in Dionyssos bei Athen,** der bereits eine größere Zahl von Fällen mit dem Vakzin behandelt hat, schickt mir folgende Mitteilungen:

»Ich begann das Friedmann-Vakzin im Dezember 1930 anzuwenden, d. h. seit etwa 6 Monaten, bei ungefähr 40 Fällen von Lungentuberkulose jeder Form und jeden Stadiums, sowie präventiv bei 20 verdächtigen und tuberkulosegefährdeten Fällen. Mein Eindruck bei der Anwendung des Vaccins — denn die Zeit ist noch zu kurz, um von Endresultaten oder endgültigen Schlüssen zu sprechen, — ist der folgende:

1. Das Friedmann-Vakzin ist vollständig unschädlich. Es hat niemals nennenswerte Reaktionen verursacht, obwohl ich es selbst in vorgeschrittenen Fällen mit hoher Temperatur angewandt habe; in einigen Fällen hat es eine lokale Reaktion gegeben an der Impfstelle, wo sich nach einigen Wochen eine kleine Perforation mit Absonderung einiger Tropfen dickflüssigen Sekrets zeigten.

2. Ausgesprochene günstige Erfolge beobachtete ich bei den Anfangs-Lungen-Tuberkulosen ohne oder mit mäßigem Fieber sowie bei den vorgeschrittenen Fällen der fibrösen Form und sehr langsamer Krankheitsentwicklung. Hier erzielte ich durch das Vakzin eine Verminderung des Hustens, des Auswurfs, eine Besserung des Appetits, des Allgemeinzustandes, sowie eine Vermehrung des Gewichts. Charakteristisch ist auch immer der sehr ausgesprochene Rückgang der Halsdrüsen gewesen, wenn solche gleichzeitig mit der Tuberkulose der Lungen vorhanden waren.

3. Das Vakzin hat nur einen minimalen oder gar keinen Einfluß auf die Fälle vorgeschrittener Lungentuberkulose oder auf die akuten Fälle mit hoher Temperatur.

4. Was die immunisierenden Eigenschaften des Vakzins betrifft, so

kann ich noch keine abgeschlossene Meinung aussprechen, weil die verflossene Zeit noch zu kurz und die Zahl der Fälle zu klein ist.«

Dr. E. M. Hatzoglos, ein sehr bekannter Tuberkulose-Spezialist in Saloniki, teilt uns mit: »Ich berichte Ihnen die Resultate, die ich bei zweien meiner Fälle beobachtet habe. Später werde ich meinen Eindruck bei den anderen Fällen mitteilen, denn ich möchte ganz präzise Beobachtungen machen. Meine Erfahrung geht bisher dahin, daß wir in dem Friedmann-Vakzin ein spezifisches Agens von großem Wert und großer Bedeutung besitzen, welches wir mit Aufmerksamkeit beurteilen müssen, um uns darüber eine ganz exakte Ansicht zu bilden und weder der Arbeit des gelehrten deutschen Professors Unrecht zu tun noch auch den Interessen der leidenden Menschheit. Wir müssen uns davor hüten, eine voreilige Meinung auszusprechen, sei es, indem wir den Friedmann-Gegnern beipflichten, sei es, indem wir die Heil-Eigenschaften des Vakzins übertreiben. Folgendes sind in Kürze die beiden Fälle:

Mme. M. T., 27 Jahre alt, Buchdruckersfrau, die ich seit 18 Monaten wegen vorgeschrittener Lungentuberkulose behandele. Kam am 16. Februar mit Klagen über Schmerzen in der linken Thoraxseite, Appetitlosigkeit, Nachtschweiße, Gewichtsverlust, leichtem Husten, Temperatur 38,5° nachmittags. Die Röntgenaufnahme zeigt dunkle Flecke in der linken Spitze, Infiltration in den Hilus-Gegenden. Ich empfahl ihr Bettruhe und wollte ihr den Pneumothorax machen. Nach einem Monat begann die Temperatur herunterzugehen, aber die übrigen Symptome blieben dieselben. Jetzt dachte ich an eine ganz schwache Friedmann-Injektion. Schon einige Tage nach Ausführung derselben begann sich der Zustand der Kranken rapide zu bessern, nach einem Monat erhebliche Besserung aller Symptome, nach 2 Monaten vollständige Wiederherstellung. Bei der Auskultation nichts mehr zu hören. Appetit glänzend, Temperatur normal, Kräfte vollständig wiedergekommen und gesundes Aussehen wie vor ihrer Krankheit. Das Vakzin hat keine Reaktion außer einem kleinen Knötchen am Orte der Injektion hervorgerufen.

Mme. R. A., leidet seit einem Jahre an Halsdrüsen-Tuberkulose und einer eitrigen Nabelfistel, mehrere Monate lang war sie im Städt. Hospital von Saloniki mit ultravioletten Strahlen behandelt worden, die Fistel war ausgekratzt worden, ohne irgendein Resultat. Anfang April gab ich ihr eine Friedmann-Injektion »ganz schwach«. Nach einigen Tagen Verminderung der Eiterung und nach 38 Tagen komplette Heilung der Fistel, und die Halsdrüsen, die die Größe einer Mandel hatten, waren auf das Volumen einer kleinen Erbse geschrumpft, Allgemeinzustand der Kranken glänzend, ihr Aussehen hatte wieder die natürliche gesunde Farbe angenommen.«

Die Wirksamkeit des Vakzins bei der Tuberkulose anderer Organe ist durch eine große Zahl von Fällen bewiesen, von denen ich nur drei anführe:

Mme. X., 30 Jahre alt, leidet seit 8 Jahren an einem Tumor albus des Knies, welches derartig schmerzhaft ist, daß die Kranke gezwungen ist, auf zwei Stöcke gestützt zu gehen und ihr Bein in der Luft zu halten. Sie bekam eine Friedmann-Injektion im **Institut der Griechischen Antituberkulose-Gesellschaft in Athen** (am 15. V.). Nach einigen Tagen begannen die Schmerzen zu schwinden, und nach 2 Wochen konnte die Kranke mit dem linken Bein den Fußboden berühren. Nach 2 Monaten konnte sie leicht gestützt auf einen Stock marschieren, ihr Gesamtzustand ist sehr verbessert.

S. P., 50 Jahre alt, leidet an alter Hüftgelenktuberkulose mit 4 eiternden Fisteln. Die übliche Behandlung mit Sonnenbestrahlung im Orthopädischen Hospital des Roten Kreuzes am Ufer des Meeres bei Athen hat fast keinerlei Besserung gezeitigt.

Einige Wochen nach Empfang des Friedmann-Vakzins, Anfang März, waren die Schmerzen des Patienten erheblich vermindert und die Absonderung ebenfalls. Heute sind die 4 Fisteln bereits fast ganz geschlossen, und die Bewegung des Gelenkes bereitet ihm keinerlei Schmerzen mehr.

Mme. G. R., 30 Jahre, leidet seit langer Zeit an Tuberkulose des Sternums (Brustbeins) mit 2 Fisteln und starker tuberkulöser Infiltration der Haut, die die ganze zentrale Partie der Brust einnimmt. Sie bekam gleichzeitig mit dem vorigen Fall eine Friedmann-Injektion, und zwar in demselben Hospital. Nach 4 Wochen zeigte sie beträchtliche Besserung sowohl in der tuberkulösen Hautschwellung der Brust als in der Sekretion der Fisteln. Heute ist die Hauttuberkulose zu drei Vierteln geheilt und die Fistel fast geschlossen.«

Original-Bericht aus der Türkei.

Von Dr. Fuat Sabit Bey, Facharzt für Tuberkulose.

Konstantinopel, den 15. Juni 1931.

»In einem Vortrage, den ich am 3. II. 1931 in Konstantinopel vor der **Türkischen Medizinischen Gesellschaft** hielt und der seither in der von Prof. Dr. Mazhar Osman Bey herausgegebenen **Konstantinopler Klinischen Monatsschrift »Istanbul Seririyati«**, XII. Jg., Nr. 11, März 1931, im Druck erschienen ist, habe ich über die bis zu jenem Zeitpunkt von mit dem Friedmannschen Impfstoff behandelten Fällen von Tuberkulose berichtet. — Seitdem habe ich noch eine Anzahl weiterer Fälle mit dem Friedmannschen Mittel behandelt.

Die Friedmannsche Methode hat in meinen Fällen so ausgezeichnete Ergebnisse geliefert, wie ich sie **niemals mit einem anderen Heilverfahren bei Tuberkulose erreicht** habe.

Die von mir behandelten Fälle setzen sich wie folgt zusammen:

40 Fälle von Lungentuberkulose verschiedenen Grades,
5 „ „ von Knochen- und Gelenkstuberkulose,
1 Fall „ Hauttuberkulose (Lupus),
3 Fälle „ Peritonitis tuberculosa.

Meine Feststellungen bezüglich der Wirkung des Friedmannschen Impfstoffes sind folgende:

Lungentuberkulose.

In verdächtigen sowie in Fällen des ersten Stadiums wirkt die Impfung deutlich und andauernd. Die Patienten verändern sich binnen 1 Monat fast bis zur Unkenntlichkeit. — In Fällen, wo schon eine Erweichung eingetreten ist und Rasseln zu hören ist, sinkt das Fieber nach der Impfung und das Rasseln nimmt ab und verschwindet fast gänzlich. — In solchen Fällen ist jedoch Erholung unbedingt erforderlich; eine geringe Erkältung genügt, die Fortschritte der Heilung zu paralysieren. Trotzdem vollzieht sich, wenngleich nicht so ausgiebig, eine Besserung. — In derartigen Fällen wird eine Wiederholung der Impfung nötig und die Bestimmung des Zeitpunktes der 2. Impfung bildet den wichtigsten Punkt der Methode, von dem oft der Erfolg abhängt. — In vorgeschrittenen Fällen von Lungentuberkulose, für die die Friedmann-Methode eigentlich nicht mehr bestimmt ist, in denen ich die Impfung aber vornahm, weil die Patienten darauf bestanden, habe ich eine 1—1½ Monate lang dauernde Besserung (Sinken des Fiebers,

Abnahme von Dyspnoe und Nachtschweiß, Gewichtszunahme und subjektives Wohlbefinden) feststellen können, die jedoch nicht lange vorhielt.

Knochen- und Gelenktuberkulose.

Bei einem Patienten, der an Wirbelsäulentuberkulose litt und seit 7 Monaten bettlägerig war (Gipsverband seit 1½ Monaten, Fieber, Eiteransammlung in den Bauchwandmuskeln), war vordem eine Punktion vorgenommen worden, die ½ l Eiter ergab, wonach sich aber die Ansammlung von neuem bildete. Nach einer Friedmann-Impfung verschwanden alle diese Erscheinungen im Laufe von 2 Wochen; auch die Eiterung war und blieb seither (jetzt 3 Monate) verschwunden. Vor einer Woche wurde das Korsett abgenommen, Patient geht frei und wohl umher. Gewichtszunahme 15 kg.

Ein anderer Kranker, der seit 7 Jahren an Lungen- und Knochentuberkulose mit mehreren Fisteln gelitten hatte und von mir geimpft wurde, schreibt mir (18 Tage nach der Impfung), der Nutzen der Impfung sei (trotz nachher interkurrierender Dysenterie) »so großartig, daß Worte nichts dagegen vermögen«. Die Absonderung ist um fast 70% vermindert, vorher hartnäckige Kopfschmerzen haben nachgelassen.

Ein dritter Kranke (sehr schwere, alte Hüftgelenks- und Wirbelsäulen-Tuberkulose), der unbeweglich liegt und seit 4 Jahren in verschiedenen Krankenhäusern und Sanatorien erfolglos behandelt wurde (auch breiter Decubitus), zeigte 1½ Monate nach der Impfung auffallende Besserung, Abnahme der Schwellung und Verschwinden der Schmerzhaftigkeit der Gelenke; ich konnte sogar die Beweglichkeit an Hüftgelenk und Wirbelsäule bis zu einem gewissen Grade feststellen.

Bei einem Fall von Lupus, der vordem 2 Jahre hindurch mit Diathermie und anderen Kuren behandelt worden war —, jedoch ohne Erfolg —, konnte ich binnen 1 Monat eine 70prozentige Besserung und eine Gewichtszunahme von 5 kg feststellen.

Auf meine in relativ kurzer Zeit gesammelten Erfahrungen gestützt, kann ich sagen, daß **das Friedmann-Verfahren unsere einzige Waffe gegen die Tuberkulose in allen ihren Formen ist. Glücklich die Kranken, die beizeiten geimpft werden!**

Meine Erfolge mit der Impfbehandlung der Tuberkulose haben eine Reihe von Ärzten, die sich bisher nicht mit der Friedmannschen Methode beschäftigt haben, zu **Anhängern** derselben gemacht; ich kann folgende Namen nennen:

Prof. Dr. Süreyya Hidayet, Professor an d. Applikationsschule f. Militärärzte »Gülhane«, Konstantinopel; Dr. Orhan Tahsin, Gynäkologe des Krankenhauses »Hasseki« f. Frauen, Konstantinopel; Dr. Ibrahim Hanif, Arzt d. Hafen-Monopol-Gesellsch., Knostantinopel; Dr. Dervis Bey, Oberarzt der Schiffahrtsges. »Seyrisefain«, Konstantinopel; Dr. Ahmet Ikbal, praktischer Arzt, Konstantinopel; Dr. Krimi, praktischer Arzt, Konstantinopel; Dr. Suat Fuat, praktischer Arzt, Smyrna; Dr. Galip,

Smyrna (Bornova, Dispensararzt); Dr. Elhem Süleyman, Manissa; Dr. Mustafa, Trapezunt; Dr. Musa Kâzim, Oberarzt und Besitzer des Sanatoriums Prinkipo, Konstantinopel.

Ich kann nicht umhin, hier einer alten Überlieferung Erwähnung zu tun, die sich in Anatolien bis auf den heutigen Tag erhalten hat: Schildkröten als Arznei gegen Tuberkulose, wie sie auf dem Lande in bestimmten Dörfern bei Tuberkulösen angewendet werden; die dort angewendete Methode besteht darin, daß man die Kranken das Blut von Schildkröten trinken läßt ... **Eine höchst seltsame Übereinstimmung zwischen der größten Errungenschaft moderner Wissenschaft und uralter Volkstradition in Kleinasien, der Wiege der antiken Zivilisation!«**

Dr. Fuat Sabit.

Original-Bericht aus Syrien.

Von Dr. Djemil-Suleyman.

Antiochia-Damaskus, 28. August 1931.

»Ich habe vor 2 Monaten in der Ärzte-Gesellschaft in Aleppo einen Vortrag gehalten über meine Heilerfolge mit dem Friedmannschen Mittel. Wir zweifeln nicht, daß der Staat Syrien bald Prof. Friedmanns geniales Werk offiziell akzeptieren wird. Ich bitte die folgenden 4 Beispiele, — eine große Zahl weiterer werde ich bald bekanntgeben — die ich aus allerletzter Zeit anführe, in den Medizinischen Bulletins zu veröffentlichen.

1. Cheyhe Reyhanige, 41 J. Lungentuberkulose. Seit 6 Monaten bettlägerig, 38,5—39° Fieber. Bluthusten. Enorme Schweiße, große Mattigkeit. Eine Kaverne an der Basis der linken Lunge. 5 Tage nach der schwachen Friedmann-Impfung, am 10. Juli 1931, beginnt er aufzustehen. Guter Appetit, ruhiger Schlaf, Schweiße verschwunden, ebenso Bluthusten; Auswurf leicht, Fieber verschwunden. Nach 40 Tagen über 3 kg Gewichtszunahme. Arbeitet wieder und verdient sich seinen Lebensunterhalt. Der Fall steht unter staatlicher Kontrolle.

2. Bilal Osman, Webereiarbeiter. Dauernd Fieber 38—38,5°. Rasselgeräusche unter beiden linken Schlüsselbeinen, Blutspucken, starke Abmagerung. Husten. Nach der ganz schwachen Friedmann-Impfung am 15. Juli 1931 eine Woche lang starke Reaktion mit 40° Fieber. Dann ganz allmähliche Besserung. Nach einem Monat Krankheitssymptome verschwunden. Gewichtszunahme 2 kg, ißt mehr als ein Gesunder, schläft gut und beginnt zu arbeiten.

3. Emin Ali, 23 J. Bauer aus Suveydiye. Seit 6 Monaten krank. Fieber 38,5°. Infiltration der l. Lunge. Schweiße. Nach der am 17. Juli 1931 gemachten schwachen Friedmann-Injektion starke Reaktion. Dann Senkung des Fiebers auf 37,5°. Hustet noch, aber Appetit sehr gut, Gewichtszunahme, keine Schweiße mehr. Beginnt allmählich wieder zu arbeiten. Dankt mir in einem Briefe für den Erfolg.

4. Nonriye, Farmerfrau in Djaksouniye. Seit 7 Monaten bettlägerig, erschöpft, enorme Schweiße, Fieber 38,5—39°. Tuberkulöser Herd unter dem Schulterblatt, lokalisierte Kongestion in der l. Lungenspitze. Zweimal profuse Lungenblutungen, erhebliche Abmagerung. Nach der am 18. Juli 1931 gemachten schwachen Friedmann-Injektion 2 Tage lang Reaktion. Dann Temperatursenkung, 2,5 kg Gewichtszunahme in einer Woche, Schweiße, Husten verschwunden. Volles Gesundheitsgefühl.«

Original-Bericht aus Lettland.

Von Dr. Eduard Londenberg, Mitau.

»Nach dem **Fiasko des Prof. Calmette** auf dem Gebiete der spezifischen Tuberkulose-Bekämpfung bleibt uns, der Internationalen Ärzteschaft, die geniale Entdeckung des Berliner Universitäts-Professors Dr. F. F. Friedmann. Diese ist in ihren Auswirkungen, obwohl schon lange bekannt, vielfach angewandt und als bewährt befunden, noch nicht genügend in Ärztekreisen gewürdigt und **leider noch nicht in allen Staaten zur obligatorischen Einführung gelangt.** Unter diesen Umständen leiden und sterben alljährlich Millionen von unglücklichen Menschen der gesamten zivilisierten Welt. Das Friedmann-Mittel ist nicht nur ein sicheres **Schutzmittel** gegen die menschliche und die Tier-Tuberkulose, es ist sogar auch ein spezifisches **Heilmittel** gegen die mitunter schon jahrelang bestehende aber noch nicht zu weit vorgeschrittene Tuberkulose, welche Organe des menschlichen Körpers sie auch immer befallen und in welche zarten Systeme desselben das stets zirkulierende Blut die Toxine des Tuberkelbazillus zur Ausscheidung gebracht haben sollte. Der deletären Wirkung der Stoffwechselprodukte der Tuberkelbazillen und dem unermeßlichen Elend, unter dem die gesamte zivilisierte Menschheit leidet, kann **nur mit Aussicht auf Erfolg entgegengetreten werden durch eine obligatorische Einführung des Friedmann'schen Heil- und Schutzmittels in die Prophylaxe und in die Behandlung der Tuberkulose.** Es gibt zur Zeit kein Land auf der Welt, wo das Friedmann-Mittel nicht bekannt wäre. Wehe dem Volke, das die drohende Gefahr der Tuberkulose unterschätzt und indolent an den althergebrachten Methoden der Tuberkulose-Bekämpfung festhält. Die pathologische Anatomie lehrt uns, daß bis zu 100% aller Erwachsenen tuberkulös infiziert sind. In den ersten drei bis sechs Lebensmonaten sind von 100 Kindern schon 18 infiziert, mit zwei Jahren 40%, mit drei bis vier Jahren 60%. Es steht schon seit langem fest, daß jedes Kind frei von Tuberkulose geboren, jedoch sehr bald nach der Geburt aus seiner nächsten Umgebung infiziert wird. Schon vor mehr als 30 Jahren erwähnte Prof. Dr. R. Kafemann in seiner Arbeit »Die Tuberkulose in ihren Beziehungen zu den oberen Luftwegen« auf S. 11, daß wenige Tage nach der Geburt Tuberkelbazillen in der Nebenniere eines Kindes gefunden sind.

Wollen wir mithin eine gewissenhafte Prophylaxe der Tuberkulose treiben, dann dürfen wir das Ende des zweiten Lebensjahres bei einem

Kinde nicht abwarten, sondern müssen **wenige Tage nach der Geburt, etwa nach 8—10 Tagen** (wie wir es in Lettland tun), **zum Friedmann-Mittel greifen.** Kategorisch fordert das unsere Wissenschaft und unsere praktische Erfahrung. Wie alle großen Entdeckungen ist auch die nicht hoch genug zu schätzende Entdeckung Prof. Friedmann's in ihrer praktischen Anwendung einfach und ungefährlich für jedes Alter. Das lehrt und bestätigt uns die tägliche Praxis.

In meiner Privatpraxis und teilweise in meiner Kassenpraxis verwende ich das Friedmannmittel schon das fünfte Jahr. Unter meinen ersten Patienten figurieren meine eigenen Familienangehörigen — Fall 3 — eine Drüsen-Lungentuberkulose mit unangenehmen Nervenerscheinungen, — Fall 7 — eine Caries der Wirbelsäule und Drüsentuberkulose und Fall 301 — eine Lungentuberkulose mit Nerven- und Herzsymptomen. Diese drei Familienmitglieder erfreuen sich jetzt der besten Gesundheit und sind vollauf leistungsfähig. Jeder erhielt in größeren Intervallen je zwei Friedmann-Injektionen. Bis heute, 5. Juni 1931, *habe ich das Friedmannmittel in* **810** *Fällen angewandt.* Mit Ausnahme der wenigen, zu weit vorgeschrittenen Fälle, in denen ich den Leitlinien zuwider nur auf Bitten der Patienten oder ihrer Angehörigen das Mittel angewendet habe — es sind dies nicht mehr als 5 bis 6 Fälle — habe ich in den den Leitlinien entsprechenden Fällen fast durchweg günstige Erfolge erzielt und **den guten Ruf des Mittels in Lettland begründet.** Ich verfüge über **82 Ortschaften einschließlich Riga, Libau und Mitau, wo das Friedmannmittel jetzt bekannt und unentbehrlich geworden ist.**

Wie alles Gute in der Welt, hat auch das Friedmannmittel sich selbst die Bahn gebrochen, und seine Anwendung steigt von Jahr zu Jahr. Ich möchte behaupten, und dazu zwingen mich die mit dem Friedmannmittel erreichten Erfolge, daß **die Nichtanwendung des Mittels bei wenig fortgeschrittener Tuberkulose jeglicher Lokalisation ein ärztlicher Kunstfehler** ist. **Wie viele hoffnungsvolle junge und auch ältere Menschenleben könnte man mit dem Friedmannmittel retten,** wenn es den Kollegen vergönnt sein würde, die an der Tuberkulose leicht Erkrankten rechtzeitig als solche zu erkennen und einer erfolgversprechenden Friedmannbehandlung zuzuführen. Bei einer einigermaßen ernsten Vertiefung in die Materie fällt es zwar nicht schwer, die verschiedenen Variationen, d. h. Äußerungen der Tuberkulose auseinanderzuhalten und sie richtig zu rubrizieren. Wie oft jedoch kommt es in der allgemeinen und spezialistischen Praxis vor, daß Folgeerscheinungen der versteckten Tuberkulose, ihre sogenannten Fernwirkungen, als selbständige Krankheiten angesehen und dementsprechend erfolglos oder mit geringem Erfolg behandelt werden. Die Tuberkulose liefert allen ärztlichen Spezialitäten Arbeit vollauf. Ich erinnere nur an die verschiedensten Affektionen des zentralen und peripheren Nervensystems (Meningitis, Depressionen, Kopfweh, Schlaflosigkeit oder im Gegenteil großes Schlafbedürfnis, Rheumatismus und Hautjucken) an die verdächtige Blutarmut der Kinder und der jugendlichen Erwachsenen, an die verschiedenen schwer zu deutenden

Augenaffektionen (Gesichtsfeldereinengung, Hornhautgeschwüre, Katarrhe, Lidrandentzündungen), an diejenigen des Ohres (dauernde Ohrenkatarrhe, subjektive Ohrengeräusche mit herabgesetztem Gehör und nachfolgender Ertaubung, was bisher fälschlicherweise als Otosklerose bezeichnet wurde), an die Affektionen der Nase (Blutungen, chronischen Schnupfen, Stirn- und Kieferhöhleneiterungen, Nasenpolypen), an die ständigen Katarrhe der oberen Luftwege (Räuspern, nervöse Affektionen des Kehlkopfes, Gefühl von Trockensein und unmotivierten Schmerzen im Halse), an das häufige »Erkältetsein«, an die immer wiederkehrende Bronchitis, an die Herzaffektionen (nervöses Herz, Herzerweiterung, mitunter Herzgeräusche, unregelmäßiger und aussetzender Puls), an die Magen- und Darm-Erscheinungen (wunde Stellen an der Magenschleimhaut, Hyperacidität, ulcus ventriculi, Magenblutungen, Magenkatarrhe, Darmkatarrhe, Appendicitis), an die Erscheinungen und Klagen im Urogenitalsystem (Blasen- und Nierenbeckenaffektionen, solche der Nieren, unregelmäßige Menstruationen, Dysmenorrhoen), an die verschiedenen Affektionen der Knochen und Gelenke, an die Drüsenaffektionen der Kinder und an das Kümmern derselben, an das Ausfallen des Hauptthaares und zuletzt an die Affektionen der Haut (schlechtheilende Ekzeme, Psoriasis, Hautjucken, gekrümmte Nägel). Diese aufgezählten krankhaften Äußerungen sind nicht selbständige Leiden, sondern Fernwirkungen der aktiven Tuberkulose (Toxinwirkungen). Bei einiger Trainierung des Ohres gelingt es meist immer, die Lungenspitzen als katarrhalisch erkrankt zu finden. In diesen frühen Stadien geben die Durchleuchtungen mit Röntgenstrahlen noch keinen positiven Hinweis, da Narben und Verkalkungen des Lungengewebes und der Lungendrüsen fehlen. Alle diese krankhaften Veränderungen weisen auf die Aktivität der versteckten Tuberkulose hin und sind auch schon ein sehr dankbares Objekt für die Behandlung mit dem Tuberkulose-Heilmittel von Friedmann. —

Bei uns in Lettland sterben alljährlich circa 5000 Menschen an der Tuberkulose, meist an der Lungentuberkulose. Alle diese schweren Tuberkulosefälle sind zu Anfang leichte Fälle gewesen, sind jedoch im ersten Beginn als solche nicht erkannt worden. Mit dem Friedmannmittel würde man sie, als sie noch leichte Fälle waren, restlos retten können. —«

Original-Bericht aus Estland.

Von Dr. W. Lutzuwer, Werro (Estland), Jürit 17, Wörus, Könestaat 79.

Werro, den 29. Juni 1931.

»Das Friedmannsche Tuberkulose-Heil- und Schutzmittel hat sich im Verlauf von 10 Jahren in meiner Praxis als ein vorzügliches Mittel gegen Tuberkulose und ganz besonders gegen Knochentuberkulose bewährt. In den meisten mit dem Friedmannmittel behandelten Fällen zeigten sich schnelle Besserung der Krankheitserscheinungen und nach einem Jahr vollständige Genesung.

Bei der Behandlung der Erkrankungen der Tuberkulose mit dem Friedmannschen Tuberkulose-Heil- und Schutzmittel habe ich u. v. a. folgende Resultate erzielt:

I. Fall: 1921. H. K. 6jähriger Junge. Exsudative Beckentuberkulose mit lokalisierten Abszessen, Temp. bis 38° C und Kachexia, von Ärzten aufgegeben. Therapie: Friedmannsches Mittel — starke Em. intramuskulär. Nach ein paar Monaten erhebliche Besserung. Ein halbes Jahr nach der ersten Injektion die zweite Injektion Friedmannsches Mittel, starke Em. i. m.; nach einem Jahr vollständige Genesung. Heute ist Pat. junger Sportsmann, bei blühender Gesundheit.

II. Fall: 1923. Herr R., 30 Jahre alt. Produktive offene Lungenphthise mit positivem Bazillenbefund bei normaler Temp. Therapie: Friedmannsche starke Em. i. m.; bisher Pat. bei voller Gesundheit, hat 40 Pfund an Gewicht zugenommen.

III. Fall: L. M. 18 jähriges Mädchen mit Gonitis Tbc. exsud. dex. Therapie: Resektion im Kniegelenk; nachdem im Verlauf eines Jahres nach der am 11. XII. 1925 vorgenommenen Friedmannschen Injektion starke Em. i. m. keine Besserung, Temp. bis 39° C; wegen zugekommener amyloiden Nierenentzündung ist Pat. aufgegeben. Nach 2 Jahren Pat. vollständig hergestellt, nur Ankylose im Kniegelenk. Bis 1931 kein Rezidiv — Pat. erfreut sich einer blühenden Gesundheit.

IV. Fall: A. K. 27 jähriger Mann. Röntgenbefund: Coxitis dex. prd. Therapie: Friedmannsches Mittel, starke Em. i. m. Nach 5 Monaten Pat. vollkommen hergestellt.

V. Fall: I. W. 24jähriges Fräulein. Röntgenbefund: Prod. fortschr. Lungenphthise, Temp. normal. Therapie: Friedmannsche starke Em. i. m. Nach 1 Monat weitere Verschlimmerung des Allgemeinzustandes, Temp. 38,3° C, Gewichtsabnahme und nach 1½ Jahren Exitus letalis.

VI. Fall: A. T. 29 jähriger Mann. Röntgenbefund: Prod. stat. Lungenphthise. Therapie: Friedmannsche starke Em. i. m. Nach 2 Jahren Pat. vollständig genesen.

VII. Fall: F. R. 19 jähriger Mann. Röntgenbefund: Tbc. prod. tibiae sin. Nach einer unterzogenen Operation im Mai 1929: Fisteln am Unterschenkel, Pat. bettlägerig. Den 30. VII. 1929 Friedmannsche starke Em. i. m. Den 8. III. 1930 Pat. geht ohne Hilfe, die Wunden an Unterschenkel sind kleiner geworden; aus einer Wunde sollen paar Sequester abgegangen sein. Jetzt ist Pat. vollständig gesund.

VIII. Fall: G. J. 30 jähriger Mann. Blasentub.; Röntgenbefund der Lunge:

Prod. Lungenphthise. Therapie: Friedmannsche starke Em. i. m. Nach 1 Jahr Pat. vollständig genesen; bisher kein Recidiv.

IX. Fall: A. T. 32 jährige Frau. Prod. stat. Nierentub., Temp. 37,2° C, Schmerzen im Rücken und im ganzen Körper, oftes Urinieren. Lunge: prod. zirrh. Lungenphthise. Therapie: den 12. X. 29 Friedmannsche Em. stark i. m., am 16. VI. 1930. Pat. hat 4 Pfund an Gewicht zugenommen, sonst keine sichtbare Besserung. 1931 bedeutende Besserung des Allgemeinbefindens. — Pat. fast hergestellt.

X. Fall: M. Sch. 25 jähriges Fräulein. Röntgenbefund: Spondylitis thorac. Tub. und prod. retrocard. Drüsentub., Temp. 37° C; Kyphosis thorac. Therapie: 15. II. 1929. Friedmannsche starke Em. i .m. Nach einigen Monaten Gewichtszunahme und deutliche Besserung des Allgemeinbefindens. Nach einem Jahr Pat. vollständig genesen. Bisher kein Rezidiv.

XI. Fall: J. U. 49 jähriger Mann. Röntgenbefund: Prod. stat. Lungenphthise Therapie: Friedmannsche schwache Em. i. m. Subk. Nach 5 Monaten Gewichtszunahme 2 Pfund, Röntgenbefund: Exsud. zur Latenz neigende Lungenphtise.«

Original-Bericht aus Litauen.

Von Dr. med. A. Babelis, Privatklinik, Vilkaviskis (Litauen), Laisvesg — ve 14.

»Ich habe keinerlei Tuberkel-Vaccin, ganz gleich welcher Art verwendet, erstens wegen der Umständlichkeiten, mit denen sein Gebrauch verbunden ist, hauptsächlich aber wegen der Gefahren, die dem tuberkulösen Organismus durch solche Präparate drohe. Seit sechs Jahren wende ich in meiner Praxis nur Prof. Friedmanns Emulsionen an, und zwar immer mit guten Erfolgen. Mit Ausschluß der Fälle mit ganz schweren Destruktionen der Lungen etc. benutze ich regelmäßig die Friedmann-Emulsion:

1. in allen ausgesprochenen Tuberkulosefällen.
2. bei allen Erkrankungen von Lungentuberkulose, in denen das Röntgenbild kleine Herde auf oder in den Lungen festzustellen gestattet,
3. bei Prozessen der Knochen-, Nieren- und Drüsen-Tuberkulose, wenn die Krankheit aus den strengsten Stadien der Entzündung heraustritt.

In allen genannten Kategorien von Fällen habe ich nach Gebrauch des Friedmannschen Heilmittels früher oder später gute Resultate erzielt. Ich habe im Laufe der letzten sechs Jahre 320 Patienten mit Prof. Friedmanns Emulsionen behandelt und nicht ein einziges Mal eine lokale oder allgemeine Verschlimmerung des Krankheitszustandes erlebt, nicht einmal bei den schwersten Prozessen; manchmal ist sogar auch noch in solchen schwersten Fällen eine Besserung eingetreten. In den leichten Tuberkulosefällen habe ich **niemals** einen Heilerfolg vermißt. Ich bemerke, daß sich bei sämtlichen Kranken das Allgemeinbefinden sehr verbesserte, die Schwäche ließ nach und verschwand, der Appetit hob sich und das Gewicht stieg an. Ferner stellte sich im allgemeinen Abfall des Fiebers ein und die lokalen Erkrankungsprozesse verloren regelmäßig ihre maligne Form. Prophylaktisch habe ich bisher 19 Kinder im Alter von 4—11 Jahren mit dem Friedmann-Mittel geimpft, die alle aus tuberkulösen Familien stammten. Bis jetzt sind alle Kinder gesund und tuberkulosefrei geblieben.«

Vilkaviskis, d. 26. VI. 31.

Tuberkulose-Spezialist Dr. W. Wenzkunas in Kowno-Birschtonas:

»Ich habe nun in Birschtonas und Kowno viele hunderte von Tuberkulose-Fällen aller Formen mit dem Friedmannschen Mittel behandelt und viele schöne Erfolge erzielt. Es ist deutlich zu merken, wie das Interesse an der Friedmann-Methode immer wärmer wird.«

Original-Bericht aus Finland.

Von Prof. Dr. Franz Fl. Krusius, Helsingfors, Professor der Augenheilkunde.

»Ich habe in meiner finländischen Praxis ausschließlich Augenpatienten, und zwar mit leichten und schweren Formen von isolierter Tuberkulose der vorderen und der tieferen Augenabschnitte mit dem Friedmannschen Mittel, Dosierung »ganz schwach« bezw. »schwach« und intragluteal behandelt, das für mich seit **Jahrzehnten das spezifische Mittel der Wahl bei Augentuberkulose darstellt.** In den mit dem Friedmann-Mittel behandelten Fällen wurde sonst keine weitere spezifische Behandlung vorgenommen, weder Tuberkulin- noch Goldpräparate noch Röntgenbehandlung. Lokal nur gebotenen Falles Atropin und physikalisch leicht hyperämisierende trockene Wärmeapplikation. Die Erfolge waren durchweg günstig. Besonders hervorzuheben ist die Ungefährlichkeit der Friedmannschen Heilbehandlung. Niemals traten bedrohliche Herdreaktionen auf, die ja gerade bei der spezifischen Behandlung der Augentuberkulose ein Gefahrenmoment darstellen, wohingegen ganz leichte, meist nur durch optische Hilfsmittel nachweisbare Herdhyperämieen vorübergehender, wellenförmig periodisch wiederkehrender und abklingender Natur erwünscht waren als Zeichen einer spezifischen Aktivierung des natürlichen Heilprozesses. Durch diese Erfolge ermutigt, habe ich das Friedmann-Mittel auch prophylaktisch verwandt und zwar u. a. in meiner nächsten Familie.«

Das Friedmann-Mittel in der Schweiz.

Solange die klimatische Behandlung als einziges oder jedenfalls wirksamstes Heilmittel der Tuberkulose gelten konnte, wurde ein Aufenthalt in der reinen Schweizer Bergluft als ultima ratio angesehen, wenn alle anderen Faktoren versagt hatten. Diese Auffassung ist eigentlich von jeher wenn nicht ganz unbegründet, so doch jedenfalls nur recht schwach fundiert gewesen, denn auch Schweizer Sanatorien konnten nur einen kleinen Teil ihrer Patienten als geheilt entlassen, während bei einem anderen Teil auch die Schweizer Heilstättenkur nicht einmal eine Verschlechterung des Leidens aufzuhalten vermochte. Im Berliner Friedmann-Institut sind sehr zahlreiche Patienten geimpft worden, deren Befund trotz einer mehrmonatigen Kur in einer Schweizer Heilstätte erheblich verschlechtert worden war und die dann durch das Friedmann-Mittel geheilt werden konnten.

Daß ein Aufenthalt in der Schweiz für Lungenkranke nur von sehr bedingtem Wert ist, zeigt aber weiter auch die Tatsache, daß die Tuberkulose*sterblichkeit* in der Schweiz erheblich höher ist als etwa in Preußen. Ein Vergleich der letzten amtlichen Ziffern, die für das Jahr 1929 vorliegen, zeigt in Preußen eine Tuberkulosesterblichkeit von rund 9 Todesfällen auf 10000 Lebende, in der Schweiz dagegen 13,5. Wobei ausdrücklich bemerkt sei, daß in der Schweizer Ziffer nur die Sterblichkeit der *Wohnbevölkerung* enthalten ist, dagegen nicht die der in den Sanatorien verstorbenen Ausländer. Trotzdem ist die Tuberkulose-Sterblichkeit der Schweiz um 50% höher als die preußische.

Dies sind Tatsachen, die zu denken geben sollten — und die erfreulicherweise auch bereits zu denken gegeben haben. Unbefriedigt von den Erfolgen der Schweizer Lungensanatorien suchte der **Schweizer Arzt Dr. O. H. Bucher-Tümpler** nach einem wirksameren Heilmittel gegen die Tuberkulose, und auch er fand es wie zahllose andere ausländische Ärzte im Friedmann-Mittel. Er gründete daher im Juni 1930 in Seon das »Schweizerische Institut für Tuberkuloseheilung nach Prof. Dr. Friedmann«, in dem er die ambulante Behandlung der Tuberkulose nach dem Friedmann'schen Verfahren durchführte. Obwohl der seit dem Beginn dieser Behandlung verstrichene Zeitraum noch recht kurz ist, konnte Bucher seine Erfahrungen schon wie folgt zusammenfassen:

Original-Bericht von Dr. O. H. Bucher,

Leiter des Schweizerischen Instituts für Tuberkulose-Heilung.

»Je früher die Friedmann-Behandlung durchgeführt werden kann, um so rascher und einfacher und dementsprechend billiger kommt sie natürlich auch zu stehen. **Namentlich bei kindlicher Tuberkulose zeitigt das Verfahren oft in überraschender Kürze Heilerfolge, wo Kuraufenthalte völlig versagt hatten.** Damit ist nicht gesagt, daß unsere Höhenkurorte überflüssig geworden seien, aber wir suchen den Weg, auf dem die leichten Tuberkulose-Fälle — und jeder war einmal ein leichter Fall — wieder in Heimbehandlung bleiben können, wie das der Fall war vor dem **Überhandnehmen der Sanatoriumsindustrie.** Daraus ergibt sich für die Zukunft vielleicht von selber die Konsequenz, daß sich die Sanatorien auf die Internierung und Behandlung der ausgesprochen schweren Fälle einstellen, ev. dies mit staatlicher Unterstützung. Es ist aber verfehlt, wenn z. B. unsere nur aus öffentlichen Geldern bestehende Liga zur Bekämpfung der Tuberkulose sich der Finanzierung der Friedmann-Behandlung verschließt, die mit dem gleichen Recht Anspruch darauf erheben kann, eine wissenschaftliche und mindestens ebenso wirksame Tuberkulose-Behandlung zu sein wie das jede andere, von Ärzten ausgeübte Tuberkulose-Behandlung ist. Noch schlimmer ist es, wenn sie eine jahrzehntelang verdienstvolle Fürsorgerin zum Abdanken veranlaßt, weil sie fürsorgebedürftige Fälle der Friedmann-Behandlung zugeführt hat; dies geschah auf den Druck eines Heilstätten-Arztes hin, und es erweckt den Verdacht, **als wäre die Liga heute überhaupt nur dazu da, den Zubringerdienst zu den Sanatorien zu besorgen.** Wir werden später in Fachblättern auf die Erfolge unserer Behandlung zurückkommen, aber wir können schon **nach Behandlung von Hunderten von Fällen mit gutem Gewissen sagen, daß im Friedmann-Mittel ein gewaltiges wirkliches Heilmittel gegen die Tuberkulose vorhanden ist.** Es hängt nur alles davon ab, daß dieses Mittel früh genug und richtig zur Anwendung kommt und daß die Behandlung nicht erst dann angewandt wird, nachdem die Fälle jahrelang nutzlos in den Sanatorien herumgelegen sind und wir nachher an die veraltete Krankheit herangehen müssen. **Eine hochprozentige Sicherheit der Heilung kann in allen leichten Fällen erzielt werden, und jeder schwere und veraltete Fall war eben einmal ein leichter. Wir haben Fälle von so verblüffender Heilung, daß sie uns zu diesem Urteil berechtigen.**«

Daß in der Schweiz als der Hochburg der klimatischen Tuberkulosebehandlung die Gegensätze zwischen der ambulanten Friedmann-Behandlung und der stationären Anstaltsbehandlung besonders scharf sein müssen, ist selbstverständlich, und es ist daher doch recht bemerkenswert, daß Bucher nicht vor der Feststellung zurückscheut, daß die schweizerische Liga zur Bekämpfung der Tuberkulose heute ihre Hauptaufgabe nur noch darin erbilckt, den Sanatorien Zubringerdienste zu leisten. In Deutschland würde man dies »Wahrung nationaler Belange« nennen.

Im übrigen ist — das muß besonders unterstrichen werden, — Dr. Bucher keineswegs einseitig vorgegangen. Er hat sich nicht etwa von vorn herein ausschließlich für das Friedmannmittel entschieden, sondern auch mit dem Calmette'schen BCG Versuche gemacht. Die Erfahrungen, die er hierbei machen mußte, waren — wie nicht anders zu erwarten — recht bedenklicher Natur. Er hat hierüber in der Wiener Medizinischen Wochenschrift (Nr. 44 1930) folgendes berichtet:

»Wir haben die BCG-Schutzimpfung nach Professor Dr. Calmette, Paris, infolge günstiger Informationen vom Hygiene-Institut der Universität Zürich bei Säuglingen vorgenommen. Im ganzen sind es 20 Fälle, von denen wir 11 nachkontrollieren konnten. Bis Ende 1929 wurden in der Schweiz überhaupt nur 110 Säuglinge nach Calmette schutzgeimpft.

Wir erlebten leider selber in einem Fall eine 5 Wochen nach der Calmette-Impfung beginnende und 14 Monate später noch immer in ärztlicher Behandlung stehende, zentripetal **fortschreitende und fortwährend abszedierende Drüsentuberkulose, die einwandfrei durch den BCG.-Stamm erzeugt worden ist.** Die Impfung wurde in der 3. Lebenswoche am linken Oberarm subkutan vorgenommen, von wo sich **das etappenweise Vordringen der künstlichen Impftuberkulose deutlich verfolgen ließ.**

Eine Drüse in nächster Nähe der Mamilla wurde schließlich chirurgisch entfernt und in ihr die Tuberkulose nachgewiesen.

Mutter dieses Kindes besitzt bereits ein älteres, gesundes Mädchen und stellte an uns als Hausarzt immer wieder die sehr begreifliche Frage, warum nur das geimpfte Kind solche Drüsen habe, und ob sich denn der Prozeß durch nichts aufhalten lasse. **In unserer Angst um dessen Gesundheit oder gar dessen Leben haben wir es mit dem ja erwiesenermaßen unschädlichen Vakzin von Professor Dr. Friedmann, Berlin, nachgeimpft und erlebten im weiteren Verlauf die Genugtuung, daß die tuberkulösen Abszesse völlig heilten** und daß bis heute, 4 Monate nach der Friedmann-Behandlung, keinerlei Drüseneinschmelzungen mehr vorgekommen und auch keine neuen Drüsenanschwellungen mehr aufgetreten sind. **Der bis zum Moment der Friedmann-Impfung immer fortschreitende tuberkulöse Prozeß ist durch diese eindeutig zum Verschwinden gekommen. Das Kind blühte auch äußerlich sichtlich auf und ist heute kaum mehr zu erkennen. Also restlose Heilung.**

Auf Grund dieser Erfahrung, daß die durch Impfung mit dem BCG-Stamm angerichtete fortschreitende Tuberkuloseinfektion durch das Friedmann-Mittel wieder paralysiert wurde, haben wir **auch alle anderen, uns noch erreichbaren, nach Calmette geimpften Kinder — es waren deren 10, die sämtlich schon äußerlich stark hervortretende tuberkulöse Zervikaldrüsenpakete und im Verlauf der Krankheit klinisch und röntgenologisch das Bild der Hilusdrüsentuberkulose zeigten** — mit dem Friedmann-Vakzin nachbehandelt und erst dadurch unser ärztliches Gewissen wieder beruhigt. Wir fühlten uns zu dieser Maßnahme berechtigt und verpflichtet, nachdem **im Anschluß an die Lübecker Tragödie aus anderen Ländern Berichte über Todesfälle erschienen, die durch den BCG-Stamm verursacht waren**[1]).

Zu den BCG-Schädigungen zählen wir nachträglich auch die bei zwei geimpften Kindern im ersten Lebensjahr gehäuft auftretenden und uns anders unerklärlichen mehrtätigen Fieberschübe mit Husten und schweren Nachtschweißen (keine Rachitis), wegen deren wir oft ans Krankenbett gerufen wurden.

Eine Erkältungsätiologie ließ sich dabei nie feststellen. Seit der Friedmann-Impfung sind diese Schübe verschwunden.«

---

[1]) Tatsächlich lag lange vor der ersten Calmette-Impfung in Deutschland bereits ein so umfangreiches **vernichtendes Material gegen Calmette in der internationalen Fachliteratur vor, daß es unfaßlich ist, wie diese Impfung auch nur in einem einzigen Fall von den Behörden geduldet und von Ärzten gewagt werden konnte.** Aus der uns bekannten Literatur der Calmetteschäden führen wir folgende Autoren an, die teils **Versagen des Calmette-Impstoffs im Tierversuch, d. h. Fehlen jeder Schutzwirkung, teils schwere tuberkulöse Infektionen der Versuchstiere durch den Calmette-Stamm, teils schwere, künstlich durch Calmette hervorgerufene Tuberkulose bei Menschen mit oft serienweisen Todesfällen konstatiert, die vor der Freigabe des Impstoffs ausdrücklich gewarnt und den Nachweis erbracht haben, daß sämtliche Erfolgsstatistiken Calmettes falsch sind und daß der Immunisierungseffekt auch beim Menschen versagt hat:**

Isabolinski, Gitovitsch, Wischnewski, Uhlenhuth, Miller, Hildenbrand, Kalbfleisch, Nohlen, Selter, Blumenberg, Leynin, Chiari, Nobel, Solé, Eber, Heymanns, Mauriac, Pierre, Aubertin, Lange, Lydtin, Schurmanns, Steckhoven, Bochini, Dwykoff, Masurowski, Armengol, Massanella, Remlinger, Bailly, Rimpau, Forssner, Jundell, Hjalmar, Magnusson, Mießner, Korschun, Schloßmann, Schürmann, Hurtya, Schütz, Lignières, Gerlach, Löwenstein, Weil-Hallé, Turpin, Leuret, Chassimond, Rollé, Gorochnikowa, Klobouk, Kuhn, Petroff, Brach, Steenke, Mohler, Kisskalt, Watson, B. Lange, Debré, Lelong, Taillens, Valerio, Kirchner, Watzel, Mac Intosh, Const, Wallgreen, Much, Schmieder, Schröder, Park, Medler, Rampin, Tiedemann, Schweinburg, Wassilieff, Kraus-Wien, Hygienekommission des Völkerbundes 1928, Hunziker, Stähelin, Berger, Wieland, Möller. Adlershof, Uricio, Suner, Ordonez, Wolff, Prokopowitz, Wierbowskaja, Banza, Moreau, Raimond, Careno, Arena, Baron, Kereszturi, Rosenfeld, Welleminski, Kjen, Petersen, Ostenfeld, Nöggerath, Götzl, Brach, Greenwood, Blümel, Constantini, Berghaus, Kalles, Kühn, le Lorier, Roux, Justin, Heimbeck, Heynsius van den Bergh, Bernheim, Karrer, Aristia, Rohmer, Chassin, Sayé, Tixier, Branden, Parisot, Saleur, Baigne, Nobécourt, Spyropulos, Bucher, Simeonoff, Pirquet, Girod, Debarges, Chenard, Sergent, Rougebief, Crachet, de Puelles, Keller, Ribeiro, Viala, Gardi, Gergely, Surany, Munoyerro, Nasso, van de Put, Ferrier, Lemaire, Imbert, Dreyfuss, Kaplan, Julien, Enachescol, Meinicke, Witte, Moll.

Dabei kann mit Sicherheit angenommen werden, daß nur ein verschwindend kleiner Teil der wirklichen Schäden bekannt wird. Die seit Monaten in der Öffentlichkeit krampfhaft festgehaltene Ausrede der Calmetteschuldigen Lübecker Obergutachter, es sei vor der dortigen Katastrophe nichts Nachteiliges über Calmette bekannt geworden, dürfte mit dieser Liste wohl endgültig erledigt sein. So werden in Deutschland Unwahrheiten, unwidersprochen von der Fachwelt, offiziös verbreitet, wenn sich keiner dazu bereit findet, den Sachverhalt an Hand des Literaturstudiums nachzu-

Bucher, der seine Calmette-Mißerfolge auf der Internat. Tuberkulose-Konferenz in Oslo (August 1930) mitgeteilt hat, bestätigt somit die gleichen Erfahrungen, die auch Dr. Wassilieff-Paris und Dr. Simeonow, Chefarzt am Staatsspital in Schumen (Bulgarien), berichtet (s. o.).

Somit ist also auch in der Schweiz, wo etwa 75 Ärzte und Institutionen das Mittel anwenden, ein erfreulicher Anfang mit der Behandlung der Tuberkulose nach dem Friedmann-Verfahren gemacht worden. Zu der Annahme, daß diesem Anfang eine weitere Entwicklung folgen wird, berechtigt die Stellungnahme der Schweizerischen Krankenkassen-Zeitung, des offiziellen Organes des Konkordats der Schweizerischen Krankenkassen (Nr. 9/1931), zur Friedmann-Frage. Das Blatt, das früher auch Friedmann-gegnerischen Äußerungen Raum gegeben hatte, erklärte neuerdings:

»Es wäre dringend zu wünschen, die Mitglieder der schweizerischen Krankenkassen möchten der Friedmann-Frage ihre volle Aufmerksamkeit schenken. Man erhält in dieser äußerst wichtigen Angelegenheit leider den Eindruck, als ob man in gewissen medizinischen Kreisen von Friedmannschen Erfolgen absichtlich nichts wissen und das Mittel, das schon Tausenden Heilung gebracht hat, als wirkungslos hinstellen wolle.

Nun noch ein Wort zur Reklame, die zur Verbreitung des Heilmittels dienen soll! Der »Schweizerische Beobachter« war das Blatt, das 1929 zum ersten Mal auf Friedmann hinwies. Seither sind zwei weitere Artikel erschienen, die das Mittel ins richtige Licht rückten, während in den übrigen Zeitschriften und Zeitungen sozusagen nichts diesbezügliches zu lesen ist. Man verstand und versteht es ausgezeichnet, die Bekanntmachung des Impfmittels zu hintertreiben oder nur von dessen »Nachteilen« zu reden. Und doch wäre es Pflicht, auch die guten Seiten zu erwähnen und den zahllosen Kranken die teuren und zum Teil sehr schmerzhaften Prozeduren zu ersparen. Wenn man Versuche wie Pneumothorax, Nervenschnitt, Rippenresektionen und Knochenauskratzungen wagt, dürfte man auch das verhältnismäßig sehr billige, schmerzlose und anerkanntermaßen unschädliche Heilmittel erproben.

Wir hoffen, die nahe Zukunft ziehe Friedmann zu Ehren.

M . . . i.«

---

prüfen. Ausführliche Veröffentlichung des Materials bleibt vorbehalten. Prof. Dr. Lignières, Paris-Buenos Aires, Mitglied der Académie de Médecine in Paris, erklärte bereits 1928 in der offiziellen Sitzung der Académie, es sei »Pflicht, die universell berühmte französische medizinische Wissenschaft vor dem offensichtlichen Fehltritt — 'faux pas' — den der Calmette-Impfstoff bedeutet, zu bewahren«.

Die Friedmann-Methode in Italien.

Aus dem Istituto Sieroterapico Milanese, Eretto in Corpo Morale con Decreto Reale 16 Aprile 1896. Aggregato alla R. Universita di Milano.

Original-Bericht über Tuberkulose-Schutz- und Heilimpfung nach Friedmann in Italien.

Originalbericht vom Direttore: Dott. Prof. Comm. Serafino Belfanti.

Mailand, 25. Juni 1931.

»**Auf Anraten und Empfehlung von Herrn Prof. B. Gosio, Vorstand der Laboratorien des Staatlichen Gesundheitsamtes zu Rom,** wurde im Jahre 1921 das Friedmannsche Tuberkulose-Mittel in Italien eingeführt. Die Herstellung des Präparates für den Landesbedarf erfolgt seither in dem unter meiner Leitung stehenden Serotherapeutischen Institut zu Mailand, und zwar genau nach den Anleitungen des Herrn Prof. Friedmann, dem Entdecker der Methode.

Es sind demnach fast zehn Jahre, daß sich die italienischen Ärzte der Tuberkulose-Impfung nach Friedmann zu Schutz — und Heilzwecken bedienen. Die Zahl der während dieses Zeitraums zur Behandlung gekommenen Fälle ist zwar keine außerordentlich hohe; die Resultate der Anwendung sind aber günstig und haben in erster Linie auch die absolute Unschädlichkeit des Präparates bewiesen.

Ich darf mit Sicherheit behaupten, daß das Friedmannsche Präparat sowohl prophylaktisch bei Neugeborenen, als therapeutisch bei bestimmten, nicht allzu schweren und fortgeschrittenen tuberkulösen Prozessen in Italien gute Erfolge erzielt hat. Speziell bei Lungentuberkulose zeigte sich das Verfahren nur **im Frühstadium ernstlich wirksam,** während **bei chirurgischen Formen in der großen Mehrzahl der Fälle ausgezeichnete Resultate und zahlreiche endgültige Heilungen verzeichnet worden sind.** Zur Heilung gelangten auch Fälle von Pleuritis, Peritonitis und Otitis tuberkulöser Natur.

Wenn im Laufe der letzten Jahre bei der Tuberkulosebekämpfung das Friedmannsche Verfahren durch andere neue und viel gepriesene Methoden etwas in den Schatten gedrängt wurde, so hat gegenwärtig der äußerst günstig lautende Pariser Versuch das Interesse wieder auf den Friedmann-Impfstoff gelenkt, was für die nächste Zeit eine intensivere Anwendung hoffen läßt.

Mehrere italienische Ärzte hielten es für angezeigt, ihre Erfahrungen mit dem Friedmann'schen Tuberkulosemittel in der medizinischen Presse zu veröffentlichen; es seien hier erwähnt: L. Veglio, B. Zampetti, Boscolo-Bragadin (Terapia, n°50, Mai 1923), Mazzitelli (Studium, Bd. XIII, 2), C. Caccia (Terapia, Januar 1924), C. Bartolotti (La Medicina Ital., Januar 1924), G. Urbino (Terapia, Mäz 1924), P. Sterzi (Terapia, Juli 1924), L. Sagona (Riv. Sanit. Siciliana, Bd. XIV N° 11, Juni 1926), Nicolussi, O. Sterzi, P., Barbaro, R., Tedoldi, A., Boscolo Bragadin, R., Masturzi, E., Mazzitelli M. (Terapia, n° 95).

Ich verweise außerdem auf die Sondernummern N° 50 und 95 unserer Zeitschrift »Terapia«, in welchen zusammenfassend über die Beobachtungen und Erfolge berichtet wird, die mit dem Tuberkulose-Schutz- und Heilstoff nach Friedmann in Italien gemacht worden sind.«

Mailand, 25. Juni 1931.

Original-Bericht aus Spanien.

Observaciones referentes a la aplicación de la vacuna del Professor Friedmann.

Beobachtungen bezüglich der Anwendung der Friedmann-Impfung.

Von Dr. Farreras Munner, Facharzt für Tuberkulose.

Barcelona, den 3. Juni 1931.

Schutz-Impfung:

»Ich habe viele Personen, die, obwohl ohne manifeste oder ernst zu nehmende tuberkulöse Schädigungen, in ansteckender tuberkulöser Umgebung (Geschwister und Gatten) lebten, mit der Friedmann-Vacuna prophylaktisch geimpft. Bei allen diesen zeigte sich, ohne daß irgendeine sonstige Medikation gebraucht wurde, nicht nur stark vermehrter Appetit, sondern auch eine ausgezeichnete und auffallende Festigung des Allgemeinzustandes, die in erhöhter Euphorie zum Ausdruck kam. Ich habe hier die Dosis »schwach« des Friedmannschen Mittels angewandt und die erhaltenen therapeutischen Resultate ließen sich schon bemerken, sobald die injizierte Dosis resorbiert war.

Heil-Impfung:

Tuberkulose der Hilus-Drüsen:

Die Fälle, die ich von dieser Form behandelt habe, gestattete mir, eine **Rückbildung aller Tuberkulose-Symptome** zu beobachten. Der Husten verschwindet allmählich; Energie und Lebenskraft werden schrittweise wiedererlangt. Der Appetit lebt auf, und die Festigung des Allgemein-Zustandes läßt sich schon nach kurzer Zeit bemerken. Das Gewicht nimmt nach und nach ständig zu. Sobald ich bemerkte, daß der progressive Heilungsverlauf der Krankheit in den stationären überging und keinerlei Rückfalls-Symptome zu beobachten waren, schritt ich zu einer zweiten Heilimpfung, welche entweder erneuerte Besserung bis zum Normalen erzielte oder aber den Kranken im stationären Zustand verharren ließ.

In keinem Falle mußte ich sehen, daß die Krankheitssymptome in ihrer Anfangsform wieder aufgetreten wären, noch gar sich verschlimmert hätten. Der Impfprozeß hat stets ein mehr oder weniger großes Infiltrat produziert, das sich bisweilen nach außen öffnete. Auch wenn dieses stattfand, so lag doch kein Anlaß vor, die Prognose der Heilung zu modifizieren.

Tuberkulose der Drüsen:

Diese Serien von Fällen, und zwar sowohl offen fistelnde als geschlossene, sind von mir mit der Dosierung »schwach« in subkutaner Impfung behandelt worden, was nicht ganz den Vorschlägen Prof. Dr. Friedmanns entspricht. Die von mir so behandelten klinischen Formen waren Tuberkulosen der Inframaxillar-(Unterkiefer-)Drüsen, einige von sehr großem Umfang (Volumen). Bei einem Mädchen von 12 Jahren verbesserten sich die Erscheinungen außerordentlich nach einer ersten Impfung und schwanden vollkommen nach einer zweiten. Die offenen, mit Fisteln auftretenden Formen schlossen sich ohne irgendwelche andere Behandlung, allein durch die Friedmann-Impfung. Die Heilungsdauer des Prozesses währte durchschnittlich vier Monate.

Leichte Lungentuberkulose:

Die tuberkulösen Krankheitserscheinungen des Atmungsapparates sind die häufigsten im täglichen Wirkungsbereich des Spezialisten. Unter diesen konnte ich mit dem Friedmann-Verfahren **einfach wunderbare Resultate** erzielen, bei den leichten Lungentuberkulosen und den pleuritischen Formen, aber auch die fibrösen und die evolutiven Fälle bildeten sich ebenfalls zurück. **Wenn es auch unglaublich scheint, kann ich doch die Versicherung abgeben, daß die leichten und die pleuritischen Formen mit einer einzigen Impfung der Dosis »schwach« nicht nur in ihrer Entwicklung rapide schnell paralysiert werden, sondern daß auch eine ganz markant günstige Tendenz zur Heilung erzielt wurde.** Man sieht, wie bei den behandelten Kranken alle Erscheinungen, welche die Krankheit verrieten, verschwinden: Der Husten und Auswurf sowie die pleuritischen Schmerzen. Dabei wird ihnen das Atmen leichter, und sie fühlen beim Gehen und Steigen nicht mehr die geringste Ermüdung. Die Betreffenden erlebten stets das Wiederaufleben des Appetites in erstaunlichem Maße und gewannen infolgedessen wieder an Gewicht und Wohlbefinden. Die tonische Festigung und Kräftigung zeigte sich stets mit dem Tage des Auftretens der lokalen Gewebsreaktion an der Impfstelle.

Die von mir beobachteten Lungentuberkulosen mit Kehlkopfkomplikationen gestatten mir nicht, so optimistisch zu sein wie in den bisher dargelegten Fällen von Lungentuberkulosen, wenn ich auch in keiner dieser Formen eine Verschlimmerung bei den Kranken beobachtet habe.

Die syphilitisch-tuberkulösen Fälle besserten sich in ausgezeichnetster Weise, wobei mit der Friedmann-Impfung eine Wismut-Kur kombiniert wurde.

Bei den diabetischen Komplikatoinen und den vorgeschrittenen Lungentuberkulosen sind die Erfolge nicht so günstig, doch muß ich erst noch eine größere Reihe von Kranken dieses Charakters sehen, um meine klinische Erfahrung festzulegen.

Tuberkulose der Nebenhoden:

Die wenigen von mir behandelten Fälle berechtigen mich nicht zu einem definitiven Urteil. Die Friedmann'sche simultane Injektion (endovenöse und subkutane Behandlung kombiniert) zeitigte intensive Besserungen. Die Heilung ist vom Grade des Vorgeschrittenseins der Krankheit abhängig. Die Indikation einer Wiederimpfung muß abhängen von dem Besserungsgrade, welcher sich nach der stets auftretenden lokalen Reaktion erreichen läßt.

Alle von mir behandelten, an den aufgeführten Formen leidenden Kranken sind zunächst von anderen Kollegen diagnostiziert und prognostiziert worden, ihre Diagnosen waren ausnahmslos durch Röntgenbilder, Sputum-Untersuchungen, Arneth-Formel und Velez-Probe bestätigt worden.

Die Krankheitsprozesse der einzelnen Formen sind **mindestens während der Dauer von zwei Jahren ständig beobachtet worden,** ohne daß sich während dieser Zeit eine Komplikation irgendwelcher Art noch auch ein **Rückfall** in dem fortschreitenden Besserwerden der Erkrankung bemerkbar gemacht hätte.

Analoge Erfolge berichten u. a. folgende spanische Ärzte:

Dr. D. José Millàn de Monda, Malaga; Dr. D. Fernando Leonato de Hoyales de Roa, Burgos; Dr. Valdivieso, Valladolid; Dr. D. Joaquin Soler, Zaragoza; Dr. D. José Gadea, Alicante; Dr. D. Manuel Espejo, Sevilla; Dr. D. Emiliano Cordavias, Guadalajara; Dr. Carnicer vom Staatl. Antituberkulose-Dispensario Victoria Eugenia Valladolid; Dr. D. Blasco Reta, Granada; Dr. D. Fernando Balanza de Puebla Larga, Valencia; Dr. R. B. de Medina Sidonia, Cadiz; Dr. D. Jesus Pérez Arenal, Rimosa (Santander); Dr. D. Eduardo Villancor Lizana, Cordoba; Dr. D. Julio Peläcz, Salamanca; Dr. D. Amadeo Soler, Clinica Maria Ausiliadora, Sevilla; Dr. D. E. Rocosa, Ortopedia, Barcelona.«

Der Impfstoff des Professor Friedmann in Portugal.

Originalbericht von Dr. Luiz Rosado Baptista, Leitender Arzt der »Misericordia« Lissabon. Spezialist der Erkrankungen der Atmungsorgane, insbesondere Tuberkulose.

Lissabon, den 5. Juni 1931.

»Seit März 1930 wende ich ebenso wie eine größere Zahl anderer portugiesischer Ärzte von Sanatorien, Dispensarien, die Behandlungsmethode der Tuberkulose durch den Impfstoff des Prof. Friedmann an.

Ich habe viele schwache und tuberkuloseverdächtige Kinder damit schutzgeimpft. Bei den Kindern, hauptsächlich den skrofulösen, mit zervikalen und Submaxillar-Drüsen, davon einigen eiternden, habe ich ausschließlich durch diese Impfung **vorzügliche Erfolge** erzielt. Die Drüsen haben sich vollständig verändert, bis zu ihrem gänzlichen Verschwinden und diejenigen, welche eiterten, vernarbten binnen 20 bis 30 Tagen. Bei den schwachen und verdächtigen erwachsenen Patienten verschwand die beunruhigende Symptomatologie, deren Träger sie waren, wobei sie **die verlorene organische Widerstandsfähigkeit wieder erlangten,** ihr Körpergewicht sich erhöhte und sie ihre Berufstätigkeit wieder aufnehmen konnten.

Als Heilmittel habe ich es bei Patienten mit beginnender aktiver Lungentuberkulose angewendet, und bei solchen mit mehr oder minder auch durch die Radiographie nachweisbaren Lungen-Läsionen, wie z. B.: Opacität an den Lungenspitzen und an dem Hilusfeld links; andere Kranke mit Verringerung der Durchsichtigkeit in dem oberen Drittel der Lungenfelder, andere auch viele Schatten von Hilus-Adenopathie zum Vorschein bringend; noch andere mit Infiltration an der Spitze der rechten Lunge, und unausreichendem Atmen beider Lungen; andere bei denen die Lungenspitzen sich bei forziertem Husten schlecht erleuchteten, und die Hilus-Schatten sehr verdickt waren, hauptsächlich rechts usw.

Alle diese Patienten wurden zweimal eingespritzt mit einem Zwischenraum von 3 bis 8 Monaten und befinden sich heute klinisch geheilt. Die Sputum-Analysen, vorher positiv, sind heute negativ, mit Ausnahme von zwei Kranken, welche noch Nr. 2 der Skala haben; der Allgemeinzustand ist bei allen ausgezeichnet. Sie werden übrigens weiter beobachtet.

Unser Eindruck über diesen Impfstoff ist der bestmögliche und wir finden, daß er immer, als Schutzmaßnahme, bei allen Kindern und Menschen jeden Alters angewendet werden soll, wenn sie schwächlich und Tuberkuloseverdächtig sind.

In Portugal verdanken viele Kranke diesem Impfstoff ihre Rettung vor einem gewissen Tode.

Es ist mein innigster Wunsch, daß diese Impfung in meinem Lande obligatorisch werden möchte, denn ich bin überzeugt, daß kraft einer solchen Maßnahme die Tuberkulose, welche hier von Jahr zu Jahr furchtbar fortschreitet, dann allmählich seltener werden würde bis zum gänzlichen Verschwinden.

Weitere portugiesische Ärzte, die das Friedmannsche Mittel erfolgreich anwenden, sind z. B. in Lissabon:

Dr. Pereira Jardim, Dr. Marcelino Navarro, Dr. Americo de Assumpçao, Dr. Gomes Coelho, Dr. Alberto de Barros Castro, Dr. Avelino Lopes Cardoso, Dr. Pinto Ribeiro, Dr. Silva Pacheco, Dr. Almeida Ribeiro, Dr. Carlos Jerosch Herold, Dr. Salvador Marques, Dr. Lecada Veiga, Dr. Lello Portella, Dr. Barros Costa, Dr. Pereira Santos, Dr. Costa Junior, Dr. Medina de Sousa, Dr. Granada Affonso, Dr. Paul Faria, Dr. Ramos D'Oliveira, Dr. Tedéschi Neves, ferner Dr. J. Motta in Porto, Dr. J. Nobre Algarve-(Faro), Dr. David Gonçalvez, Dr. Afonso de Castro usw. usw.«

Die Friedmann- Methode in Madeira.

Von bekannten Ärzten auf der portugiesischen Insel *Madeira* haben in größeren Aufsätzen im »Diario da Madeira« Dr. Joao Ferreira, Dr. Joao Abel de Freitas, Dr. Antonio Leite Monteiro und Dr. Carlo de Bianchi über die von ihnen erzielten Heilerfolge bei Lungen- und chirurgischer Tuberkulose mit dem Friedmann-Mittel berichtet.

Die Friedmann-Impfung in Brasilien.

Originalbericht von Chefarzt Dr. Mauricio de Abreu e Lima.

Publikation aus »Mundo Medico« (Medizinische Welt). Rio de Janeiro, 2. Juli 1931.

„Die Methode Friedmanns zur Verhütung und Heilung der Tuberkulose und der Aktinomykose der Menschen und Tiere, die in der ganzen zivilisierten Welt soviel Aufsehen erregt hat, war bis zum Frühjahr 1929 höchstens einem oder dem anderen brasilianischen Arzte — fast nur Spezialisten für Lungentuberkulose — aus den Publikationen in der medizinischen Literatur bekannt, ohne daß ihm Erfahrungen im therapeutischen oder vorbeugenden Gebrauch dieser so wertvollen Waffe gegen die größte Feindin der Menschheit zur Verfügung standen.

Nach sorgfältigen und langdauernden Untersuchungen, denen das Friedmannvakzin in unserem Staatlichen Institut Oswaldo Cruz (Manguinhos) sowie in der Staatlichen Tuberkulose-Inspectorie unterzogen worden war, wurde dann **das Friedmann-Mittel am 17. Februar 1930 vom Departamento Nacionale de Saude Publica (General-Gesundheitsamt der Vereinigten Staaten von Brasilien) gutgeheißen und approbiert und seine Verbreitung sowie seine therapeutische und prophylaktische Anwendung angesichts seiner vollkommenen Unschädlichkeit, Ungiftigkeit sowie Wirksamkeit offiziell gestattet.**

Trotz aller Bedenken, die eine mit Überzeugung betriebene wissenschaftliche Verbreitung eines im Ursprungslande heftig befehdeten und eifrig verteidigten Mittels anfangs hervorgerufen hatte, hatte in Brasilien der Ordentliche Professor der Medizinischen Fakultät, Dr. Miguel Isaacson, mit Feuer und Ausdauer den Kampf aufgenommen, indem er durch äußerst zahlreiche Versuche und klinische Beweise die Anwendung des **größten heutigen Heilmittels zur Heilung und Verhütung der Tuberkulose** verteidigte, demonstrierte und rechtfertigte. Die Aufgabe war schwer und kampfesreich, aber schon jetzt kann man die Methode Friedmanns als in Brasilien siegreich bezeichnen, denn sie wird von sehr vielen Ärzten sowie staatlichen und privaten Instituten angewandt, die durch fortgesetzte ausgedehnteste praktische Erfahrung sich in der Methode vervollkommnen und ihre therapeutischen Wirkungen genau kennenlernen.

Was man in Brasilien bereits praktisch geleistet sowie in medizinischen Zeitschriften, Zeitungen und Monographien veröffentlicht hat, **dank dem**

großen Interesse, das die brasilianische Ärztewelt dem Friedmann-Mittel entgegenbringt, kann man z. B. aus folgenden Schriften ermessen:

Prof. M. Isaacson: Die »Schutz- und Heilimpfung Friedmanns im Kampfe gegen die Tuberkulose«. Monographie. 2. Auflage, Rio de Janeiro 1930.

Prof. M. Isaacson: »Der Wert der Friedmann-Behandlung in der Therapie und Prophylaxe der Tuberkulose« sowie »Der Friedmann-Impfstoff zur Prophylaxe und Behandlung der Tuberkulose und Aktinomykose bei Menschen und Haustieren«, Rio de Janeiro 1930.

Prof. Dr. Julio Novaes, Professor der medizinischen Fakultät und Mitglied der Akademie Rio de Janeiro 10. April 1930 »Das Problem der Tuberkulose durch die Friedmannsche Heil- und Schutzimpfung gelöst.«

Prof. Dr. Ovidio Meira, Mitglied der medizinischen Akademie und Professor der Universität Rio de Janeiro: »Die Behandlung der äußeren (Knochen- und Gelenk-)Tuberkulose nach der Friedmann-Methode« 11. April 1930.

Dr. José Cavalcanti, 16. April 1930 Rio de Janeiro. »Die Friedmann-Impfung«.

Prof. Miguel Isaacson, Mundo Medico (Medizinische Welt) Nr. 151, 15. Mai 1930, Rio de Janeiro. »Eine großartige Entdeckung — eine soziale Wohltat, die Impftherapie des Professor Friedmann«, Jornal do Brasil, 27. Juli 1930, Rio de Janeiro.[1])

Abdruck des Artikels des Dr. Jean Bachellier-Paris, veröffentlicht in »Le Vingtième Siècle Médical Illustré Paris«. Die Resultate der Tuberkulose-Heil- und Schutzimpfung des Prof. Friedmann und die Impfung des Prof. Calmette. Mundo Medico, Rio de Janeiro Nr. 170 vom 25. September 1930. In diesem 28 Spalten umfassenden Artikel werden ungezählte Heil- und Schutzerfolge des Friedmann-Mittels sowie unwiderlegliche Beweise aus der ganzen Welt für die Schädlichkeit des Original-B.C.G-Calmette-Impfstoffs erbracht und betont, daß der B.C.G eine Nachahmung der Vakzine Friedmanns ist.

Das »Problem der Tuberkulose«. Vortrag von Prof. Dr. Motta Rezende, Dozent an der Medizinischen Fakultät in Rio de Janeiro, Chef der Klinik des Hospitals der Militärpolizei in Rio de Janeiro, gehalten am 6. Juni 1930.

»Behandlung der Tuberkulose. Methode Friedmann«. Angaben aus dem Jahresbericht über den Dienst der medizinischen Klinik des Hospitals der Militärpolizei in Rio de Janeiro, im Jahre 1930, von Prof. Dr. Motta Rezende. Veröffentlichung der »Medicamenta« Nr. 105, X. Jahrgang 1931.

»Wert der frühzeitigen Diagnose bei der Heilung der Lungen-Tuberkulose.« Vortrag, gehalten am 25. April 1931, von Dr. Motta Rezende, im Klub der Offiziere der Militärpolizei und der Feuerwehr von Rio de Janeiro.

[1]) Ferner Monographie Prof. M. Isaacson, Rio de Janeiro, Sept. 1931: »Die Tuberkulose-Sterbeziffer in Brasilien erreicht die phantastische Höhe von 50 auf je 10 000 Einwohner im Jahr, also im Jahr 200 000 Todesfälle, d. h. in weniger als alle 3 Minuten 1 Todesfall an Tuberkulose.«

Ferner folgende Doktor-Dissertationen:

»Von der Friedmann-Impfung«: Dr. Fabio Gomes Junqueira, 1931.

»Tuberkulose und Friedmann-Impfung«: Dr. Diogenes A. Certain, 1931.

Prof. Dr. Raoul Carneiro, Direktor des Kinderhospitals in Curityba und Ordentlicher Professor der medizinischen Fakultät in Parana: »Die Heilerfolge des Friedmannschen Mittels bei der Kindertuberkulose«.

Dr. P. Xavier Gonzalves, Direktor des Staatlichen Sanatoriums Sao Sebastiao in Lapa Mundo Medico, Nr. 173 vom 6. November 1930, und vom 2. Juli 1931, Rio de Janeiro. Hier werden Heilerfolge des Friedmannschen Mittels bei Lungentuberkulose, mit und ohne Pneumothorax sowie prophylaktische Erfolge geschildert[1]).

Von amtlichen und privaten Stellen (Hospitälern, Hilfsstationen, Rettungsanstalten, Verbänden), die den Friedmannschen Impfstoff therapeutisch und prophylaktisch erfolgreich anwenden, seien folgende genannt: »Liga Paulista contra a Tuberculose«, »Generaldirektion des Öffentlichen Gesundheitsamtes des Staates Parana«, »Öffentliches Krankenhaus Santa Casa de Misericordia in Victorioa«, »Hospital in Bello Horizonte«, »Präfektur des Municips Sao Lüiz do Maranhao«, »Kinderschutz- und Hilfs-Institut in Para«, »Wohltätigkeitsverein des Krankenhauses (Santa Casa de Misericordia) in Fortaleza«, »Dienststelle für Hygiene und Prophylaxe im Staate Para«, Jugend-Richter-Amt des Staates Para, »Kinder-Poliklinik des Hospitals José Carlos Rodrigues, Rio«, »Heimstätte Theresa de Jesus«, Rio, »Beneficencia Portugueza« (Portugiesisches Krankenhaus) Rio, »Direktion der Tuberkulose-Prophylaxe«, Rio, »Öffentliches Krankenhaus in Santos«, »Hospital-Hilfsdienst für Brasilien«, Rio de Janeiro, »Delegacia des Dienstes zur Förderung der Viehzucht«, Staat Espirito Santo, Milch-Überwachungsdienst Rio de Janeiro, Generaldirektion des Dienstes zur Förderung der Viehzucht des Ministeriums für Ackerbau, sowie andere amtliche Stellen.

Außerdem wird das Friedmann-Mittel aber auch von zahlreichen bedeutenden brasilianischen Ärzten angewandt, von Professoren unserer medizinischen Fakultäten, von Tuberkulose-Spezialisten und von erfahrenen Allgemein-Ärzten. Von ihnen genügt es, folgende zu nennen:

Dr. Rocha Vaz, Professor für ärztliche Klinik der Medizinischen Fakultät von Rio de Janeiro und Chef der Klinik des Hospitals von São Francisco de Assis,

Professor Henrique Duque, Chef der ärztlichen Klinik des Hospitals da Misericordia,

Dr. Mazzini Bueno, Spezialist für Lungentuberkulose, Chef des Krankensaals der Tuberkulosen im Hospital von São Sebastião,

---

[1]) »Unter mehr als 600 mit dem F. M. in Brasilien schutzgeimpften Personen, die mit Tuberkulosekranken zusammenwohnen, ist bisher kein einziger tuberkulös geworden, während wir in derselben Zeit sehr zahlreiche Ansteckungen mit Tuberkulose bei nicht geimpften Personen festgestellt haben.« (Monographie Prof. M. Isaacson, Sept. 1931).

Dr. Genesio Pitanga Filho, Spezialist für Lungentuberkulose, Assistent der Inspektion für Tuberkulose der Nationalen Abteilung für öffentlichen Gesundheitsdienst,

Dr. Carvalho Cardoso, Spezialist für Tuberkulose.

Professor Dr. Ovidio Meira und Prof. Julio Novaes, von der Nationalen Medizinischen Akademie,

Prof. Dr. Motta Rezende, Dozent der Medizinischen Fakultät von Rio de Janeiro und Chef der Klinik der Militärpolizei,

Dr. Alcino Rangel, von der Kinder-Poliklinik,

Dr. Waldemar Berardinelli und Luiz Capriglione, Assistenten der Klinik des Hospitals S. Francisco de Assis,

Dr. Aleixo de Vasconcellos, Dozent der Medizinischen Fakultät von Rio de Janeiro und Chef des Dienstes der General-Direktion der Förderung der Viehzucht, des Ackerbau-Ministeriums,

Dr. Oscar Trompowsky, vom Tuberkulose-Amt Viscondessa de Moraes,

Dr. José Julio da Costa, vom klinischen Dienst der Beneficencia Portugueza,

Dr. Joaquim Moreira da Fonseca, Dozent der Medizinischen Fakultät und Chef des klinischen Laboratoriums des Professors Miguel Couto,

Die Professoren Arthur França, Acatauassu Nunes Filho und Jayme Eben-Athar, von der Medizinischen Fakultät von Pará,

Dr. Agenor Bomfim, Spezialist für Lungentuberkulose usw.

Im ganzen sind in den letzten 1½ Jahren seit der Einführung des Friedmann-Mittels in Brasilien weit über 20 000 Menschen, Erwachsene und Kinder, aller Formen der Tuberkulose mit dem Friedmann-Mittel heilgeimpft, Kinder und Säuglinge prophylaktisch geimpft und auch sehr zahlreiche Rinder erfolgreich behandelt worden.[1])

Kürzlich, im April 1931 hat Prof. Dr. Motta Rezende, Chefarzt der Militärpolizei in Rio de Janeiro, auf Grund seiner glänzenden Heilerfolge bei dem Personal der brasilianischen Militärpolizei, die er ausführlich in dem offiziellen Organ der Militärpolizei veröffentlicht hat, die offizielle Adoption, d. h. die obligatorische Impfung des erkrankten und gefährdeten Personals der Militärpolizei beantragt. Über seine Erfahrungen mit dem Friedmann-Mittel berichtete Prof. Motta Rezende in einem am 25. 4. 1931 im Klub der Offiziere der Militärpolizei und der Feuerwehr gehaltenen Vortrag, in dem er u. a. mitteilte, daß er die Friedmann-Methode bei 60 Soldaten angewandt habe, und zwar in 10 Fällen als

---

[1]) In dem im September 1931 erschienenen Werke des Universitätsprofessors M iuel Isaacson »Combatamos a Tuberculose, Realisando um Programma« — Bekämpfung der Tuberkulose, Verwirklichung eines Programms — heißt es: »Die Heilerfolge der Friedmann-Impfung sind heute bewiesen durch die klinischen Resultate zahlloser Kollegen von bestem Rufe, von Norden bis zum Süden Brasiliens.« (Brasilien ist 27 mal größer als Deutschland, der Vorstand der IATL.).

vorbeugendes Mittel, in 6 Fällen von Bronchial-Entzündung, in 20 von Rippenfell-Entzündung, in 16 von Infiltration, in 7 von Höhlenbildung, und 1 von Nierentuberkulose. Von diesen Fällen wurden 38 in 2 bis 6 Monaten geheilt, besonders bei der Bronchial-Entzündung und der Rippenfell-Entzündung, und die erzielten Erfolge sind, wie der hervorragende Professor sagte, ohne Frage günstig und **allen anderen bisher angewandten Mitteln überlegen.** Die richtig angewandte Impfung hat niemals Schaden verursacht, sondern hat viele Soldaten wieder in den Stand gesetzt, Dienst zu tun. Von den übrigen 22, die noch fehlen, um die Zahl von 60 zu vervollständigen, ist nur einer gestorben, und zwar im Januar dieses Jahres; es war ein Kranker mit beiderseitigen tiefen Krankheitsherden, welcher allerdings durch die Impfung bedeutend besser geworden war, sich dann aber allen möglichen Ausschweifungen ergab, so daß sein Zustand sich wieder verschlimmerte. Die restlichen 21, von denen die meisten einen Urlaub von einem Jahre erhielten, sind in der Lage, zum Dienst in der Linie zurückzukehren, frei von den Symptomen, die sie vor der Impfung gequält hatten. Als Haupterfolg ist besonders auffallend, daß im ganzen **38 Soldaten zum aktiven Dienst in die Linien zurückkehren konnten, wo sie der Sonne und dem Regen ausgesetzt sind, wo sie alle militärischen Übungen mitmachen, ohne daß ein einziger einen Rückfall der Erkrankung der Lunge und des Rippenfells gezeigt hätte.**

Zusammenfassend kann man sagen, so schloß Prof. Motta seinen Vortrag, daß die klinische Heilung bei fast allen Geimpften bewiesen war; die durch Röntgen-Bilder erkannten Veränderungen zeigen in den meisten Fällen die fibrösen Umwandlungen und in wenigen Fällen die langsame Auflösung der Krankheitsherde.

Die durch klinische Untersuchung erkannten Veränderungen des Krankheitsbildes waren in den meisten Fällen bemerkenswert. Bei den Kranken, die schnelle und wahrhaft auffällige Besserung zeigten, beobachteten wir folgendes:

I. Sofortiges Sinken der Wärmekurve, innerhalb von höchstens drei Tagen und deren Verbleiben, mit absoluter Regelmäßigkeit, auf 36°. Dies wurde beobachtet bei Kranken mit Krankheitsherden in Lunge und Rippenfell, vom Typ der geschlossenen Tuberkulose.

II. Bemerkenswerte Vermehrung des Prozentsatzes von roten Blutkörperchen.

III. Veränderung des »Index von Velez«.

IV. Fortschreitende Gewichtszunahme (es gab Kranke, die 22 Kilo zunahmen).

V. Rasche und bedeutende Zunahme der Menge des Hämoglobins, die man leicht und in der Praxis an der starken Rötung der Ohrmuscheln erkennt, und die wir »Das Zeichen des Ohres« nennen.

Im Bericht von 1930 teilten wir folgende Schlußfolgerungen mit:

a) In Fällen der Luftröhren-Bläschen- und der Rippenfell-Entzündung, also den Fällen, die zu der ersten und zweiten Phase von den dreien gehören, in welche wir die Symptomlehre der Tuberkulose einteilen, wurden alle beobachteten Kranken wieder für den Liniendienst befähigt, einige sogleich nach der Impfung und andere nach einer Ruhezeit (Urlaub von 30 bis 60 Tagen),

b) alle vorhandenen subjektiven Störungen, die bei allen beobachteten Kranken vorhanden waren, wie: Brustschmerzen, Stiche, Atmungsbeschwerden, Luftmangel, verschwanden oder wurden viel geringer.

c) Der Husten, das Fieber, der Auswurf und der Nachtschweiß wichen sehr schnell in vielen Fällen,

Schlußfolgerung: **Die Anti-Tuberkulose-Impfung nach der Methode Friedmann muß unter strenger Beobachtung der Anweisungen und Gegenanweisungen amtlich in der Körperschaft eingeführt werden, und zwar als sehr wertvoller Faktor im Kampfe gegen die Tuberkulose.«**

Meine Erfahrungen mit der Friedmann-Impfung.

Von Dr. P. Xavier Gonçalves, Direktor des Sanatoriums Sao Sebastiao in Lapa, Staat Paraná.

Publikation aus »Mundo Medico« (Medizinische Welt). Rio de Janeiro vom 2. Juli 1931.

Das Sanatorium Sao Sebastiao in der Stadt Lapa wurde am 30. Oktober 1927 eingeweiht. Es ist das erste Staatliche Krankenhaus in Paraná, das für die Behandlung Tuberkulose-Kranker bestimmt ist, und es ist bis jetzt das einzige Staatliche Sanatorium in Brasilien.

Da die staatliche Gesetzgebung betreffs der Tuberkulose den allgemeinen, vom Staate unterstützten Hospitälern nicht gestattet, Lungenkranke aufzunehmen, wenn sie nicht die Unterstützung der Regierung verlieren wollen, so werden alle Tuberkulose-Patienten aus den Hospitälern nach dem Sanatorium geschafft und dort entweder in der eigentlichen Sanatoriums-Abteilung oder in der Hospital-Abteilung untergebracht.

Die Wirksamkeit des Sanatoriums beschränkt sich also nicht auf die bloße Behandlung der Krankheit, sondern sie sorgt auch für den nötigen Schutz, indem die unheilbaren Kranken abgesondert werden. Zu diesem Zweck besitzt das Sanatorium vier große, vollständig voneinander getrennte und vollkommen hygienisch eingerichtete Reihen von Krankensälen, um diese Träger der »Weißen Pest« aufzunehmen.

Aus dem oben Gesagten erhellt sofort, daß das Institut, welches seit seiner Eröffnung zu leiten wir die Ehre haben, über zwei getrennte Abteilungen verfügt; die des Sanatoriums, in welcher, wie schon der Name andeutet, die heilbaren Kranken, und die Hospital-Abteilung, in welcher die unheilbar Siechen aufgenommen werden.

In allen beiden Abteilungen des Krankenhauses hatten wir nun Gelegenheit, die Methode Friedmann in einer großen Zahl von Fällen anzuwenden. Diese Methode hat den großen Vorteil, mit den besten bisher zur Verfügung stehenden Behandlungsmitteln nicht unverträglich zu sein: die hygienisch-diätetische Lebensweise und der künstliche Pneumothorax, welche beide, zusammen mit der Methode Friedmann angewandt, ohne Beschönigung als die besten Mittel bei der therapeutischen Behandlung der Tuberkulose in allen ihren Formen bezeichnet werden können.

Wir begannen diese Behandlungsweise im August 1929, mit der Impfung von 63 Kranken. Vom September bis Dezember desselben Jahres impften wir weitere 46, also zusammen 109. Von Januar 1930 bis April 1931, haben wir 137 Patienten geimpft.

Demnach wurden vom Beginn der Anwendung der Methode Friedmann im August 1929, bis April 1931 246 Patienten in allen Formen und Stadien der Tuberkulose geimpft.

Wir waren überrascht von den Erfolgen, die wir in den 21 Versuchs- und Überwachungsmonaten beobachten konnten, seitdem wir die Friedmann-Methode anwandten. Wir sahen Patienten, die, als Schutzmaßnahme, der Hospital-Abteilung überwiesen waren, und die wir impften, um den Wert der Impfung in solchen Fällen festzustellen, bedeutend besser werden, so daß sie der Abteilung Sanatorium zugeführt werden konnten.

Von diesen Patienten wurden bereits zwei als klinisch geheilt entlassen und zwei andere sind bereits auf dem Wege der Genesung.

Im Jahre 1928 ergab die Sanatoriumsbehandlung, unterstützt durch die Kollaps-Therapie, stärkende Arzeneien, Kalk-Präparate usw. sechs vollständige Heilungen.

Im Jahre 1929, also vor der Anwendung der Friedmann-Methode, betrug die Zahl der geheilten Patienten nur 11, und von September bis Dezember desselben Jahres, nach Beginn der Behandlung, in einem viel kürzeren Zeitraum, nämlich dem eines Vierteljahres, wurden 10 Kranke geheilt.

Im Jahre 1930, als die Friedmann-Methode durchgehends angewandt wurde, konnten 38 Patienten als klinisch geheilt entlassen werden.

Zur gleichen Zeit, als die Zahl der Heilungen wuchs, nahm die der Todesfälle ganz bedeutend ab.

Bis heute erhalten wir fortlaufend briefliche Nachrichten von den Patienten, die als klinisch geheilt aus dem Sanatorium entlassen wurden. Daraus ersehen wir, **daß ihr Gesundheitszustand gut bleibt. Noch hat keiner von ihnen einen Rückfall der Krankheit gemeldet,** bis auf einen einzigen, der unsere Verhaltungsmaßregeln außer Acht ließ: er verheiratete sich sogleich nach der Entlassung aus dem Sanatorium, und wurde dann durch die Notlage gezwungen, über seine Kräfte zu arbeiten, ganz abgesehen von den weiten Wegen von seiner Wohnung bis zur Werkstätte, wo er als Tischler arbeitete.

Wie wir schon in unserem Artikel »Die Friedmann-Methode in der Tuberkulose«, abgedruckt in der Zeitschrift »Mundo Medico« vom 6. November 1930, zu sagen Gelegenheit hatten, sind wir der Ansicht:

»Es ist unleugbar, daß die große Änderung in den erzielten Erfolgen der Friedmann-Impfung zu verdanken ist, denn bereits vor der Impfung wandten wir dieselbe Sanatoriums-Behandlung an, und außerdem benutzten wir verschiedene Methoden, wie z. B. die Autotherapie, die Lebertran-Kur, die Zuführung von Kalk, die so gelobt wurde, die Anwendung von Stärkungsmitteln, kurz, alle von großen Meistern empfohlenen Behandlungsweisen. Alle diese Mittel wurden aber den geimpften Patienten versagt, und nur bei zweien von ihnen wandten wir den Pneumothorax auch weiter an.«

Wir können deshalb heute mit bestem Grunde sagen, **daß die Friedmann-Methode die beste bis jetzt bekannte Therapie bei der Behandlung der Lungen-Tuberkulose zu nennen ist.**«[1])

[1]) »Im Asyl für Minderjährige in Curityba wurden von Dr. Joao Vieira de Alencar 82 Schulkinder zwischen 7 und 17 Jahren in Versuch genommen und von den Ärzten Dr. Mendes de Araujo und Dr. Djalma Lopes fortlaufend beobachtet: 52 der schwächsten wurden zur F.-Schutzimpfung ausgesucht, dagegen 30 der kräftigsten und gesündesten zum Vergleich ungeimpft gelassen. Schon am Ende des 1. Semesters zeigte sich ein ausgesprochener Unterschied in der Gewichtszunahme und dem Längenwachstum zu Gunsten der geimpften Zöglinge. Die geimpften hatten durchschnittlich 1/3, die nicht geimpften Kinder dagegen nur 1/18 des früheren Gewichtes zugenommen. Das Wachstum betrug durchschnittlich 45 mm bei den Geimpften, 35 bei den Nichtgeimpften. Gleiche Resultate, die die Erfolge des Geh. Med.-Rat Dörrenberg bestätigen, werden uns von zahlreichen brasilianischen Kollegen mitgeteilt, die ebenfalls F.-Schutzimpfungen an schwachen resp. von tuberkulösen Eltern abstammenden oder in tuberkulöser Umgebung lebenden Kindern vorgenommen haben.« (Prof. Miguel Isaacson, Monographie, Rio de Janeiro, Sept. 1931).

Original-Bericht aus Mexico.

Überlegungen und Beobachtungen über das Friedmann-Vaccin und der Kampf gegen die Tuberkulose.

Von Dr. Carlos Andrade, 91, Republica de Cuba, Mexiko, Hauptstadt, Spezialarzt für die Krankheiten der Atmungsorgane.

Urteil auf Grund eigener Erfahrungen durch Anwendung des Friedmann-Mittels in mehr als 2600 Fällen innerhalb 7 Jahren.

Vortrag vor der Medizinischen Gesellschaft von Mexico: Januar 1931.

»Die Tuberkulose ist eine der Krankheiten gewesen, bei denen es trotz der Entdeckung ihres Erregers bisher nicht gelungen war, ein Präparat zu schaffen, welches die Vorbedingung der Wirksamkeit und Unschädlichkeit zwecks Prophylaxe und Therapie in sich vereinigte. Später gelang es dennoch, Vakzins zu präparieren, wie die der Herren Professoren Calmette und Ferran und vor allem desjenigen des Professors Friedmann, welch letzteres in sich die erstrebten Zwecke vereinigt, wenn es innerhalb der richtigen Indikation angewandt wird. Ich besitze nur wenig Kenntnis und wenig Erfahrungen über die Vakzine von Calmette und Ferran, über welche manches dafür und vieles dagegen geschrieben ist. Deshalb kann ich über diese nicht urteilen und werde mich mit ihnen in meinen folgenden Ausführungen nicht befassen. Aber hinsichtlich des Friedmann-Vakzins betrachte ich mich als vollständig kompetent zum Urteil und besitze hierüber eine größere Erfahrung als irgendein anderer Arzt unseres Landes. obwohl bereits mehr als 200 mexikanische Ärzte das Friedmann-Vakzin erfolgreich anwenden. Während der letzten sieben Jahre habe ich es als Methode der Wahl bei der Prophylaxe und der Heilung der Tuberkulose verwendet.

Ablehnend gegen das Friedmann-Mittel sind in letzter Zeit durch Calmette veranlaßte Veröffentlichungen von interessierter Seite, die sich bemühen, Einwände gegen die Methode zu machen, Einwände, die aber in keinem einzigen Fall als der Ausdruck der Wahrheit angesehen werden können, sondern als Behauptungen einiger Experimentatoren an Meerschweinchen, die leicht widerlegbar sind. Denn richtig und vernünftig angewandt, zeigt es auch im Laboratorium-Tierversuch die große Resistenz, die die Tiere durch dieses Vakzin gewinnen, wenn die Infektion in einer Form erfolgt, wie die Tuberkulose gewöhnlich (vom Menschen) erworben wird. Wenn natürlich diese Kontrollinfektion in törichter und absichtlich böswilliger Form vorgenommen wird, wie sie durch einige amtliche Institute vorgenommen wurde, so muß logischerweise das Resultat infolge der Ignoranz und Illoyalität der Prüfer ein negatives sein. So wollten solche Herren den Beweis der sogen. »Unwirksamkeit« dieses Vakzins dadurch führen, daß Friedmanngeimpfte Meerschweinchen, die mit ganz kolossal massiven Dosen virulenter Kulturen von menschlichen Tuberkelbazillen infiziert worden waren, dann ebenso wie nicht-geimpfte starben. Dies kann jedoch nicht im Entferntesten als Beweis der »Unwirksamkeit« gelten. sondern zeigt nur, daß die erworbene Immunität eine relative ist, die aber vollständig ausreicht, um gegen solche Infektionen Schutz zu verleihen, wie sie beim Menschen gewöhnlich stattfinden, und nicht in so brutaler, unsinniger Form, wie sie jene Experimentatoren hervorriefen.

Ich habe nicht weniger als 2600 Fälle der verschiedensten klinischen Modalitäten der Tuberkulose behandelt, und diese meine zahlreichen Beobachtungen haben mir die Überzeugung gegeben, daß das Friedmann-Vakzin, wenn es auch nicht das ideale Spezifikum für alle schwersten Fälle ist, so doch ganz zweifellos eine der größten Errungenschaften der zeitgenössischen Wissenschaft darstellt und eins der bestbegründeten und wirksamsten Heilmittel ist, über welches die Medizin verfügt, um die Tuberkulose zu bannen.

Daher müssen wir dafür sorgen, daß fortan dieser Fortschritt der Wissenschaft nicht mehr so langsam und nachlässig ausgewertet werde wie bisher, sondern daß die segensreichen Qualitäten des Friedmann-Vakzins ohne weiteren Zeitverlust und ohne weitere unnötige Opfer zahlreicher Menschenleben dem Volkswohl zugute kommen.

Das Friedmann-Vakzin ist ein unschädliches Heilmittel, welches ohne jedes Bedenken weiteste Anwendung finden sollte. Denn in den sieben Jahren, während denen ich es prüfte, habe ich niemals unerwünschte Reaktionen oder gar irgendwelche Schädigung beobachtet, obwohl ich mich mehrmals nicht an die Anwendungsvorschriften, vor allem hinsichtlich der Dosierung gehalten habe. Trotzdem haben meine **erzielten Heilerfolge alles, was ich je von dem Vakzin erhofft hatte, weit überschritten.** Dies hat mir dann Veranlassung gegeben, seine Anwendung allgemein auszudehnen auf vielerlei Fälle von chronischen Affektionen, die klinisch zunächst nicht als Tuberkulosen angesehen werden konnten, und bei denen die gewöhnlichen Behandlungen sich unwirksam oder wenig wirksam erwiesen hatten. So konnte ich durch die Friedmann'sche Impfung in vielen Fällen Heilung beobachten, entweder durch das Mittel allein oder in Verbindung mit anderen Medikamenten, was sehr verständlich ist, sowohl wenn es sich um Fälle von Tuberkulose handelte, deren Diagnose schwierig war, als auch aus dem Grunde, **weil das Friedmann-Mittel eben alle natürlichen Abwehrkräfte des Organismus anspornt und ihn so in die besten Bedingungen versetzt, um gegen Infektionen anzukämpfen.** Aus diesem

Grunde reagiert dann der Organismus auch wieder auf anderweitige Medikamente.

Deswegen soll das Friedmann-Vakzin die Anfangsbehandlung jeder erwiesenen oder auch nur verdächtigen tuberkulösen Affektion sein, nicht aber die letzte Zuflucht, mit der man erwartet, schwer vergiftete Fälle mit hochgradigen Organzerstörungen etwa noch heilen zu können. Das wird weder mit dem Friedmann-Vakzin noch mit irgend einem anderen Verfahren der Wissenschaft jemals gelingen. Wendet man aber das Friedmann-Mittel bei den Tuberkulösen in ihren Anfangsstadien an, so erzielt man durch eine einzige oder zwei Injektionen **hundert Prozent Heilerfolge.** Ist die Krankheit bereits weiter fortgeschritten, so vermindert sich der Erfolg entsprechend der Schwere des betreffenden Falles. Aber auch, wenn infolge des ungünstigen Allgemeinzustandes des Kranken eine Heilung nicht mehr möglich ist, so erzielt man doch eine so große Besserung, wie man sie mit keinem einzigen anderen Präparat der heutigen Medizin zu erzielen vermag, noch dazu in so kurzer Zeit.

Das Friedmann-Vakzin ist leider noch immer verhältnismäßig wenig bekannt, obwohl es bereits vor etwa zwanzig Jahren in Deutschland publiziert wurde, und zwar einzig und allein wegen der apathischen Gleichgültigkeit, die den größten Teil der Ärzte charakterisiert. Fortschritte der Wissenschaft werden nur ganz langsam erfaßt, neue Heilmethoden werden gewöhnlich nachlässig und inkonstant studiert, die Spezialforscher glauben nicht daran, daß etwas Besseres als das ihnen Bekannte existieren kann. So verlieren sie viel kostbare Zeit und lassen zahlreiche Menschenleben zugrunde gehen, die durch Nutzbarmachung dieses wissenschaftlichen Fortschrittes gerettet werden könnten. Es ist aber kein Zweifel, daß im Laufe der Zeit das Friedmann-Vakzin allgemein ebenso hoch geschätzt werden wird wie das Vakzin gegen die schwarzen Blattern (Pocken). Auch hier waren ungefähr fünfzig Jahre lange Anstrengungen erforderlich, um die Ärzte von seiner Wirksamkeit zu überzeugen, und obwohl mehr als hundert Jahre seit seiner Entdeckung vergangen sind, gibt es noch immer Verleumder der Pockenimpfung, so daß häufig ihre Anwendung nur mit Hilfe der Polizeigewalt durchzuführen ist. Welche Schlüsse sollen wir ziehen aus den Hemnissen, den Kritiken und Angriffen, die man gegen das Friedmann-Vakzin erhebt? Man erkennt ohne weiteres, daß die Art und Weise, wie dies geschieht, eine Schmach für die Wissenschaft bedeutet. Man sollte aber wahrlich bei Dingen von einer solchen Bedeutung die Nationalität, den eigenen Vorteil und die Persönlichkeit außer acht lassen und einzig und allein die Wahrheit suchen, deren Erkenntnis und Nutzbarmachung ein Segen für die Allgemeinheit ist.

Denn wir besitzen im Friedmann-Mittel ein Vakzin, mittels dessen wir die **Volksseuche der Tuberkulose ausrotten oder mindestens immer mehr einschränken können,** eine Seuche, die sich jeden Tag von neuem als eine der furchtbarsten Geißeln der Menschheit erweist."

Andere *mexikanische* Ärzte hatten schon vor einiger Zeit in einer Monographie, die von Dr. Arnulfo G. Farias und Dr. Narcisos Cosio Aguilar herausgegeben ist, ihre ausgezeichneten Heilerfolge mit dem Friedmannschen Mittel wissenschaftlich niedergelegt, so Dr. Rafael Ramos Mendez in San Luis Poton, Dr. Rafael Vargas Otero-Mexico (Hauptstadt), Dr. R. A. Zenteno ý Avila-Mexico, Dr. Miguel Eguiluz-Mexico, Dr. Esteban Pous Chazaro-Mexico, Dr. Francisco L. Collantes, Dr. Abraham Ayala Gonzales, Dr. Alfonso Vazquez, Dr. Ernesto S. Rojas, Dr. Gonzalo Septien, Dr. Cuauhtemoe Tlapanco und Dr. José de Jesus Gonzalez, alles hauptstädtische Praktiker. Ebenso berichtet Chefarzt Dr. Demetrio Mayoral vom Hospital Militar der Hauptstadt über seine Erfolge mit der Methode bei der Lungentuberkulose.

Berichte aus Zentral-Amerika.

Nicaragua:

Dr. Esteban Peralta, Leon beschreibt unter anderen Heilungserfolgen folgenden typischen Fall: »22jähr. Mädchen mit hereditärer tuberkulöser Belastung und akuter Lungentuberkulose mit häufigem Bluthusten sowie vom Gesundheitsamt nachgewiesenen zahlreichen Koch-Bazillen im Auswurf. $1^1/_2$ Monate nach der am 6. Februar 1931 vorgenommenen Friedmann-Injektion mehrere Pfund Gewichtszunahme, Bluthusten verschwunden, Auswurf im Gesundheitsamt frei von Koch-Bazillen befunden. Gleiches bestätigen Dr. Cortes und Dr. Salinas.«

Costa-Rica:

Ausgezeichnete Heilerfolge beschreiben nach der amtlichen Beglaubigung des Präisdenten der Medizinischen Fakultät Dr. F. Cordero und des Staats-Sekretärs des Sanitäts-Departements Dr. Corzun, folgende Tuberkuloseärzte: Dr,. O. Pacheco, San José; Dr. O. Martinez, San José; Dr. Joaquin Zeledón, San José; Dr. Julio C. Ovares, Dr. Acosta Guzman, San José; Dr. Oscar Fuentes, Heredia; Dr. L. Acosta, Puntarenas; Dr. Sergio Fallas, Puntarenas.

San Salvador:

Dr. M. Adriano Vilanova, Direktor des National-Tuberkulose-Sanatoriums in Salvador und Chef des Departements »Pediatrie« des Spitals Rosales in San Salvador beantragte kürzlich **»auf Grund unserer Resultate mit der Vacuna antituberculosa Friedmann, welche überraschend sind** und in den folgenden Heften unseres amtlichen Jahrbuches veröffentlicht werden, **daß die Vacuna Friedmann obligatorisch bei Kindern von 8 Tagen an aufwärts präventiv und in allen Fällen frisch ausgebrochener Tuberbulose zu Heilzwecken angewendet werden soll.«** Auch der Generaldirektor des Gesundheitsamts von San Salvador, Dr. R. V. Gomez spricht sich sehr günstig aus.

Ecuador:

General-Direktor des Gesundheitsamtes Dr. Alfonso Mosquera N. berichtet aus Quito (der Hauptstadt von Ecuador) am 18. November 1930: **»Nach unseren Erfolgen handelt es sich bei der Vacuna Friedmann um ein Präparat, welches bestimmt ist, der Menschheit größte Dienste zu leisten.«**

Columbia:

Tuberkulose-Arzt Dr. A. Pena Chavarria de Bogotá berichtet aus Bogotá über Heilerfolge, ebenso Dr. I. M. Serna in Cali (Columbia). Letzterer beschreibt u. a. den Fall einer schwerlungentuberkulösen Dame 3 Monate nach der Entbindung, in welchem er den sofortigen Umschwung nach der Friedmann-Impfung als »wie eine kinematographische Lüge oder wie ein Zaubermärchen«, anmutend bezeichnet (»ciertamente la reaccion favorable habia sido casi instantánea la transformación parecia una mentira cinematografica o un cuento de hadas.«).

Die Gesundheitsämter von Columbia und Venezuela haben dem Friedmannschen Mittel im März 1931 die Approbation erteilt.

Süd-Afrika.

Von den spontan eingegangenen ärztlichen Heilberichten aus *Süd-Afrika* führen wir beispielsweise an:

Dr. Wilfred Knight, M. B. L. R. C. S. berichtet aus Durban, *Süd-Afrika*:

»**Ich habe das Friedmann-Mittel bei Eingeborenen, Indianern, farbiger Bevölkerung und Europäern angewandt und bin sehr angenehm überrascht von den wahrhaft wundervollen Resultaten, die ich erhalten habe**« (»very agreeably surprised at the very wonderful results which I have had.«).

Nord-Amerika.

Von den vielen aus Nord-Amerika berichteten Heilerfolgen erwähnen wir **den Original-Bericht des Dr. Robert G. Peschmann, Physician und Surgeon, 3742 Irving Park Boulevard, Chicago, Facharzt für Tuberkulose** vom Juli 1931.

»Nachdem das Friedmannsche Tuberkulose-Heil- und Schutzmittel in aller Welt längst das bewiesen hat, was sein Name besagt, erübrigt es sich wohl, darüber noch viele Worte zu machen. Wer von den Kollegen sehen will, dem ist Gelegenheit jederzeit gegeben. Und wer sich aus dem ewig Gestrigen nicht herausfinden kann, der hätte eben nicht Arzt werden sollen. Diejenigen Kollegen aber, die im Glanze ihrer »Autorität« alles terrorisieren, was nicht so denkt wie sie, und die die Wahrheit über Friedmann in erbärmlichster Weise zu unterdrücken versuchen, sind die eigentlichen Parasiten am Körper Menschheit und sollten das Wort »Arzt« aus ihrer Lebensgeschichte streichen. In den von mir mit dem Friedmann-Mittel behandelten Fällen konnte ich nur jedesmal den besten Erfolg buchen. Versager habe ich noch nicht gehabt. Etwa schädliche oder entgegengesetzte Wirkungen habe ich trotz schärfster Beobachtungen nie festgestellt. Am besten kann man die völlige Harmlosigkeit der Fr. Tuberkulose-Vakzine bei Schutzimpfungen, also am gesunden Menschen, erkennen. Im übrigen brauchte ich bei Anwendung des Mittels, wie aus einigen nachfolgenden Fällen zu ersehen ist, nicht lange auf den Erfolg warten.

Ich bin, wie auch viele Tausende anderer Ärzte in der ganzen Welt, überzeugt, daß wir im Friedmannschen Tuberkulose-Heil- und Schutzmittel das haben, was wir zur Beseitigung der Menschheits-Tragödie »Tuberkulose« brauchen. Daran wird niemand etwas ändern können, und mehr kann ich nicht sagen.«

1. Alfred Ex., 3 Jahre alt. Eiternde tuberkulöse Drüsen, hochgradige Anämie und Schwäche. 6 Monate nach einer schwachen Injektion Friedmann vollständig wiederhergestellt, Aufblühen, dauernde glänzende Gesundheit.

2. Mrss. M. K. Jess, Chicago, Fresh-Air-Hospital (Frei-Luft-Hospital). Weit vorgeschrittene Lungentuberkulose mit Kaverne in der linken Spitze. Nachmittags Fieber. Sehr starker Gewichtsverlust, Appetitlosigkeit und Schwäche. 5 Monate nach einer schwachen Injektion 30 Pfund Gewichtszunahme, Kaverne jetzt mit festem Wall umgeben, keine konstitutionellen Symptome von Tuberkulose mehr.

3. Jack Klein, Kaverne in der linken Spitze, Tuberkelbazillen im Auswurf, kein Fieber. 4 Monate nach einer Injektion Kaverne mit festem Wall umrandet, keine konstitutionellen Zeichen von Tuberkulose mehr. Sputum negativ, klagt noch über einige Atemnot bei Überanstrengung. Hat 12 Pfund an Gewicht zugenommen.«

Schlußkapitel:

19 Jahre Kampf um das Friedmann-Mittel.

Wer die vorstehenden Berichte dieser Broschüre gelesen und sich davon überzeugt hat, daß das Friedmann-Mittel tatsächlich die stärkste Waffe darstellt, die dem Arzt und dem Sozialhygieniker heute im Kampf gegen die Tuberkulose zur Verfügung steht, der wird sich und muß sich die Frage vorlegen: Warum trotz dieser einzig dastehenden Erfolge noch immer der erbitterte Kampf gegen das Friedmann-Mittel? Ist denn die Verschwörung einer kleinen, aber mächtigen Arztgruppe so wirksam? Ja. Sie ist es leider. Da die wenigen, aber einflußreichen Gegner die deutsche medizinische Fachpresse in der Tat beherrschen, besteht für das Gros der Ärzte keine Möglichkeit, ein klares Urteil über den Wert der Methode zu gewinnen, und so wagen viele es nicht, es im Großen anzuwenden.

Die Gegner nehmen eine sehr sehr schwere Verantwortung auf sich, indem sie wie bisher auch jetzt noch viele Tausende dahinsiechen lassen, die schnell und in einfacher Weise, ohne große Mittel, gerettet und geheilt werden könnten. Was werden sie tun, wenn sie einmal angesichts des ungeheuren positiven Erfolgsmaterials von Patienten oder deren Angehörigen zur Verantwortung gezogen werden sollten. Sie können sich nicht dahinter verschanzen, daß sie es nicht gewußt hätten; denn gerade ihnen sind die Tatsachen des Erfolges mitgeteilt worden. — Die Gründe sind für uns Eingeweihte klar, wenn wir sie auch auf das schärfste mißbilligen.

Wir verzichten an dieser Stelle vorläufig darauf, die verwerflichen Hintergründe des Boykotts und die mannigfaltigen Kampfesmethoden der Gegner zu kennzeichnen, da wir das Niveau dieser Arbeit nicht durch Polemik herabdrücken wollen. Aber wer die Kampfpraktiken der Gegner kennt. wird sich nicht darüber wundern, daß die breite Masse der Ärzteschaft noch immer darüber im Unklaren ist, was sie vom Friedmann-Mittel halten soll. Denn auch der Ärzteschaft wird ebenso wie den Patienten die Möglichkeit, sich über den Wert der Friedmann-Methode objektiv zu unterrichten, weitestgehend beschnitten. Hier sind es die medizinischen Fachzeitschriften, die die Schuld hauptsächlich trifft. Denn es hat sich, je mehr Heilerfolge bekannt wurden, desto rigoroser ein System dahin ausgebildet, daß alle das Friedmann-Mittel kurz ablehnend beurteilenden Aufsätze in extenso veröffentlicht, alle für Friedmann günstigen Aufsätze hingegen, auch wenn sie von anerkannten Autoritäten stammen, mit irgendwelchen Gründen zurückgewiesen werden. Läßt sich aber schließlich die Veröffentlichung eines der Friedmann-Mittel objektiv würdigenden Aufsatzes nicht länger »vermeiden«, so wird von einem der bekannten Friedmann-Gegner ein Gegenartikel **erbeten** und der ersteren Arbeit angehängt. Auf diese Weise gelingt es auch in solchen Fällen, das Urteil des unbefangenen Arztes, der über eigene Erfahrungen nicht verfügt, zu verwirren. Er soll und muß im Zweifel darüber erhalten werden, ob er in dem Friedmann-Mittel tatsächlich eine wirksame Waffe gegen die Tuberkulose besitzt oder nicht, damit er nicht erst auf den Gedanken kommt, das Friedmann-Mittel auch in seiner eigenen Praxis anzuwenden und sich so von seiner Überlegenheit zu überzeugen.

Wie wirksam dieses Unterdrückungs-Verfahren bis heute gewesen ist, das hat in einer vor 2 Jahren erschienenen Publikation der Berliner Arzt Dr. Franz Nagelschmidt bezeugt. Er schreibt unter anderem:

»Ich war leider lange Jahre, beeinflußt durch die ablehnenden Urteile in der medizinischen Fachpresse, skeptisch gegen die Methode gemacht worden, wandte das Mittel nicht an und kann mir heute ehrlicherweise den Vorwurf nicht ersparen, daß ich viele Patienten hätte retten können, die so der Tuberkulose zum Opfer gefallen sind.«

Aber auch auf Kongressen, in medizinischen Gesellschaften und auf Tagungen wird alles so organisiert, daß diejenigen Ärzte, von denen man weiß, daß sie über ihre Friedmann-Heilerfolge berichten werden, unter irgendeinem Vorwand überhaupt nicht zum Worte kommen oder, wenn doch, am Sprechen verhindert werden, sobald sie beginnen, über die Wirksamkeit der Friedmann-Methode zu sprechen. Auch hierfür ist **unter vielen anderen** auch ein Erlebnis desselben Dr. Nagelschmidt ein schlagender Beweis. Als er, nachdem er das Friedmann-Mittel jahrelang angewandt und als wirksam erprobt hatte, auf dem Pyrmonter Tuberkulose-Kongreß zur Diskussion über das Thema »Tuberkulose-Schutz-Impfung« sprechen wollte, hatte er zuvor den Vorsitzenden Dr. Hamel, den Präsidenten des Reichsgesundheitsamtes, um einige Minuten Verlängerung seiner Redezeit gebeten, was ihm auch bewilligt worden war, weil man seine Einstellung zum Friedmann-Mittel noch nicht kannte. Solange Nagelschmidt nur allgemeine Ausführungen machte, ließ man ihn auch ungehindert sprechen. Als er jedoch begann, seine Friedmann-Erfolge darzulegen, hörte er den dicht hinter ihm sitzenden Präsidenten Hamel deutlich sagen: »Ach, um Gottes Willen, jetzt kommt die Geschichte! Wenn ich das gewußt hätte.« Darauf erfolgte die Wortentziehung. Diese Darstellung des Vorganges ist übrigens von dem Deutschen Zentralkomitee zur Bekämpfung der Tuberkulose auch nicht dementiert worden. **Wir können somit feststellen, daß sie auch durch Hamel als richtig bestätigt worden ist.** Der Einwand »die Ausführungen Nagelschmidts über die Friedmann-Methode gehörten nicht zur Sache«, ist unzutreffend. Denn allein die aktive Immunisierung des Angestelltenpersonals der Fürsorgestellen bietet einen wirksamen Schutz gegen die Infektionsgefahr, während die üblichen Mittel (Glaswände, Gesichtsmasken, Lüftung usw.) sicher nicht vor Ansteckung schützen.

Ähnliche Vorgänge haben sich schon zu ungezählten Malen wiederholt.

Die Wahrheit über das Friedmann-Mittel soll eben weiter unterdrückt werden. Man wird sich danach nicht wundern, daß es bis heute noch kein deutsches Lehrbuch der Tuberkulose gibt, in dem die Bedeutung des Friedmann-Mittels richtig gewürdigt wird. Auch in den Kollegs werden die Studenten der Medizin über das Friedmann-Mittel geflissentlich im Unklaren gehalten, (während in Frankreich, wie wir von dem Präsidenten der französischen Liga unserer I. A. T. L. erfahren, dort jetzt von prominenter ärztlicher Seite ein Lehrbuch der Friedmann-Methode in einem erstklassigen Pariser Verlage erschienen ist).

Das ist hier die große Front des Schweigens, die dem Friedmann-Mittel entgegensteht. Sie findet ihre sinngemäße Ergänzung durch die gegenteilige Behandlung aller jener Methoden der Tuberkulose-Bekämpfung, die weniger wirksam oder gar unwirksam sind. Solche Methoden werden nicht nur nicht bekämpft, sondern im Gegenteil sogar gefördert, und zwar um so mehr, je komplizierter und kostspieliger sie sind. Hierzu gehören alle jene schweren Operationen, Amputationen, Resektionen, Nierenherausnahmen, Kastrationen, Auskratzungen, Exstipationen, die Thoraplastik, Plombierungen, Öleinfüllungen, Nervenschnitte, aber auch die serienweisen Einspritzungen von Tuberkulinen aller Art, Kalk-, Arsen-, Kupfer- und Goldpräparaten, ferner die besonders kostspieligen Diät-, Liege- und Klima-Kuren, die Bestrahlung mit Höhensonne und vieles andere.

Der Mangel an Aufklärungsmöglichkeit über die Methode ist auch schuld an dem Entstehen von Gegnerschaften. Entgegen den Friedmannschen Leitlinien in Fällen mit schwersten Organzerstörungen angewandt, kann sie natürlich versagen und kann so den nicht orientierten Arzt entmutigen. So sagt z. B. Bier im allgemeinen, nicht vom Friedmann-Mittel: »Wenn dasselbe Mittel das eine Mal zu glänzenden Erfolgen, das andere Mal zu Mißerfolgen führt, so liegt nichts näher als anzunehmen, daß es in dem ersten Fall richtig und im zweiten Fall falsch angewendet worden ist.«

In diesem Kampf der Interessen und Methoden hat sich schließlich die »Friedmann-Legende« herausgebildet, jene schier untrennbare Verfilzung wahrer und unwahrer Tatsachen, durch die ähnlich wie durch die Kriegsschuldlüge alle Brunnen der öffentlichen Meinung vergiftet und viele ärztliche Gehirne so verwirrt worden sind, daß schließlich auch die Urheber dieser Legende nicht mehr auseinanderhalten können, was von ihren eigenen Produkten Dichtung und was Wahrheit ist. An alledem ist die von Anfang (1912) an feindliche Haltung der deutschen medizinischen Fachpresse Schuld.

Doch es ist nicht die Aufgabe dieser Schrift, alle diese unerfreulichen und nur allzumenschlichen Dinge noch einmal ausführlich zu wiederholen. Sie soll im Gegenteil über dieses Stadium des Kampfes um das Friedmann-Mittel hinausführen, soll zur Sache mahnen und zu der Erkenntnis führen, daß **der Kampf gegen das Friedmann-Mittel zugleich auch ein Kampf**

gegen die leidende Menschheit ist. Und sie soll schließlich allen denen, die bisher auf der anderen Seite gestanden haben, die Schwere der Verantwortung zum Bewußtsein bringen, die sie mit dem Kampf gegen das Friedmann-Mittel auf sich genommen haben. Denn diese Verantwortung umschließt Not und Tod von Hunderttausenden, umschließt den Verlust von Milliarden an Volksvermögen, umschließt die Lebens- und Arbeitskraft einer Generation.

Wer aus der vorliegenden Schrift diese Einsicht gewonnen hat, der wird auch, wenn er noch im Lager der gegnerischen Ärzte gestanden hat, so glauben und hoffen wir, dazu übergehen, das Mittel in seiner Praxis anzuwenden und sich von den Heil- und Schutzresultaten überzeugen. In dieser Erwartung richtet die Internationale Anti-Tuberkulose-Liga, Sektion Deutschland, an die deutsche Ärzteschaft und an alle, die in der Tuberkulosebekämpfung mitwirken, die dringende Bitte: Schließen Sie sich unserer Liga an und helfen Sie nach Ihren besten Kräften, eines der edelsten Ziele in gemeinsamer Arbeit zu erreichen.

Die Waffe haben wir in der Hand; lassen Sie sie uns gemeinsam gebrauchen, damit der Sieg schnell erfochten wird und nicht erst weitere Hekatomben von Tuberkulösen unnötig geopfert werden.

Wir wenden uns aber nicht nur an die Ärzte und Behörden, sondern auch an die Laien und die Leidenden selber, denen das überreiche hier niedergelegte Beweismaterial die Überzeugung beigebracht haben wird, daß Vielen, die jetzt dahinsiechen, durch die Heilimpfung geholfen werden kann und daß die werdende Generation durch die allgemeine Anwendung der Friedmannschen Schutzimpfung vor dem Ausbruch der Tuberkulose bewahrt werden würde.

* * *

»Ist irgendwo ein Könner da,
Gleich sind ein Dutzend Geister nah,
die dies und das vermissen
und Alles besser wissen:
Sie suchen's Skelett der Melodie,
das Holzgerüst der Harmonie,
den Stickstoff in der blauen Luft
und an der Blume Moderduft.
Sie müssen doch umsonst sich placken,
wie groß auch ihr Gezeter sei,
sie stoßen — immer am Golde vorbei —
nach Schlacken.«

(Carl Ludwig Schleich.)

MIX
Papier | Fördert
gute Waldnutzung
FSC® C083411

Zeitfracht Medien GmbH
Ferdinand-Jühlke-Straße 7
99095 Erfurt, Deutschland
produktsicherheit@kolibri360.de